山西大同大学基金资助

天然药物有效成分
抗肿瘤机制研究

闫燕艳　著

吉林大学出版社

·长春·

图书在版编目（CIP）数据

天然药物有效成分抗肿瘤机制研究 / 闫燕艳著 . —
长春：吉林大学出版社，2021. 9
ISBN 978 - 7 - 5692 - 8891 - 9

Ⅰ.①天… Ⅱ.①闫… Ⅲ.①抗肿瘤作用—植物药—
研究 Ⅳ.①R979. 1

中国版本图书馆 CIP 数据核字（2021）第 195384 号

书　　名	天然药物有效成分抗肿瘤机制研究	
	TIANRAN YAOWU YOUXIAO CHENGFEN KANGZHONGLIU	
	JIZHI YANJIU	
作　　者	闫燕艳　著	
策划编辑	李潇潇	
责任编辑	李欣欣	
责任校对	曲　楠	
装帧设计	中联华文	
出版发行	吉林大学出版社	
社　　址	长春市人民大街 4059 号	
邮政编码	130021	
发行电话	0431-89580028/29/21	
网　　址	http：//www. jlup. com. cn	
电子邮箱	jdcbs@ jlu. edu. cn	
印　　刷	三河市华东印刷有限公司	
开　　本	710mm×1000mm　1/16	
印　　张	15	
字　　数	238 千字	
版　　次	2022 年 1 月第 1 版	
印　　次	2022 年 1 月第 1 次	
书　　号	ISBN 978 - 7 - 5692 - 8891 - 9	
定　　价	95. 00 元	

目 录
CONTENTS

第一篇 概 述

第一章 绪 论

目前临床上应用的药物主要有两个来源，一是从自然界能够获得的天然药物；二是不存在于自然界中，必须通过人工制造的方法获得的化学合成药物。天然药物作为药物的主要来源之一，应用现代科学技术和方法对其结构特点、物理化学性质、提取分离方法以及结构鉴定进行研究具有重要意义。本章将从天然药物的来源及分类、天然药物在新药创制中的地位和作用，以及天然药物抗肿瘤的历史、现状及发展趋势等方面展开讲述。

第一节 天然药物的来源及分类

一、天然药物的来源

天然药物来源丰富，种类繁多，主要包括植物、动物、矿物和微生物，并以植物为主。天然药物中含有结构复杂、数目众多的化学成分，这些化学成分作为初生代谢产物在生物体内各种酶的作用下经过复杂的化学反应过程生成更为丰富的化学成分，这些天然药物化学成分称为次生代谢产物或二次代谢产物，近年来也受到了广大研究工作者的关注。

我国天然药物资源蕴藏丰富，中药资源以自然资源为主。虽然物种间的形体构造、生理机能以及生态环境千差万别，但从自然属性来讲分别属于植物、动物和矿物。即我国中药资源基本上是由药用植物、药用动物和药用矿物三大类构成的。

据统计，我国的中药资源有 12 807 种，药用植物占全部种类的 87%，药用动物占 12%，药用矿物不足 1%。我国药用植物有 11 146 种（包括 9 933 种和 1 213 种下单位）。藻类、菌类、地衣类低等植物，有 459 种，91 科、188 属；苔藓类、蕨类、种子植物类高等植物，10 687 种，分属 292 科、2 121 属。据调查统计，我国有药用动物 1 581 种，分属 11 门、33 纲、141 目、415 科、861 属。其中，陆栖动物 330 科、720 属、1 306 种，海洋动物 85 科、141 属、275 种。药用动物中以脊椎动物门占有较大的优势，包括了约 62% 的药用种类。脊椎动物中的圆口纲、软骨鱼纲和硬骨鱼纲泛称鱼类，我国药用鱼类有 104 科、232 属、412 种，其中，海洋鱼类 83 科、145 属、262 种，占药用鱼类的 60% 以上。据调查，我国有药用矿物 12 类、80 种（原矿物）。相信随着科学技术的进步、医疗实践的发展以及国家、地区、民族间文化交流的扩大，一些物种还会不断地得到发现和认识。

二、天然药物的化学成分分类

近年来，天然化合物因其使用历史悠久、药理作用多样，且相对安全的特点而越来越受到人们的重视。天然药物研究的最终目的是发现有药用价值的天然化合物，为开发新药奠定基础。这就必须将化学成分的研究与药理学研究紧密结合，确定有关化学成分的活性属性，这里涉及有效成分、生物活性成分、非活性成分的概念。

有效成分（effective constituents）是指天然药物中具有一定生物活性、能代表天然药物临床疗效的单一化合物，其与临床功效相一致或密切相关，是天然药物发挥临床疗效的物质基础。如中药麻黄（*Ephedra sinica* Stapf）全草一般作为发汗、平喘、解热的药物，其中的左旋麻黄碱（L-ephedrine）具有平喘、解痉作用，可以认为是麻黄的有效成分。

生物活性成分（bioactive constituents）是指经过药效实验或生物活性实

验，证明对机体有一定生理活性的成分。其具有一定生物活性的化学成分，但这种生物活性不局限于是否与相应的药用植物或传统中药临床功效有关系。如中药前胡（*Peucedanum praeruptorum* Dunn）具有散风清热、降气化痰的功效，而其中的白花前胡丙素（praeruptorin C）具有钙离子拮抗作用，能扩张冠状动脉血管，虽然这和前胡的传统功效关系不大，但可以认为是中药前胡中的生物活性成分。生物活性成分虽然不能完全解释天然药物的临床功效，但为发现具有新活性的天然药物分子奠定了基础，也是天然药物化学研究中很重要的部分。

非活性成分（inactive constituents）是指既没有发现与天然药物临床功效相关的活性，又暂时没发现其他明显生物活性的成分，但这类成分从天然有机化学的角度仍具有一定意义，特别是一些骨架独特、结构新颖的天然分子。

值得强调的是，在中草药及其他天然药物中，真正搞清有效成分的品种并不多，更多的是一些生物活性成分，即经过不同程度药效实验或生物活性实验证明对机体具有一定药理活性的成分。但它们并不一定是真正代表天然药物临床疗效的有效成分。况且，所谓有效成分、生物活性成分、非活性成分不能简单机械地加以理解。一些暂时没发现生物活性的物质，随着科学的不断进步，新靶点的不断发现，将来完全有可能挖掘出重要的生物活性，提高其药用价值。

第二节　天然药物在新药创制中的地位和作用

我国拥有14亿的人口，人民的用药问题是一个关系到国计民生的重大问题。多年来我国的新药研究以仿制为主，具有自主知识产权的创制药物很少，我国新药研发目前面临着由仿制向创制的根本性转变。在这个过程中，天然来源的活性成分是化学实体类新药发现的最重要来源。我国具有悠久的中医药历史和丰富的用药经验，从中草药活性成分中寻找和发现新药更是我国新药创制的优势和特色所在。

　　药用植物通过提取分离、结构测定并结合生物活性发现其药用价值，然后按照新药开发的要求和程序，通过大量的研究工作和临床试验发展成新药，如降血压的利血平（reserpine）、解痉的阿托品（atropine）、抗肿瘤的长春碱（vinblastine）和紫杉醇（taxol）等均为典型的代表。我国在这一领域也有十分成功的例子，如我国学者通过联合攻关从药用植物黄花蒿（*Artemisia annua* Linn.）中分离得到的抗恶性疟疾新药青蒿素和双氢青蒿素在国际上产生了重大影响，主要发明人屠呦呦教授为此荣获 2011 年度的拉斯克奖，2015 年诺贝尔生理学或医学奖，成为第一个获得诺贝尔自然学奖的中国人。我国学者从中药五味子 [*Schisandra chinensis*（Turcz.）Baill] 中分离得到新化合物五味子丙素（schisandrin C），具有降血清谷丙转氨酶的作用。对五味子丙素进行结构修饰，获得了一系列衍生物，其中联苯双酯（bifendatatum，biphenyldicarboxylate）被证明有很好的抗肝炎作用。深入的研究工作和临床试验证明，联苯双酯在治疗慢性肝炎中，降谷丙转氨酶至正常水平有效率达 80% 以上，明显优于国内外同类型药物，包括日本的甘草酸和德国的水飞蓟素。接着又对联苯双酯的结构进行了简化，发现了双环醇（bicyclol），双环醇具有更好的抗肝炎效果，且化学结构更趋简单，已经发展成更具优势的治疗肝炎新药。以五味子丙素为先导化合物，经过结构修饰和优化发展成联苯双酯和双环醇两个抗肝炎新药是我国中药和天然药物活性成分研究和开发的典型代表。

　　我们应用天然药物化学和药理学的知识和技术确定中药和天然药物中与临床疗效相关的有效成分，在此基础上指导中药的研究与开发，在组方的形成、工艺的优化、质量标准的制订、剂型的选择等每个步骤中以有效成分为依据，使中药研究与开发的成果建立在现代科学的基础上，用现代科学理论诠释中药治疗疾病的科学内涵，这样才能使传统中药适应现代社会的需要，努力促进中药的现代化和国际化。

第三节　天然药物抗肿瘤的历史、现状及发展趋势

人类在同疾病做斗争的过程中，首先应用的就是天然药物。远古时期，在尼罗河、底格里斯、幼发拉底河和黄河的四大流域地区的人民就开始应用以植物为主的天然药物治疗疾病，可以说天然药物为全人类的身体健康和繁衍生息做出了突出贡献。尤其是我国劳动人民在长期的生产实践和同疾病做斗争的过程中积累了丰富的经验，逐渐形成了独具我国特色的中医药学，为我们留下了在世界上具有重要影响的文化瑰宝。

1958 年，美国科学家从长春花 ［*Catharanthus roseus*（*L.*）*G. Don*］中研究开发了抗癌新药长春碱（*vinblastine*），1963 年又开发成功了长春新碱（*vincristine*）。1962 年，从埃塞俄比亚的卵叶美登木（*Maytenus ovatus Loes.*）果实中分离得到了抗癌活性很强的微量成分美登碱，当时轰动全球。1971 年，从太平洋红豆杉（*Taxus brevifolia*）中分离得到，并确定了结构的二萜生物碱紫杉醇（*taxol*）则是以新颖复杂的化学结构、独特的抗癌机理引起人们的极大兴趣，至 20 世纪 80 年代成功开发为抗癌新药，被誉为世界抗癌药物研究的重大突破。

新中国成立后，各项事业焕发生机，蓬勃发展，特别是党和政府十分重视中医中药研究，中药和天然药物的研究进入了一个崭新的时代。我国天然药物化学工作者充分利用我国中药和天然药物资源丰富的优势，生产了麻黄素（*ephedrine*）、芦丁（*rutin*）、洋地黄毒苷（*digitoxin*）、咖啡因（*caffeine*）、小檗碱（*berberine*）、粉防己碱（*tetrandrine*）、加兰他敏（*galanthamine*）和山道年（*santonin*）等一批天然来源的化学药物。特别是在合成激素药物的原料药薯蓣皂苷元的生产上更是取得了突破，不仅解决了我国自己的需求，而且还能大量出口。在源于中药和天然药物的新药创制方面也取得了很好的成绩，开发出抗胆碱药山莨菪碱（*anisodamine*）和樟柳碱（*anisodine*）、抗老

7

年痴呆药石杉碱甲（*haboyin，selagine*）和黄皮酰胺（*clausenamide*）、抗癌药三尖杉酯碱（*harringtonine*）、高三尖杉酯碱（*homoharringtonine*）、10-羟喜树碱（10-*hydroxy camptothecin*），抗白血病药物甲异靛（*meisoindigo*）。

在我国，天然药物研究的主要对象是中草药，研究的主要目的之一就是确定中药的物质基础，阐明中药治疗疾病的科学内涵。但至今真正完全阐明物质基础的中药并不多，其原因是多方面的，首先是中药所含的化学成分是一个复杂的体系，每味中药含有的成分就很多，临床常用的中药复方含有的成分就更加复杂，研究起来难度极大；其次是传统的天然药物化学研究有注重分离测定的新化合物的结构和数目，片面追求发表论文的倾向，对传统中药开展这方面研究取得的成果可能不尽人意；第三就是生物活性测试体系不能真正反映中药的临床疗效，故不能确定其与临床疗效相一致的物质基础。

针对上述状况，我国今后天然药物抗肿瘤的研究应该积极鼓励针对传统中药和中药复方开展有效成分的研究，在化学研究方面应该密切结合一些现代分析手段，如 *HPLC-MS*、*UPLC-MS*、*LC-NMR* 等现代高新技术，研究清楚其中的常量成分和微量成分；在化学成分的体内过程研究中应用多组分、多成分的药代动力学与药效动力学相结合的方法；在生物活性研究中应使用病证结合，以病为主的动物模型跟踪确定与中药临床疗效一致的成分，并力求引入代谢组学、蛋白组学这些复杂体系研究的系统生物学方法，综合这些研究结果并应用数理统计模型进行整合，确定相关的化学成分，并尽可能定量描述这些成分对生物效应的定量贡献，这样可以在一定程度上阐明中药的物质基础。

中药的物质基础是中药学其他领域研究工作的前提，只有在明确物质基础的情况下才能进行中药作用机制、中药新药开发以及中药的质量可控等研究，为解决中药研究、开发与使用过程中的实际问题奠定基础。

第二章 天然药物有效成分抗肿瘤机制概述

　　我国的恶性肿瘤发生率及死亡率较高，根据国家癌症中心 2019 年最新发布的中国癌症统计结果表明[1]，我国癌症患者人数约占全球的 40%；中国恶性肿瘤的发病率约为 0.278%、死亡率为 0.167%，中国人口标准化率分别为 0.190%、0.106%，世界标准化率为 0.186%、0.106%。在中国，肿瘤治疗中具有中医药全程管理的特点，中医药的介入可以明显降低肿瘤治疗过程中的不良反应，提升治疗有效率，改善肿瘤患者的生活质量。

　　目前采用一些肿瘤治疗药物，如化疗药物吉西他滨、多西他赛、培美曲塞、分子靶向药物和免疫治疗药物厄洛替尼、贝伐珠单抗及吉非替尼等[2]，治疗后，肿瘤患者中位无进展生存期延长，总体生存率较高，与此同时，三级或四级不良反应（如骨髓抑制，肝肾功能异常，皮疹，恶心、呕吐等胃肠道反应）发生率在治疗后增加，并且价格昂贵[3]。中医治疗恶性肿瘤更多强调"整体观念"和"带瘤生存"，其治疗目标不仅局限于杀灭癌细胞和缩小肿瘤，还在于提高患者生存质量和延长生存期[4]。天然药物具有多成分、多靶点、多通路的协同调控作用，其中的活性单体成分众多，作用机制复杂多样。在肿瘤的发生、发展、转移及免疫调节等多个阶段发挥了多种疗效。近年来发现的天然药物有效成分抗肿瘤活性及其可能的作用机制有以下几个方面，对机制的理解将为天然药物活性成分研究提供参考。

一、抑制肿瘤细胞增殖

　　抗肿瘤中药可从多条途径调节细胞信号转导通路，抑制癌细胞过度增殖而发挥抗肿瘤作用。

黄芩素（baicalein）提取自黄芩（Scutellaria baicalensis），可以抑制乳腺癌、肺癌和白血病等多种癌细胞的增殖[5]。Chen 等[6]发现，黄芩素作用于肺癌 A549 细胞后，细胞增殖、侵袭、迁移及人脐静脉内皮细胞（HUVEC）管腔样结构形成均受到明显抑制。黄芩素进入体内后，在血液中迅速转化为黄芩苷（baicalin）及其他代谢物，黄芩苷可以刺激内质网应激，上调 Ste20-like 激酶磷酸化水平，激活 Hippo 信号通路，抑制肿瘤细胞的增殖和转移。体内实验亦证实黄芩素通过干预氨基酸、碳水化合物和能量代谢等对移植瘤的生长具有直接的抑制作用[7]。

苦参碱（matrine）提取自苦参（radix sophorae flavescentis），有抗肿瘤、抗病毒的作用。当作用于体外培养的宫颈癌 HeLa 细胞后，细胞周期比例发生明显变化，周期相关蛋白 Wee 表达水平升高，Cyclin A、CDC 2 和 Cyclin B 表达水平降低，细胞增殖被抑制[8]。在肝癌 HepG2 细胞中，苦参碱能抑制细胞内 CD90、EpCAM 和 CD133 等干细胞标志物 mRNA 的表达，抑制 β-catenin 的转录活性，使 HepG2 细胞增殖活性降低[9]。

雷公藤红素（tripterine，celastrol）来源于雷公藤（thunder god vine）的根皮，可以祛风除湿、清热解毒，有抗氧化、抗癌症新生血管生成的作用。胃癌 BGC-823 细胞经雷公藤红素处理后，细胞周期阻滞于 G2/M 期，细胞有氧糖酵解过程中葡萄糖利用量及乳酸生成量降低，代谢相关蛋白表达下降，相关酶活性受抑制，使细胞增殖受到抑制[10]。然而，雷公藤红素具有肝毒性和肾毒性，需注意其治疗肿瘤的安全性和有效性。

姜黄素（curcumin）对胃癌细胞的增殖具有较强抑制作用、并且抑制迁移和侵袭，机制可能与调控 Wnt3a/β-catenin/上皮间质转化（EMT）通路、细胞凋亡相关家族 Bcl-2 及 Caspase 有关[11]。

大黄素的抗癌活性已被证实，可应用在多种肿瘤细胞系，包括乳腺癌（HER-2/neu 过表达）[12]，胃癌（SGC-7901）[13]，胰腺癌 SW1990[14]，腺癌（Anip973）[15]，前列腺癌（LNCap）[16]，肝细胞癌（HepG2、Huh7、Hep3B、smmc-7221）[17,18]，白血病（K562、jurkat），神经胶质瘤（C6）[19]和肺癌（NIH-H460，NSCLC）[20]。蛋白酪氨酸激酶催化 MAPK、PKC、NF-κB、ERK

等多种蛋白底物中酪氨酸残基的磷酸化，从而在调控细胞增殖[21]中发挥重要作用。大黄素有效地抑制这些信号级联，从而发挥抗增殖作用。大黄素抑制 HER-2/neu 过表达乳腺癌细胞 MDA-MB-435 中的 HER-2/neu 酪氨酸激酶活性，从而抑制其细胞增殖[22]。大黄素使 HER-2/neu 过表达的肺癌细胞对化疗药物[23]敏感。大黄素可抑制 HER-2/neu 过表达乳腺癌细胞[24]的转化和转移相关特性。大黄素可抑制结直肠癌细胞[25]中酪氨酸激酶介导的血管内皮生长因子（VEGF）受体的磷酸化。大黄素通过活性氧（ROS）的产生诱导 DNA 损伤，从而抑制细胞增殖。哺乳动物重组蛋白 Rad51 和切除修复交叉互补基因-1（ercc-1）在修复受损 DNA 中起重要作用。已经发现，这两种蛋白在癌症中的表达量都很高，导致基因组不稳定。在肺癌 A549 细胞的研究中，大黄素能增强抗肿瘤抗生素丝裂霉素 C（MMC）作用，机制是通过使 ERK1/2 失活和 Rad51 下调[26]。另外，在非小细胞肺癌细胞（non-small cell lung cancer，NSCLC）的研究中，结果表明，大黄素可增强 cisplatin 诱导的细胞毒性，机制是通过下调 RCC1 表达及通过失活 ERK1/2 信号通路[27]。在另一项人非小细胞肺癌的研究中，大黄素协同卡培他滨可通过下调 Rad51 和 ERCC1 的表达诱导细胞毒性[20,28]。在另一项研究中，Yang 等[29]研究表明，大黄素对食管癌 EC/CUHK1 细胞系具有细胞毒性，在体外和体内均能显著增加活性氧的产生。大黄素可逆转乳腺癌 MCF-7/Adr 细胞的多药耐药，下调 ERCC1 蛋白[30]的表达。同样，在前列腺癌中，大黄素和顺铂联合治疗显著增加了 DU-145 细胞株 ROS 的产生和化疗敏感性[31]。本研究还发现，大黄素在体内外均能下调多药耐药（multi drug resistance，MDR1）基因，抑制 HIF-1a 的表达。Li 等研究同样也表明，在耐药卵巢癌 A2780/taxol 细胞中，大黄素可抑制 P-gp 药物泵，而 P-gp 药物泵与肿瘤细胞耐药的发生以及 MDR1 基因的表达有关。此外，抗凋亡分子 XIAP、survivin 的表达也显著下调[32]。有趣的是，一些报道也表明大黄素已被用作一种有效的抗前列腺癌药物，机制涉及靶向下调雄激素受体（AR），从而治疗和预防晚期前列腺癌，具体研究包括：大黄素已被证明在体外直接靶向 AR 抑制前列腺癌细胞生长；大黄素的治疗可抑制黄酮类化合物的生成；通过抑制 AR 核易位来实现基因依赖性的 AR 反激活；此外，大黄素降低了 AR 与热休克蛋白 90 的相关性，增加了 AR 与 MDM2 的相关性，进而通过蛋白酶体介导的途径，以配体独立的方式[33]诱导 AR 降解；大黄素在 LNCaP 细胞中降低 AR 的表达和功能，增强 p53 和 p21 的表达[34]。

五味子乙素通过影响胶质瘤大鼠血清中氧化应激指标，可以显著地发挥抑制胶质瘤生长的作用[35]。从五味子中分离出的戈米辛 A 能够抑制结肠癌 HCT-116 细胞存活，戈米辛 A 是通过结肠癌 HCT-116 细胞中 Caspase-7（含半胱氨酸的天冬氨酸蛋白水解酶）切割活化显示其诱导细胞凋亡的活性[36]。

免疫系统是生物体防御机制，可以有效防止病原微生物的入侵，与生物体健康密切相关。研究发现，丹参多糖具有显著的免疫调节活性[37, 38]，Liu 等[37]从丹参中提取出多糖 SMP-W1 并在体内外研究了其抗癌和免疫调节活性，发现 SMP-W1 能够显著抑制肿瘤生长，增加大鼠血清超氧化物歧化酶（SOD）、过氧化氢酶（CAT）和谷胱甘肽过氧化物酶（GSH-Px）活性，促进肿瘤坏死因子-α（TNF-α）的分泌，可以开发为具有免疫调节活性的抗肿瘤剂。此外，Wang 等[38]从丹参中提取的多糖组分 SMPA 能够显著刺激脾细胞增殖，促进抗炎细胞因子白细胞介素（IL-2、IL-4 和 IL-10）的产生，抑制促炎细胞因子（IL-6 和 TNF）的分泌，增强自然杀伤（NK）细胞和细胞毒性 T 淋巴细胞（CTL）的杀伤活性，并增加胃癌大鼠巨噬细胞的吞噬功能，是一种有效的免疫调节剂。

二、促进肿瘤细胞凋亡

针对细胞内凋亡信号通路、凋亡相关靶点的分子靶向治疗可以逆转、延迟、阻止肿瘤发生发展。

小檗碱（berberine）能够促进肿瘤细胞凋亡，通过下调凋亡抑制因子 B 淋巴细胞瘤-2（Bcl-2）表达，上调凋亡基因 Bax 表达，抑制细胞色素 C 释放和 EMT 过程，促进细胞凋亡[39]。

蟾蜍皮中提取的沙蟾毒精（arenobufagin）作用于非小细胞肺癌 PC-9 细胞后，细胞的染色质固缩、核碎裂、形成凋亡小体，同时表皮生长因子受体（EGFR）/Raf/丝裂原活化蛋白激酶激酶（MEK）/细胞外信号调节激酶

（ERK）信号通路蛋白的磷酸化均受到抑制，抗凋亡蛋白 Bcl-2 的表达水平下调，促凋亡蛋白 Bax 表达水平上调[40]；同时诱导 Caspase 家族中的 Caspase-9、Caspase-3 及聚腺苷二磷酸核糖聚合酶（PARP）裂解，上调促凋亡蛋白 Noxa 的表达，并使细胞内与 Noxa 主要结合的抗凋亡蛋白 Mcl-1 失活，干扰 Noxa 相关通路，促进肿瘤细胞凋亡[41]。含蟾蜍皮的相关成品如华蟾素胶囊、华蟾素注射液等已在临床应用，并获得良好的效果。

冬凌草（Rabdosia rubescens）又叫碎米桠，民间用于治疗食管癌、贲门癌。至今为止从中共得到 25 个贝壳杉烷型二萜。其中的冬凌草甲素（rubescensin A, oridonin）和冬凌草乙素（rubescensin B, ponicidin）具有显著的抗肿瘤活性。冬凌草甲素可调节磷脂酰肌醇 3-激酶调节亚基 α（PIK3R1）、转化生长因子-$β_2$ 等靶蛋白基因表达，通过抑制 P13K/Akt 信号通路，从而促进肿瘤细胞凋亡，抑制肿瘤细胞增殖能力[42]。

槲皮素（quercetin）[43] 可上调 p53、bax、fas 等多个凋亡相关基因表达，诱发肿瘤细胞凋亡，对非小细胞肺癌具有较强的抑制作用，可诱导肿瘤细胞 caspase 非依赖性细胞凋亡。除此之外，槲皮素还可以下调 DNA 甲基化水平，抑制癌基因表达[44]。

文献报道[45]显示，丹参多糖能够诱导人结直肠癌 LoVo 细胞凋亡，阻止细胞周期进入 S 期，并提高细胞内活性氧水平，可作为天然抗癌剂应用于抗肿瘤临床研究。体外实验研究发现，隐丹参酮可以激活 Caspase 级联反应诱导卵巢癌 A2780 细胞凋亡，显著抑制 MMP-2 和 MMP-9 的表达，影响 A2780 细胞的迁移和侵袭，还能以剂量依赖性的方式增强 A2780 细胞对顺铂的敏感性[46]。此外，Cao Y 等[47]研究发现，二氢丹参酮可通过调节 Caspase 和细胞色素 C 诱导胶质瘤细胞凋亡，抑制其增殖。该研究表明，二氢丹参酮可作为胶质瘤患者的潜在治疗药物。

陈晓蕾等[48]研究了秦皮不同浓度醇提取物的体外抗乳腺癌细胞活性研究，发现秦皮 95% 和 70% 乙醇提取物在 50~400 μg/mL 质量浓度内均能显著抑制人乳腺癌细胞的增殖。王晶[49]探讨了秦皮甲素抗肺癌移植瘤作用机制，认为秦皮甲素可降低瘤细胞线粒体膜电位，上调促凋亡蛋白（Bax）表达，下调抗凋亡蛋白（Bcl-2）表达，使肿瘤细胞滞于 S 期，并通过线粒体途径诱导其凋亡。Chu 等[50]研究了秦皮乙素的抗肿瘤机制，认为秦皮乙素可通过增加细胞色素 C 从线粒体释放并向细胞溶质迁移，以及激活半胱氨酸蛋白水解酶原（CPP32），从而诱导人类白血病细胞的凋亡。Pack 等[51]进一步研究了秦皮乙素诱导细胞凋亡的机制，通过分析细胞凋亡小体、DNA 碎片化以及 G_1 期的细胞周期阻滞，从而推测 JNK 和 ERK（丝裂原活化蛋白激酶 MAPK 的 2 种亚型）是调节秦皮乙素诱导细胞凋亡的主要通路。Takao 等[52]研究了秦皮甲素对 1，2-二甲肼（DMH）诱导的雄性 Fischer 344 小鼠结肠癌的作用，表明秦皮甲素对 DMH 诱导的 DNA 氧化破坏和小鼠结肠癌有抑制作用。Wang 等[53]利用免疫印迹分析研究了秦皮乙素对白血病细胞 HL-60 G_1 期调控因子的影响，结果表明，秦皮乙素通过 G_1 期细胞周期阻滞来抑制白血病细胞 HL60 的增殖。秦皮乙素在体外显示出对人白血病细胞、人胃癌细胞、肝癌细胞等几种肿瘤细胞株生长的抑制作用。Park 等[54]研究表明，秦皮乙素与 HA14-1（Bcl-2 蛋白抑制剂）合用时，能够有效抑制人白血病 U937 细胞的肿瘤活性。贾绍华等[55]通过 MTT 法考察了秦皮乙素对胃癌 SGC-7901 细胞的体外抑瘤作用，随着给药浓度的增加，SGC-7901 细胞的生长率也随之降低，且有明显的凋亡形态学特征。张舜尧[56]研究显示，秦皮乙素在体外可以通过促进凋亡受体途径相关蛋白 Fas、FasL、FADD 的表达，继而形成聚合体并促进 Caspase-3、Caspase-8（含半胱氨酸的天冬氨酸特异水解酶-3、8）的表达，从而诱导 SGC-7901 细胞凋亡。秦皮乙素还可以增强紫杉醇对 ERK 通路介导的 HepG2 人肝癌细胞的凋亡作用，以及抑制人肝癌细胞株 SMMC-7721 的增殖，诱导肝癌细胞凋亡。

石斛是一种名贵的中药材，享有"中华九大仙草"的美誉，身为石斛属中的金钗石斛更是珍贵，目前野生资源濒临灭绝，现作为稀有植物已被列为国家二级保护植物，市场价值极高，金钗石斛生物碱作为金钗石斛的主要活性成分，其价值更高。近年来金钗石斛抗肿瘤作用越来越受到重视，研究表明，金钗石斛生物碱能抑制肿瘤细胞增殖并诱导细胞凋亡[57]。安欣等[58]通过 MTT 实验，发现金钗石斛生物碱能抑制乳腺癌肿瘤细胞的生长，且能明显使之凋亡；能使细胞通过线粒体途径发生凋亡，并伴有细胞色素 C 释放，最终激活 pro-caspase-3 启动细胞的死亡程序，达到抗肿瘤目的。和磊等[59]发现，金钗石斛

生物碱能使 HT-29 细胞存活率显著降低，随时间延长作用增强，还能诱导细胞凋亡，使生长细胞停滞于 G_2 期；与此同时，还能提高细胞内活性氧的浓度，使线粒体膜电位下降，促进释放细胞色素 C，进而激活 $Caspase$-3、$Caspase$-9，最终诱导细胞凋亡，其机制与激活线粒体凋亡途径有关。

紫杉醇（$taxol$）最早从太平洋红豆杉（$Taxus\ brevifolia$）的树皮中分离得到，1992 年底在美国 FDA 批准上市。紫杉醇具有多种抗癌活性，临床上用于治疗晚期卵巢癌、乳腺癌及非小细胞肺癌等，其销售额高居世界抗癌药物之首，为 20 世纪 90 年代国际抗肿瘤药三大成就之一。紫杉醇主要从红豆杉属植物的茎皮等中分离得到，含量只有百万分之二，为解决紫杉醇的来源问题，我国和欧美学者在细胞培养、寄生真菌培养、红豆杉栽培、紫杉醇全合成及紫杉醇半合成等方面做了大量的研究。紫杉醇原料药长期处于供不应求的状态，我国从国际上发展红豆杉最薄弱的环节——红豆杉生长速度缓慢入手，攻克了红豆杉发育缓慢的难题，掌握了红豆杉快速繁育技术，使红豆杉经过 4~5 年生长就可以成功用于提取紫杉醇，使大量提取紫杉醇制成抗癌药物成为可能。今后几年我国紫杉醇原料药年产量有望超过 100 kg 大关，从而成为世界主要紫杉醇原料药和制剂的生产大国。

人参皂苷 $Rh2$ 有较强的抑制肿瘤细胞生长的作用，其能够促进癌细胞再分化并逆转为非癌细胞，作用机制是使细胞在 G_1/S 期停止生长，影响了肿瘤细胞 DNA 的合成。人参皂苷 $Rg3$ 的肿瘤抑制作用，主要是通过作用于细胞增殖周期的 G_2/M 期、诱导肿瘤细胞凋亡、选择性抑制肿瘤细胞黏附和浸润、抗肿瘤转移、抑制肿瘤新生血管形成、调节机体免疫功能等作用实现。该化合物已被开发成一类中药新药用于临床。

临床应用槐果碱治疗恶性葡萄胎，用槐定碱治疗恶性葡萄胎和绒毛膜上皮癌，均能取得良好效果。以苦参碱和氧化苦参碱为主要成分的抗癌药吗特灵注射液，临床上用于治疗某些呼吸系统及消化系统肿瘤，能延缓、限制恶性胸腔积液发展而减轻症状，对缓解中、晚期胃癌患者的症状和体征同样有效。苦参生物碱的抗肿瘤作用是从多方面实现的，一是改变细胞核酸的分子序列抑制肿瘤生长；二是诱导 SGC-7901 细胞凋亡；三是抑制肿瘤转移作用。

三、抑制肿瘤细胞侵袭、转移

侵袭与转移是恶性肿瘤进展的过程，抑制肿瘤侵袭转移主要包括：调控肿瘤细胞的 EMT；抑制基质金属蛋白酶对基底膜和细胞外基质的水解；抑制肿瘤细胞与基质成分的黏附；抑制肿瘤细胞迁移能力；调控与肿瘤转移相关基因的表达。目前中药抑制肿瘤侵袭转移作用逐渐明确，以期为临床应用和药物研究提供依据[60]。

细胞黏附分子表达减少、细胞骨架及形态上具有间充质细胞等特征，是上皮细胞来源的恶性肿瘤细胞获得迁移和侵袭能力的重要生物学过程。双氢青蒿素（dihydroartemisinin）[61]具有很强的抗癌活性，通过调控 EMT 相关基因，抑制转化生长因子-β 诱导的细胞侵袭、转移，癌症转移与 EMT 过程有关。它在体内外对多种肿瘤细胞具有杀伤作用，对正常组织细胞的毒性较低。

三七活性成分三七总皂苷（PNS）有活血化瘀的功效，PNS 抑制 PI3K/蛋白激酶 B（Akt）通路的激活，下调 miR-21 表达水平，使肿瘤细胞侵袭和转移相关基质金属蛋白酶受到抑制[62]。

淫羊藿苷（icariin）是淫羊藿（Epimedium brevicornu）总黄酮的有效成分，在前列腺癌中可降低 p-Akt 及磷酸化雄激素受体（p-AR）蛋白表达水平，同时提高钙黏附蛋白 E 水平以增加肿瘤细胞与基质之间的黏附力，降低降钙素（calctionin）以减少去势抵抗现象，抑制癌细胞侵袭和转移[63]。

蝎毒素（buthotoxin）[64]能抑制胶质母细胞瘤细胞的侵袭，对金属蛋白酶有选择性的抑制作用，蝎毒液中的活性多肽是其发挥药理作用的主要功能分子，并且能够跨越血脑屏障和组织屏障，有较高的药用价值。

鸦胆子是苦木科植物鸦胆子的成熟果实，性寒，味苦，有小毒。鸦胆子又名老鸦胆、苦参子，主产于我国广东、广西、海南和云南等地，常用于疟疾、痢疾、赘疣和鸡眼等的治疗。近年来，鸦胆子油乳注射液也常常与其他化疗药物，如紫杉醇、多柔比星等联合使用，在肺癌、乳腺癌、结肠癌和食管癌等治疗中有广泛的应用。鸦胆亭（bruceantin，BCT）是鸦胆子中的主要有效成分之一，在 1973 年首次被报道从鸦胆子中分离，并发现其具有抗白血病的作用。在此之后，研究人员进行了针对黑色素瘤和转移性乳腺癌等的多项 I 期与 II 期的临床试验，均以其较大的不良反应和肿瘤消退不明显而告终。然而，在 2004 年，*Cuendet* 等报道 *BCT* 通过下调 *c-Myc* 与激活 *Caspase* 级联通路诱导骨髓瘤细胞的凋亡，同时，在体内模型中，低剂量的鸦胆亭通过抑制癌细胞增殖与诱导癌细胞凋亡，使肿瘤消退，而不产生明显的毒性，表明鸦胆亭的有效性在一定情况下应被重新评估，这使得鸦胆亭这一活性化合物重新受到关注。在此之后，*Issa* 等发现，*BCT* 能够抑制多发性骨髓瘤干细胞的增殖，表明了 *BCT* 具有进一步开发的潜力。闫燕艳等[65]研究表明，鸦胆亭上调 *miR-29a-3p* 抑制非小细胞肺癌 *H*1299 细胞增殖、迁移与侵袭。初步提示 *BCT* 在 *NSCLC* 的治疗中具有继续开发的研究潜力。

千金子是我国的传统中药材，为大戟科（*Euphorbiaceae*）大戟属（*Euphorbia L.*）两年生草本植物续随子（*Euphorbia* lathyris L.）的干燥成熟种子，其性温，味辛，有小毒。研究表明，千金子具有抗肿瘤、抗多药耐药性、抗病毒、抗氧化、抗血小板聚合、消炎镇痛、美白祛斑等广泛的药理作用。目前，研究人员已从千金子中提取、分离和鉴定约 240 种化学成分，主要包括二萜类、香豆素类、黄酮类、甾类、脂肪油和挥发油等。其中，二萜类化合物是千金子中最主要的天然活性成分，包括巨大戟烷型（*ingenane*）和续随子烷型（*lathyrane*）两种骨架的二萜。续随子烷型是由一个 5 元环、一个 11 元环和一个 3 元环骈合而成的大环二萜类结构。闫燕艳等研究表明，*C*-5 苯甲酰化千金子二萜醇显著抑制非小细胞肺癌 *A*549 细胞的体外增殖、迁移和侵袭能力，其机制可能通过上皮间质转化过程实现的。

研究人员还发现，丹参可延长前列腺癌患者生存率，其成分二氢丹参酮 I 可以通过抑制单核细胞趋化因子-2/信号传导及转录激活蛋白（*CCL2/STAT*3）轴来中断前列腺癌细胞和巨噬细胞之间的串扰，从而抑制前列腺癌细胞的迁移[66]。闫燕艳等[67]研究表明，丹参酮 II$_A$可抑制人非小细胞肺癌 *A*549 细胞的体外增殖、迁移和侵袭能力。

四、调节肿瘤微环境

黄芪（*Astragali Radix*）为补气之长，祖国传统医学认为正气存内、邪不可干，正虚是与肿瘤发生发展有关，黄芪可通过上调重组人白细胞介素-17D（IL-17D）的表达，从而增强自然杀伤细胞（NK）的肺脏募集能力，促进肺脏抗肿瘤免疫效应[68]。黄芪黄酮（astragalin）[69]可以降低血清及肿瘤组织中 IL-17 和维甲素受体相关孤儿受体 γ（t RORγt）的表达，提高荷瘤小鼠的脾指数及胸腺指数，降低 X 盒结合蛋白 1、肌醇酶 1 及葡萄糖调节蛋白 78 的表达，促进重组人 CCAAT 增强子结合蛋白（C/EBP）家族同源蛋白的表达，调节免疫功能。

人参皂苷（ginsenoside）是从人参（Panax ginseng C. A. Meyer）中分离得到的主要成分，在抗肿瘤治疗中得到了广泛的研究，能激活毒性 T 淋巴细胞和自然杀伤细胞，通过调节免疫机能抑制肿瘤。人参皂苷 Rg1 通过上调炎性小体 NLRP12，抑制白细胞介素和肿瘤坏死因子 α（TNF-α）表达，改善炎性微环境[70]。

灵芝提取物能有效抑制肿瘤生长，且无肝、肾毒性和骨髓抑制作用，对与炎症反应相关的小胶质细胞行为也有调节作用[71]；灵芝提取物在临床治疗中已应用多年，联合铂类[72]体内实验不仅能抑制肿瘤生长，还能改善 U14 宫颈癌小鼠脾脏和胸腺指标，肝肾功能几乎未见毒理学效应，不仅疗效显著，而且安全性高。

五、抗肿瘤血管生成

肿瘤新生血管形成与肿瘤生长和转移密切相关。抗血管形成的作用途径有以下几个方面：抑制蛋白降解酶的活性，防止内皮细胞活化；干扰血管内皮生长因子的合成、释放及生物效应的发生；阻止内皮细胞的迁移；阻止内皮细胞的增殖；调控血管内皮细胞的黏附；诱导血管内皮细胞凋亡。目前已发现多种抑制肿瘤血管生成有关的中药单体，可阻断新生血管生成，抑制肿瘤的持续生长转移。肿瘤血瘀证血液多高凝状态，血管生成因子异常表达更加明显，与肿瘤新生血管之间的关系密切，活血化瘀中药对肿瘤的生长有明显抑制作用[73]。中药中活血化瘀类药物多认为与肿瘤治疗中的抗血管生成相关，姜黄素可显著降低血管内皮生长因子 D 的 mRNA 和蛋白表达水平，可能通过抑制高迁移率族蛋白 B1/血管内皮生长因子-D（HMGB1/ VEGF-D）信号通路表达而发挥抗血管生成的作用[74]。在缺氧条件下，肿瘤血管及无氧糖酵解为肿瘤供给，低氧诱导因子-1α（Hif-1α）在缺氧条件下诱导肿瘤血管生成，丹参酮（tanshinone）可以调节 Hif-1α/VEGF 通路的表达，通过抗血管生成起到抑制肿瘤增殖作用[75]。

川芎嗪（ligustrazine）联合顺铂能够抑制小鼠 Lewis 肺癌移植瘤生长，其作用机制可能是通过与整合素结合，抑制肺癌血管内皮生长因子与半乳糖凝集素表达来抑制肿瘤血管生成进而抑制肿瘤生长[76]，同时减少化疗不良反应，调节了肿瘤血管微环境，使化疗药物能够顺利到达癌灶并减少化疗药物在正常细胞的蓄积，为中西医结合抗肿瘤治疗提供依据。

斑蝥素（cantharidin）存在于斑蝥和黄黑小斑蝥的干燥虫体中，可作为皮肤发赤、发泡或生毛剂。斑蝥素衍生物去甲斑蝥素（demethylcantharidin）为抗肿瘤药，适用于肝癌、食管癌、胃和贲门癌等及白细胞低下症、肝炎、肝硬化、乙型肝炎病毒携带者。衍生物 N-羟基斑蝥胺（N-hydroxycantharidimide）亦为抗肿瘤药，主要用于肝癌、乳腺癌、肺癌、食管癌、结肠癌等治疗。张鑫等研究表明，斑蝥素可诱导 HCT116 细胞形态改变及脱黏附机制[77]。

六、逆转药物耐药

药物耐药是导致肿瘤治疗失败的主要原因，药物耐药后，可能涉及细胞内药物的浓度降低、耐药相关基因或蛋白表达改变、代谢增强、DNA 损伤修复功能失衡等多种变化。逆转耐药的途径主要包括：下调多药耐药基因及其编码的糖蛋白表达；调节 DNA 损伤修复相关蛋白、基因表达；调节抗凋亡通路的激活或抗凋亡基因表达等。目前中医药逆转肿瘤药物耐药的研究已取得了一定进展和突破。

榄香烯（elemene）可以克服肺癌 A549 细胞对厄洛替尼（Erlotinib）的耐药性，P-糖蛋白的表达减少，细胞内抗癌药物的浓度增加[78]；联合顺铂使用可以抑制 p21 基因及蛋白的表达，可以作为肺癌化疗耐药逆转剂，逆转移肺癌细胞化疗耐药，具有良好的临床应用前景[79]。

熊果酸（ursolic acid）可抑制 $NF-\kappa B$ 核蛋白 $p65$ 的表达，减少核转位，抑制下游耐药基因和 $P-$糖蛋白的表达，逆转化疗耐药[80]，具有见效快、效果稳定的特点，为临床应用提供基础。

祖国医药在防治肿瘤方面历史悠久、效用明确，抗肿瘤药物治疗后体内正气受损、毒性存留，中医药介入可以在扶正的同时减轻毒性，为下一步治疗提供机会；直接作用于肿瘤细胞，延长患者无进展生存期及总生存期，有巩固治疗之效；无明显不良反应，使用安全有效；且经济效益优。目前，多种具有扶正补益、清热解毒、活血化瘀类中药已被证实有直接或间接抗肿瘤作用，天然药物/中药的有效成分筛选、药理作用研究是中医药研究的聚焦点，中药活性成分有显著的抑瘤作用，可减轻肿瘤治疗中所产生的毒副作用，协同治疗提高临床疗效，对其机制的研究有利于调控肿瘤细胞的发生、发展，为人类攻克肿瘤重大难题提供线索，具有重大的社会意义。但中药有效成分作用靶点广泛，在机制研究上很难明确唯一作用途径，中药单体制剂在临床上应用与中医理论的融入尚有欠缺，与祖国传统医学动态辩证协调发展尚需进一步研究，以充分发挥中药制剂多途径、多靶点的优势。以中医药辨证论治与调整用药规律为基础，结合现代医学知识和科技手段，深入研究药物作用机制并实现祖国传统医学与现代科学技术的互通互补，可以促进临床与基础研究的紧密结合，为肿瘤治疗的进一步发展提供依据，有一些单体具有肝毒性和肾毒性，这也提示需提高中药加工技术，保障中药单体治疗肿瘤的安全性和有效性，提供疗效的同时也保证临床用药安全性。

现代肿瘤研究治疗方式即使在肿瘤不能治愈情况下，"带瘤生存"仍可追求优质的生活质量，这正是天然药物/中医药的介入契机，如何在治疗中更好的多学科综合治疗，仍需要进一步科学、严谨、大规模研究，同时把握好中医药介入时间及转变治疗时间，形成优势、规范的中西医结合治疗恶性肿瘤之路。

参考文献

[1] SIEGEL R L, MILLER K D, JEMAL A. Cancer statistics, 2019 [J].

Ca A Cancer J Clin, 2019, 68 (1): 13-71.

[2] WANG Q, HUANG H, ZENG X, et al. Single-agent maintenance therapy for advanced non-small cell lung cancer (NSCLC): A systematic review and Bayesian network meta-analysis of 26 randomized controlled trials [J]. Peer J, 2016, 4 (10): e2550.

[3] ZHANG L, GAO S, HE J. The role of maintenance therapy in the treatment of elderly non–small–cell lung cancer patients: A meta–analysis of randomized controlled trials [J]. Drug Des Devel Ther, 2017, 11 (24): 3435-3440.

[4] HAN Y, WANG H, XU W, et al. Chinese herbal medicine as maintenance therapy for improving the quality of life for advanced non–small cell lung cancer patients [J]. Complment Ther Med, 2016, 24 (4): 81-91.

[5] 曹慧娟, 李君, 孙淑军, 等. 黄芩素对人肺腺癌 A549 细胞的药效作用及机制探讨 [J]. 中国实验方剂学杂志, 2017, 23 (2): 98-103.

[6] CHEN S, WU Z, KE Y, et al. Wogonoside inhibits tumor growth and metastasis in endometrial cancer via ER stress–Hippo signaling axis [J]. Acta Bioch Bioph Sin, 2019, 36 (1): 103-109.

[7] 种楠, 李勤, 冯艳红, 等. 汉黄芩素的抗肿瘤研究进展 [J]. 临床误诊误治, 2019, 32 (11): 112-116.

[8] 程熠, 郭秋云, 于世英, 等. 苦参碱对人体外培养宫颈癌 HeLa 细胞增殖的抑制作用 [J]. 医药导报, 2019, 38 (10): 1255-1259.

[9] 戴美琴, 蔡茁, 陈娜娜, 等. 苦参碱通过调控 β-catenin 信号通路抑制肝癌细胞干性 [J]. 南方医科大学学报, 2019, 39 (10): 1239-1245.

[10] 李珂, 张蕴莉, 苏荣健, 等. 雷公藤红素对胃癌细胞增殖及有氧糖酵解的影响 [J]. 西安交通大学学报 (医学版), 2019, 40 (4): 658-663.

[11] 刘文虎, 袁江北, 张帆, 等. 姜黄素通过 Wnt3a/ β-catenin/EMT 信号通路抑制胃癌细胞的增殖、迁移及侵袭 [J]. 中国中药杂志, 2019, 44 (14): 3107-3115.

[12] WANG S C, ZHANG L S, HORTOBAGYI G N, et al. Targeting

HER2: Recent developments and future directions for breast cancer patients [J]. Semin Oncol, 2001, 28 (18): 21-29.

[13] SUN Z H, BU P. Downregulation of phosphatase of regenerating liver-3 is involved in the inhibition of proliferation and apoptosis induced by emodin in the SGC-7901 human gastric carcinoma cell line [J]. Exp Therm Med, 2012, 3 (6): 1077-1081.

[14] LIU A, CHEN H, WEI W T, et al. Antiproliferative and antimetastatic effects of emodin on human pancreatic cancer [J]. Oncol Rep, 2011, 26 (1): 81-89.

[15] LI J N, LV F Z, XIAO J L. Effects of emodin on proliferation cycle and apoptotic gene of human lung adenocarcinoma cell line Anip 973 [J]. Zhongguo Zhong Xi Yi Jie He Za Zhi, 2006, 26 (11): 1015-7, 1020.

[16] YU C X, ZHANG X Q, KANG L D, et al. Emodin induces apoptosis in human prostate cancer cell LNCaP [J]. Asian J Androl, 2008, 10 (4): 625-634.

[17] LIU J B, GAO X G, LIAN T, et al. Apoptosis of human hepatoma HepG2 cells induced by emodin in vitro. Ai Zheng, 2003, 22 (12): 1280-1283.

[18] HSU C M, HSU Y A, TSAI Y, et al. Emodin inhibits the growth of hepatoma cells: Finding the common anti-cancer pathway using Huh7, Hep3B, and HepG2 cells [J]. Biochem Biophys Res Commun., 2010, 392 (4): 473-478.

[19] KIM M S, PARK M J, KIM S J, et al. Emodin suppresses hyaluronic acid-induced MMP-9 secretion and invasion of glioma cells [J]. Int J Oncol, 2005, 27 (3): 839-846.

[20] HE L, BI J J, GUO Q. Effects of emodin extracted from Chinese herbs on proliferation of non-small cell lung cancer and underlying mechanisms [J]. Asian Pac J Cancer Prev, 2012, 13 (4): 1505-1510.

[21] ZHOU X, SONG B A, JIN L H, et al. Isolation and inhibitory activity

against ERK phosphorylation of hydroxyanthraquinones from rhubarb ［J］. Bioorg Med Chem Lett, 2006, 16 (3): 563-568.

［22］UENO N, KIYOKAWA N, HUNG M. Growth suppression of low HER-2/neu-expressing breast cancer cell line MDA-MB-435 by tyrosine kinase inhibitor emodin ［J］. Oncol Rep, 1996, 3 (3): 509-511.

［23］ZHANG L, HUNG M C. Sensitization of HER-2/neu-overexpressing non-small cell lung cancer cells to chemotherapeutic drugs by tyrosine kinase inhibitor emodin ［J］. Oncogene, 1996, 12 (3): 571-576.

［24］ZHANG L, LAU Y K, XI L, et al. Tyrosine kinase inhibitors, emodin and its derivative repress HER-2/neu-induced cellular transformation and metastasis-associated properties ［J］. Oncogene, 1998, 16 (22): 2855-2863.

［25］LU Y Y, ZHANG J L, QIAN J M. The effect of emodin on VEGF receptors in human colon cancer cells, Cancer Biother ［J］. Radiopharm, 2008, 23 (2): 222-228.

［26］SU Y J, TSAI M S, KUO Y H, et al. Role of Rad51 down-regulation and extracellular signal-regulated kinases 1 and 2 inactivation in emodin and mitomycin C-induced synergistic cytotoxicity in human non-small-cell lung cancer cells ［J］. Mol Pharmacol, 2010, 77 (4): 633-643.

［27］KO J C, SU Y J, LIN S T, et al. Emodin enhances cisplatin-induced cytotoxicity via down-regulation of ERCC1 and inactivation of ERK1/2 ［J］. Lung Cancer, 2010, 69 (2): 155-164.

［28］KO J C, TSAI M S, KUO Y H, et al. Modulation of Rad51, ERCC1, and thymidine phosphorylase by emodin result in synergistic cytotoxic effect in combination with capecitabine ［J］. Biochem Pharmacol, 2011, 81 (5): 680-690.

［29］YANG J, LI H, CHEN Y Y, et al. Anthraquinones sensitize tumor cells to arsenic cytotoxicity in vitro and in vivo via reactive oxygen species-mediated dual regulation of apoptosis ［J］. Free Radic Biol Med, 2004, 37 (12): 2027-2041.

［30］FU J M, ZHOU J, SHI J, et al. Emodin affects ERCC1 expression in breast cancer cells [J] . J Trans Med, 2012, 10 (Suppl 1): S7.

[31] HUANG X Z, WANG J, HUANG C, et al. Emodin enhances cytotox-icity of chemotherapeutic drugs in prostate cancer cells: The mechanisms involve ROS-mediated suppression of multidrug resistance and hypoxia inducible factor-1 [J] . Cancer Biol Ther, 2008, 7 (3): 468-475.

[32] LI J, LIU P L, MAO H L, et al. Emodin sensitizes paclitaxel-resistant human ovarian cancer cells to paclitaxel-induced apoptosis in vitro [J] . Oncol Rep , 2009, 21 (6): 1605-1610.

[33] CHA T L, QIU L, CHEN C T, et al. Emodin down-regulates androgen receptor and inhibits prostate cancer cell growth [J] . Cancer Res, 2005, 65 (6): 2287-2295.

[34] MASALDAN S, IYER V V. Exploration of effects of emodin in selected cancer cell lines: Enhanced growth inhibition by ascorbic acid and regulation of LRP1and AR under hypoxia-like conditions [J] . J Appl Toxicol, 2014, 34 (1): 95-104.

[35] 刘晓阳, 王立波, 侯晓节, 等. 五味子乙素抑制胶质瘤生长的作用 [J] . 中国老年学杂志, 2013, 33 (17): 4176-4177.

[36] HWANG D, SHIN S Y, LEE Y, et al. A compound isolated from Schisandra chinensis induces apoptosis [J] . Bioorg Med Chem Lett, 2011, 21 (20): 6054-6057.

[37] LIU L, JIA J, ZENG Q, et al. Studies on immunoregulatory and anti-tumor activities of a polysaccharide from Salvia miltiorrhiza Bunge [J] . Carbohydr Polym, 2013, 92 (1): 479-483.

[38] WANG N, YANG J Y, LU J Q, et al. A polysaccharide from Salvia miltiorrhiza Bunge improves immune function in gastric cancer rats [J] . Carbohydr Pofym, 2014, 111: 47- 55.

[39] HUANG C, WANG X L, QI F F, et al. Berberine inhibits epithelial-mesenchymal transition and promotes apoptosis of tumour-associated fibroblast-in-duced colonic epithelial cells through regulation of TGF-β signalling [J] . J Cell

Commun Signal, 2020, 14 (1): 53-66.

[40] 刘倩, 胡春萍, 曹鹏, 等. 沙蟾毒精诱导肺癌 PC-9 细胞的凋亡效应及其作用机制初探 [J]. 天然产物研究与开发, 2017, 29 (12): 2030-2035.

[41] MA L, ZHU Y, FANG S, et al. Arenobufagin induces apoptotic cell death in human non-small-cell lung cancer cells via the noxa-related pathway [J]. Molecules, 2017, 22 (9): 1525.

[42] 刘伟, 张彦忠, 白素平. 基于反向分子对接和网络药理学确定冬凌草甲素抗肿瘤的潜在作用机制 [J]. 中国新药杂志, 2019, 28 (17): 2148-2156.

[43] LI H, TAN L, ZHANG J, et al. Quercetin is the active component of Yang-Yin-Qing-Fei-Tang to induce apoptosis in non-small cell lung cancer [J]. Am J ChinMed, 2019, 47 (4): 879-893.

[44] SUNDARAM M K, HUSSAIN A, HAQUE S, et al. Quercetin modifies 5'CpG promoter methylation and reactivates various tumor suppressor genes by modulating epigenetic marks in human cervical cancer cells [J]. J Cell Biochem, 2019, 120 (10): 18357-18369.

[45] WANG X Y, GAO A N, JIAO Y D, et al. Antitumor effect and molecular mechanism of antioxidant polysaccharides from Salvia miltiorrhiza Bunge in human colorectal carcinoma LoVo cells [J]. Int J Biol Macromol, 2018, 108: 625-634.

[46] JIANG G Q, LIU J, REN B Y, et al. Anti-tumor and chemosensitization effects of cryptotanshinone extracted from Salvia miltiorrhiza Bge. on ovarian cancer cells in vitro [J]. J Ethnopharmacol, 2017, 205: 33-40.

[47] CAO Y, HUANG B, GAO C Q. Salvia miltiorrhiza extract dihydrotanshinone induces apoptosis and inhibits proliferation of glioma cells [J]. Bosn J Basic Med Sci, 2017, 17 (3): 235-240.

[48] 陈晓蕾, 汤立建, 李庆林. 淫羊藿、秦皮醇提取物体外抗乳腺癌细胞增殖的研究 [J]. 中国药房, 2007, 18 (15): 1124-1127.

[49] 王晶. 秦皮甲素对肺癌小鼠抑瘤作用的研究 [J]. 中成药, 2014, 36 (2): 249-252.

[50] CHU C Y, TSAI Y Y, WANG C J, et al. Induction of apoptosis by esculetin in human leukemia cells [J]. Eur J Pharmacol, 2001, 416 (1/2): 25-32.

[51] PARK C, JIN C Y, KIM G Y, et al. Induction of apoptosis by esculetin in human leukemia U937 cells through activation of JNK and ERK [J]. Toxicol Appl Pharmacol, 2008, 227 (2): 219-228.

[52] TAKAO K, SHOICHI T, FUMIYO T. Inhibitory effect of natural coumarin compounds, esculetin and esculin, on oxidative DNA damage and formation of aberrant crypt foci and tumors induced by 1, 2-dimethylhydrazine in rat colons [J]. Biol Pharm Bull, 2007, 30 (11): 2052-2057.

[53] WANG C J, HSIEH Y J, CHU C Y, et al. Inhibition of cell cycle progression in human leukemia HL-60 cells by esculetin [J]. Cancer Lett, 2002, 183 (2): 163-168.

[54] PARK C, JIN C Y, KWON H J, et al. Induction of apoptosis by esculetin in human leukemia U937 cells: Roles of Bcl-2 and extracellular-regulated kinase signaling [J]. Toxicol In Vitro, 2010, 24 (2): 486-494.

[55] 贾绍华, 刘冰洁, 张道勇, 等. 秦皮乙素诱导人胃癌SGC-7901细胞凋亡机制的研究 [J]. 黑龙江医药, 2012, 25 (3): 365-368.

[56] 张舜尧. 秦皮乙素诱导SGC-7901肿瘤细胞凋亡的实验研究[D]. 哈尔滨: 哈尔滨商业大学, 2011.

[57] 王亚芸. 石斛生物碱提取及其抑制Caco-2活性的研究 [D]. 北京: 北京林业大学, 2015.

[58] 安欣, 任建武, 李虹阳, 等. 金钗石斛生物碱对mcf-7细胞线粒体凋亡通路研究 [J]. 江西农业大学学报, 2015, 37 (5): 920-926.

[59] 和磊, 罗婧, 王亚芸, 等. 金钗石斛脂溶性生物碱提取物诱导人结肠癌HT-29细胞凋亡 [J]. 食品工业科技, 2017, 38 (3): 170-174, 191.

[60] 李春雨, 王琪, 申坤, 等. 中药单体成分抗肿瘤侵袭转移的作用机

制研究 [J]. 药物评价研究, 2017, 40 (8): 1168-1172.

[61] DONG J, YANG W, HAN J, et al. Effect of dihydroartemisinin on epithelial-to-mesenchymal transition in canine mammary tumour cells [J]. Res Vet Sci, 2019, 12 (4): 240-247.

[62] 龚春香, 徐微微, 邵馨. 三七总皂苷对 A549 细胞侵袭转移的影响及机制研究 [J]. 中国医药导报, 2018, 15 (28): 17-20.

[63] 张温花, 张文超, 于远东. 淫羊藿苷对前列腺癌细胞株活力、迁移与侵袭的作用 [J]. 中国病理生理杂志, 2017, 33 (6): 1017-1020.

[64] OTHMAN H, WIENINGER S A, ELAYEB M, et al. In silico prediction of the molecular basis of ClTx and AaCTx interaction with matrix metalloproteinase-2 (MMP-2) to inhibit glioma cell invasion [J]. J Biomol Struct Dyn, 2017, 35 (13): 2815-2829.

[65] 闫燕艳, 郭乔如, 范欣悦, 等. 鸦胆亭上调 miR-29a-3p 抑制非小细胞肺癌 H1299 细胞增殖、迁移与侵袭 [J]. 药学学报, 2021, 56 (2): 520-527.

[66] WU C Y, YANG Y H, LIN Y Y, et al. Anti-cancer effect of danshen and dihydroisotanshinone I on prostate cancer: Targeting the crosstalk between macrophages and cancer cells via inhibition of the STAT3/CCL2 signaling pathway [J]. Oncotarget, 2017, 8 (25): 40246-40263.

[67] 闫燕艳, 周雯敏, 郭乔如, 等. 丹参酮 II$_A$ 对人非小细胞肺癌 A549 细胞增殖、迁移和侵袭的影响 [J]. 中药材, 2021, 44 (7): 1746-1750.

[68] 兰红云, 郑晓丹, 郭钰琪, 等. IL-17D 调控肺脏 NK 细胞募集及黄芪的促进作用 [J]. 中国免疫学杂志, 2018, 34 (3): 393-397.

[69] 杨冰, 于桂红, 李明雨, 等. 基于 "补气固表" 探究黄芪黄酮组分抑制 C57BL/6 荷瘤小鼠肿瘤生长及免疫调节机制研究 [J]. 中国中药杂志, 2019, 23: 5184-5190.

[70] ZHU G, WANG H N, WANG T C, et al. Ginsenoside Rg1 attenuates the inflammatory response in DSS-induced mice colitis [J]. Int Immunopharmacol, 2017, 50: 1-5.

［71］ZHAO R, CHEN Q, HE Y. The effect of Ganoderma lucidumextract on immunological function and identify its anti-tumor immunostimulatory activity based on the biological network ［J］. Sci Rep, 2018, 8 (1)：12680-12689.

［72］ZHU J, XU J, JIANG L, et al. Improved antitumor activity of cisplatin combined with Ganoderma lucidumpolysaccharides in U14 cervical carcinoma-bearing mice ［J］. Kaohsiung J Med Sci, 2019, 35 (4)：222-229.

［73］伏杰，王松坡，李琦，等. 活血化瘀中药抗肿瘤血管新生的实验研究进展 ［J］. 中华中医药学刊, 2020, 38 (4)：153-157.

［74］DA W, ZHANG J, ZHANG R, et al. Curcumin inhibits the lymphangiogenesis of gastric cancer cells by inhibiton of HMGB1/VEGF-D signaling ［J］. Int J Immunopathol Pharmacol, 2019, 33：2058738419861600.

［75］KYOKO T, XINSHOU O, KATSUKO K, et al. Sodium tanshinone IIA sulfonate derived from Danshen (Salvia miltiorrhiza) attenuates hypertrophy induced by angiotensin Ⅱ in cultured neonatal rat cardiac cells ［J］. Biochem Pharmacol, 64 (4)：745-750.

［76］CHENG L C, MA H, SHAO M K, et al. Synthesis of folatechitosan nanoparticles loaded with ligustrazine to target folate receptor positive cancer cells ［J］. Mol Med Rep, 2017, 16 (2)：1101-1108.

［77］张鑫，赵慧，魏洁，等. 斑蝥素诱导 HCT116 细胞形态改变及脱黏附机制 ［J］. 中国实验方剂学杂志, 2019, 25 (10)：20-25.

［78］LIN L, LI L, CHEN X, et al. Preliminary evaluation of the potential role of β-elemene in reversing erlotinib-resistant human NSCLC A549/ER cells ［J］. Oncol Lett, 2018, 16 (3)：3380-3388.

［79］韦巧玲，张永军，张爱琴，等. β-榄香烯调控 CDK8-P21 通路逆转肺癌化疗耐药的机制研究 ［J］. 中华中医药学刊, 2017, 35 (3)：642-644.

［80］胡锦芳，冯慧玲，孙文雄，等. 熊果酸对 K562/ADR 细胞多药耐药基因 1 mRNA 和 P-糖蛋白表达影响及机制研究 ［J］. 中国临床药理学杂志, 2018, 34 (23)：2739-2742.

第二篇　几种常见的天然药物有效成分抗肿瘤机制探索

第三章 雷公藤类

第一节 雷公藤药理作用概述

雷公藤（*Tripterygium wilfordii* Hook. f.）的药用部位为卫矛科植物雷公藤的根，其别名众多，常用的有断肠草、钩吻。其性寒，味苦，有大毒，归属心、肝、胃和肾四经。雷公藤具有清热解毒、祛风除湿、舒筋活血通络、消肿止痛及杀虫止痒的功效。临床常用于治疗类风湿性关节炎、急慢性肾小球肾炎等自身免疫性疾病，以及牛皮癣、湿疹等皮肤病，近年来也用于肿瘤的治疗。现代药理学研究表明，雷公藤治疗上述疾病的机制是通过调节免疫、抗炎等作用实现的。

二萜类化合物是雷公藤的主要活性成分，分为贝壳杉烷型、泪柏醚型和松香烷型三种类型，包括雷公藤甲素（triptolide，TP）、雷公藤内酯二醇、雷公藤异内酯和雷公藤内酯酮等[1]。其中，TP 因其显著的抗炎和免疫抑制活性而备受关注。

天然三萜类化合物可以用作抗癌、抗炎、抗疟疾和杀虫等药物。一些天然或合成的三萜类化合物具有临床应用的潜力，表现出对癌症的治疗和预防作用。三萜类化合物也是雷公藤的有效成分之一，此类化合物多以游离状态或成苷、成酯的形式存在于中草药中，具有溶血、抗癌、抗炎、抗菌及抗病毒等作用[2]。目前，已分离的化合物有雷公藤红素、扁塑藤素、雷公藤内酯甲、雷公藤内酯乙和雷公藤酮等，其中，雷公藤红素是药理活性较高的五环三萜类物质，具有抗肿瘤、抗炎、抗 HIV 病毒和抗动脉粥样硬化等作用[3]。倍半萜生物碱类主要包括雷公藤次碱，雷公藤新碱、雷公藤春碱，其中雷公藤次碱也是治疗类风湿性关节炎（rheumatoid arthritis，RA）的有效成分之一，因其活性较强、毒性小于 TP 而受到广泛关注[4]。扁塑藤素是雷公藤红素的一种甲酯，是一种三萜类化合物，能从卫矛科和翅子藤科的多种植物中提取，如 Hippocratea excels、Maytenus heterophylla 和 Celastrus aculeatus Merr. 。扁塑藤素具有多种药理作用，如抗氧化、抗炎、抗菌、抗疟疾和杀虫。最近，它因显著的抗癌活性引人关注[5]。

一、化学成分

雷公藤的化学成分十分复杂，目前已从雷公藤属植物中分离出 380 余种成分，就雷公藤一味中药分离出来的化学单体就高达 70 多种，包含生物碱类，萜类（二萜类、三萜类和倍半萜）以及糖类，其活性成分大部分为萜类物质和生物碱类[6]。近年来，新兴的网络药理学也被用于雷公藤药理的研究，利用计算机模拟直观展示了雷公藤治疗类风湿关节炎的多成分、多靶点和多途径作用。严培晶等[7]基于分子对接的网络药理学计算机模拟方法，构建了雷公藤的化合物-靶点作用网络，发现其药效物质基础含有苯乙烯南蛇碱、表没食子儿茶精、雷公藤新碱和雷公藤甲素等 46 种化合物，可作用于肿瘤坏死因子 α（TNF-α）、非受体酪氨酸激酶-1（janus kinase，JAK-1）、基质金属蛋白酶 1（matrix metalloprotein-1，MMP-1）、MMP-3 和 MMP-9 等 10 个靶点，以此发挥抗炎、调节免疫应答、抑制软骨和骨的破坏及改善类风湿性关节炎血瘀症等作用。雷公藤的化学成分很多，一系列低毒性成分逐渐被发现。Tang 等[8]发现，新型雷公藤内酯类似物（5R）-5-羟基雷公藤内酯，它的作用机制涉及多种免疫细胞和分子，包括限制 T 细胞功能和增殖抑制巨噬细胞活化，诱导调控 T 细胞的扩增，干扰相关信号转导，不影响自然杀伤细胞的细胞毒活性，探索一系列新颖的、毒性低的雷公藤内酯类似物仍需深入研究。

二、药理作用

(一) 抗炎作用

雷公藤在炎症过程的早期及炎症递质的产生和释放过程中发挥着重要作用。抗炎机制是通过抑制炎症递质、炎症细胞因子及炎症趋化因子的产生而实现的，例如，抑制炎症因子 TNF-α、白细胞介素-6（IL-6）、IL-8 和黏附分子〔如血管细胞黏附分子（vascular cell adhesion molecule，VCAM），细胞间黏附分子（intercellular adhesion molecule，ICAM）等〕的表达[9]，降低环氧化酶2（cyclooxygenase，COX-2）的表达，提高血清超氧化物歧化酶水平和总抗氧化能力，从而抑制炎症反应[10]。樊丹平等[11]用雷公藤甲素（triptolide，TP）干扰胶原诱导关节炎大鼠的研究中发现，TP 能抑制炎症趋化因子巨噬细胞炎症蛋白（MIP-1α）、嗜酸粒细胞趋化因子（eotaxin）和单核细胞趋化蛋白（MCP-1）的表达，从而发挥抗炎作用。

近年来研究发现，雷公藤多苷（TWP）抑制炎症因子的机制可能与相关的信号通路有关。雷公藤多苷抑制炎症反应的作用机制是抑制炎症递质、炎症细胞因子及炎症趋化因子的产生，以及抑制 Th17 细胞作用而实现的。最新研究发现，雷公藤多苷抑制炎症因子的机制可能与 TLR4/MyD88 非依赖信号通路、TLR4/MyD88 依赖信号通路、NOXs-ROS-NLRP3 炎症小体信号通路、MAPK 信号转导通路以及 VEGF 信号转导通路有关，但仍未明确雷公藤在发挥抗炎作用的过程中各通路的关系及具体的分子靶点，这有待进一步探讨。钦丹萍等[12]用雷公藤多苷十预用三硝基苯磺酸（TNBS）/乙醇灌胃建立的溃疡性结肠炎（ulcerative colitis，UC）大鼠模型，采用实时-聚合酶联免疫反应（RT-PCR）法和 Western blotting 法检测 UC 模型大鼠结肠组织中 TLR4/MyD88 非依赖信号通路上游因子（toll 样受体4（TLR4）、核因子-κB（nuclear factor κB，NF-κB）和末端炎症因子 γ-干扰素（interferon-γ，IFN-γ）在 mRNA 及蛋白水平的表达情况，结果提示，雷公藤多苷能够改善 UC

大鼠的临床症状，促使黏膜愈合，抑制细胞因子 TLR4、NF-κB 和 IFN-γ 的产生。提示雷公藤多苷可以通过抑制 TLR4/MyD88 非依赖信号通路发挥抗炎作用。进一步研究发现，雷公藤多苷片通过抑制 miR-146a 和 miR-146b 的表达，并能抑制 TLR4/MyD88 依赖信号通路及炎症因子 IL-1β 及 TNF-α 的释放从而发挥抗炎作用[13]。郑健豪等[14]在研究雷公藤多苷对 UC 小鼠的作用机制中提出，雷公藤多苷降低 IL-1α、TNF-α 等促炎因子的表达可能是通过抑制烟酰胺腺嘌呤二核苷酸磷酸氧化酶-活性氧簇-氧化氮二氧合酶样受体蛋白 3（nicotinamide adenine dinucleotide phosphate oxidase-reactive oxygen species-nitric oxide dioxygenase like receptor protein 3，NOXs-ROS-NLRP3）炎症小体信号通路而实现的。目前，在探讨雷公藤抑制炎症因子的具体机制方面，一部分研究者认为与相关信号通路有关，但对具体炎症通路的认识不一致，这有待进一步研究佐证。

胡伟锋等[15]通过动物实验研究发现，雷公藤内酯醇可降低类风湿关节炎模型大鼠血清中炎症细胞因子 TNF-α、IL-4 和 IL-6 的表达水平；进一步从网络药理学方面阐明雷公藤内酯醇的抗炎机制为通过调节丝裂原活化蛋白激酶（mitogen-activated protein kinase，MAPK）信号转导通路来抑制炎症细胞因子的产生和调节血管内皮生长因子（vascular endothelial growth factor，VEGF）信号转导通路在病变关节中抑制细胞因子的表达，来减少胶原蛋白的产生、抑制滑膜细胞增殖及减弱侵袭能力等。二者相互配合，从两个方面起到抗感染治疗作用。除了抑制感染症细胞因子的产生外，雷公藤多苷还通过抑制与炎症相关的细胞发挥抗炎作用。Zhao 等[16]研究表明，雷公藤多苷可改善咪喹莫特诱导的皮肤损伤，机制是通过抑制信号传导及转录激活因子（signal transducers and activators of transcription，STAT3）的磷酸化来抑制 Th17 细胞的作用。

（二）免疫调节作用

1. 对细胞免疫的调节

雷公藤甲素呈剂量相关性地抑制 T 细胞的增殖、诱导 T 细胞的凋亡及恢复 Th1/Th2 细胞平衡，调节细胞免疫。牛瑞芳等[17]在研究雷公藤多苷短期治疗对桥本病甲状腺组织中 T 细胞亚群等免疫学指标的影响中发现，雷公藤多苷通过下调总 T 淋巴细胞，减轻淋巴细胞浸润程度，能够下调CD3⁺/CD4⁺辅助性 T 细胞，降低 T 细胞亚群中辅助性 T 细胞百分比，纠正Th1/Th2 失衡状态，减少自身抗体产生，提高 CD4⁺/CD25⁺调节性 T 细胞百分比，提示雷公藤多苷可提高 Treg 细胞的数量，上调 Treg 细胞的百分比，进而抑制自身反应性 T 细胞的活化、增殖，维持机体免疫耐受；上调 CD3⁺/CD8⁺细胞毒 T 细胞，抑制免疫亢进，改善免疫紊乱。自身免疫性疾病多因免疫功能紊乱而发生，雷公藤可恢复 T 淋巴细胞的比例，调节免疫功能，可能是它治疗免疫性疾病的机制之一。进一步研究发现，雷公藤调节细胞免疫的机制是不同程度地抑制 T 细胞中因刺激产生的 NF-κB 激酶抑制因子 α（IKKα）和 IKKβ。由此可知，雷公藤调节细胞免疫的机制是通过抑制 IKKα 和 IKKβ 实现的。

2. 对体液免疫的调节作用

雷公藤可以抑制 B 细胞增殖及免疫球蛋白的产生，调节体液免疫。刘敏等[18]研究发现，雷公藤多苷治疗类风湿性关节炎具有调节患者免疫功能的作用。雷公藤多苷能减少免疫球蛋白（IgG 和 IgM）、类风湿因子和免疫复合物的产生和形成，降低细胞活性物质在滑膜的沉积，降低类风湿关节炎患者的血清 VEGF、VEGFR2 表达水平，调节体液免疫。由此可知，雷公藤多苷治疗自身免疫性疾病的机制是通过减少免疫球蛋白的产生进而调节体液免疫。近年来研究者发现其调节免疫功能可能与信号通路有关。张敏等[19]用雷公藤多苷干预变应性鼻炎模型大鼠，免疫组化法检测 TNF-α、IL-5 及免疫球蛋白（IgE）的量，RT-PCR 及 Western blotting 检测 TLR4 和 NF-κB 的表达情况。研究发现，雷公藤多苷通过影响 TLR/NF-κB 信号传导通路，降低 IL-5、IgE、TLR4 和 NF-κB 的表达，发挥免疫调节作用。

3. 镇痛作用

研究发现，雷公藤内酯醇具有镇痛作用，能明显降低大鼠的机械痛阈。对其镇痛机制的进一步研究发现，雷公藤内酯醇可能通过影响 p38MAPK 信号通路中相关蛋白的表达发挥镇痛作用。研究者通过检测 p38MAPK 信号通路中的相关指标发现其下调脊髓背角的磷酸化水平，从而降低星形胶质细胞和小胶质细胞的活性[20]。证实其镇痛作用与抑制信号通路髓背角的磷酸化有密切的关系。张旭东等[21]研究发现，雷公藤内酯醇对佐剂性关节炎具有良好镇痛作用，其机制可能是抑制佐剂性关节炎大鼠脊髓背根神经节中单核细胞趋化蛋白-1（monocyte chemoattractant protein-1，MCP-1）及趋化因子受体-2（chemokine receptor 2，CCR2）的表达。Tang 等[22]研究发现，雷公藤内酯呈剂量依赖性地发挥镇痛效果，机制可能是下调 TNF-α、IL-1β 和 IL-6 的水平，随后通过抑制 JAK-STAT3 信号通路的传导，从而阻止星形胶质细胞的激活。雷公藤内酯醇镇痛作用的具体机制可能与信号通路及炎症因子有关，目前国内外尚无定论，有待进一步研究。

4. 抗动脉粥样硬化

动脉粥样硬化是一种炎症性疾病，雷公藤通过抑制炎症因子的表达具有抗动脉粥样硬化的作用，抑制炎症反应可能为雷公藤内酯醇治疗动脉粥样硬化的机制之一。程治平等[23]用不同浓度雷公藤内酯醇腹腔注射处理动脉粥样硬化 ApoE$^{-/-}$ 小鼠。研究发现，经过 3 周雷公藤内酯醇腹腔注射治疗后，ApoE$^{-/-}$ 小鼠主动脉的动脉粥样硬化病变程度均有不同程度缓解，与此同时，也能使血清中抗炎因子 IL-10 的表达水平上调、促炎因子 IL-12 表达下调，其中，在 75μg/kg·d 给药处理下效果最佳。研究发现，雷公藤红素减少了NF-κB 的抑制蛋白（inhibitor of NF-κB，IκB）的磷酸化和降解，降低诱导型一氧化氮合酶（inducible nitric oxide synthase，INOS），一氧化氮（NO）和促炎性细胞因子（如 TNF-α 和 IL-6）的产生。研究结果提示，雷公藤红素可抑制 ApoE$^{-/-}$ 小鼠中动脉粥样硬化斑块形成，其机制是通过抑制脂蛋白受体-1 的功能和减少氧化应激反应。

5. 抗排异作用

正常健康个体具有免疫力，能保护机体免受外来生物的侵害，但是对于器官移植患者，只有减少其排异反应，才能增加移植成功的概率，其排异作用可能与抑制机体免疫功能有关。研究发现，雷公藤在器官移植的抗排异反应中，具有疗效好、不良反应少和适用范围广等特点，其机制是抑制细胞和体液免疫。王远涛等[24]研究发现，肾移植手术后应用雷公藤内酯醇可以明显降低肾移植手术后早期急性排斥发生率，加快患者肌酐恢复至正常的速度，同时降低手术后 6 个月急性排斥反应发生率，提示雷公藤有抗排异作用。蔡龙俊等[25]研究发现，雷公藤甲素剂量依赖性地抑制 CD4+T 淋巴细胞的增殖和促进活化的细胞凋亡；雷公藤甲素对转化生长因子 β_1（transforming growth factor beta 1，TGF-β_1）诱导的 Foxp3+Treg 细胞有增强作用；在撤除抗 CD3+ 单抗刺激的条件下，雷公藤甲素进一步诱导 CD4+ T 淋巴细胞表达 Foxp3；雷公藤甲素减少移植肾组织 CD3+、CD4+ 和 CD 25+ T 淋巴细胞的浸润程度，增加脾脏 Foxp3+ T 淋巴细胞的比例，并延长同种大鼠移植肾的存活时间。该研究证实雷公藤通过抑制移植肾组织中淋巴细胞的浸润而发挥其抗排异作用。但其具体的分子机制仍处于研究阶段。

6. 神经保护作用

实验表明，雷公藤内酯醇类（雷公藤内酯醇、雷公藤氯内酯醇和 5-羟雷公藤内酯醇）可能通过抑制小胶质细胞活化和炎症反应因子的释放、抑制 MAPKs 和 NF-κB 信号通路、抗氧化活性、促进神经营养因子释放、拮抗兴奋性神经毒性和 Ca^{2+} 超载，发挥神经保护作用。研究发现，雷公藤内酯呈剂量依赖性地减少小胶质细胞的总数，并将小胶质细胞转化为静息状态，减少与小胶质细胞活化相关的促炎细胞因子的生成，对阿尔茨海默病发挥其保护作用。周子懿等[26]报道，雷公藤内酯有确切的小胶质细胞抑制作用，可减轻多巴胺能神经元的损伤。同时，观察到雷公藤内酯可抑制 CX3C 趋化因子受体 1（CX3C chemokine receptor 1，CX3CR1）的表达，提示 CX3CR1 可能是其抑制小胶质细胞的途径之一。王会玲等[27]报道，雷公藤内酯醇可抑制阿尔茨海默病细胞模型中小胶质细胞 NF-κB 的活化，该抑制作用可能参与了雷公藤内酯醇在阿尔茨海默病治疗中的神经保护机制。Bai 等[28]研究发现，雷公藤内酯醇发挥神经保护的机制是抑制 NF-κB 信号通路。Li 等[29]研究发现，雷公藤内酯醇在大脑中动脉闭塞大鼠模型中的神经保护作用的机制是使胞内磷脂酰肌醇激酶（intracellular phosphatidylinositol kinase，PI3K）/蛋白激酶 B（protein kinase B，Akt）/哺乳类雷帕霉素靶蛋白（mammalian target of rapamycin，mTOR）通路激活和使 ERK1/2 通路的失活。

7. 保护肾脏固有细胞功能

雷公藤甲素具有保护肾脏固有细胞的功能。该功能的发挥除了与免疫抑制、抗炎有关外，近年来研究发现，还与雷公藤甲素可稳定足细胞骨架结构、抑制足突融合，可上调/增强 Nephrin 和 Podocin、抑制细胞凋亡、调节足细胞 Smad3，Smad7 异常表达、遏制 ROS 的产生及 P-38 MAPK 信号通路的活化有关[30]。张勇军等[31]通过观察雷公藤多苷对糖尿病大鼠尿蛋白、肾小球硬化及足细胞的影响，发现雷公藤多苷具有减少糖尿病大鼠尿蛋白和肾组织中Ⅳ型胶原表达的作用，能增加肾组织中 Nephrin、Podocin 蛋白的表达，其作用效果与厄贝沙坦相似。雷公藤多苷有可能通过保护及修复糖尿病大鼠的足细胞功能，减轻肾小球硬化，改善肾功能，减少尿蛋白，发挥保护肾脏固有细胞的功能。王晓彤等[32]研究发现，雷公藤甲素能够促使 snail 表达下调和 Nephrin 表达上调。其中，Nephrin 是构成足细胞裂孔隔膜的关键分子，在维持肾小球滤过屏障完整性及维护足细胞正常功能中发挥重要作用，snail 可以抑制 Nephrin 的表达。由此可知，雷公藤甲素保护肾脏的作用与调节足细胞相关蛋白的表达有关。Ma 等[33]研究发现，雷公藤联合厄贝沙坦可以降低 2 型糖尿病肾病患者尿蛋白和足细胞的排泄，其机制可能是通过降低结缔组织生长因子（connective tissue growth factor，CTGF）和 TGF-β_1 的水平。雷公藤通过调节足细胞相关蛋白的表达，维持足细胞结构的稳定从而保护肾脏。但其具体的分子机制仍有待证实，目前认为可能与 P-38 MAPK 信号通路的活化有关。

8. 骨保护作用

雷公藤多苷对关节炎软骨具有保护作用。其骨保护作用与免疫抑制和抗炎作用有密切关系；此外其骨保护作用还与抑制滑膜细胞增生和软骨组织表达 NF-κB 受体活化因子（receptor activator fornuclear factor-κB，RANK）和 NF-κB 受体活化因子配体（receptor activator for nuclear factor-κB ligand，RANKL）有关，其机制为通过调节 MAPK 信号转导通路来抑制炎症细胞因子的产生和调节 VEGF 信号转导通路在关节抑制细胞因子的表达，减少胶原蛋白的产生，抑制滑膜细胞增殖，减弱侵袭能力等[15]。陈晓昱[34]研究发现，雷公藤甲素可抑制模型大鼠膝骨关节炎滑膜中 c-Jun 及 MMP-9 表达，降低外周血前列腺素 E_2 及 IL-8 水平，抑制炎症反应，对骨关节炎有治疗作用。提示雷公藤多苷治疗膝骨关节炎的机制是通过抑制炎症因子的产生，从而保护关节。

9. 抗肿瘤作用

雷公藤抗肿瘤作用逐渐成为研究的热点，研究表明雷公藤甲素可抑制多种恶性肿瘤的侵袭和转移作用，如鼻咽癌、食管癌、胃癌、肝癌、乳腺癌以及胰腺癌等[35]。迄今，研究发现其抗肿瘤作用的机制是抑制肿瘤细胞生长、阻滞细胞周期和诱导凋亡，可能与抑制癌细胞蛋白酶（如 caspase 蛋白酶）、信号通路（如 ERK 信号通路和 MAPK 信号通路）、调控基因 *Bax*（促凋亡基因）、*Bcl*-2（抑凋亡基因）、*p53*、*Bcl*-*xL* 及 *XIAP* 的表达[36]有关。焦晓琳等[37]在研究雷公藤甲素诱导耐伊马替尼的白血病细胞的凋亡中发现其机制可能是通过抑制 *p53* 基因的表达而发挥作用。ERK 是一类丝/苏氨酸蛋白激酶，属于 MAPK 家族的一员。王伟等[38]研究雷公藤在肺癌中的作用机制发现，雷公藤甲素能够抑制肺癌 A549 的细胞活力，并且诱导其发生自噬，同时还能够增加 p-ERK 的蛋白水平，从而推测 MAPK 信号通路可能参与雷公藤甲素诱导的自噬。

研究发现，雷公藤内酯可诱导人前列腺癌细胞的保护性自噬，其机制可能是雷公藤内酯诱导内质网应激，导致内质网释放钙。高细胞钙水平激活 CaMKKβ-AMPK 信号通路，其随后在人前列腺癌细胞中诱导细胞保护性自噬。同时，抑制自噬增强了雷公藤内酯的抗人前列腺癌细胞效应。该研究提示雷公藤内酯和药物自噬抑制药的联合治疗将是前列腺癌的有效治疗方法。Xie 等[39]实验结果表明，雷公藤甲素呈剂量依赖性地抑制人肺癌耐药细胞 A549/Taxol 细胞的增殖，其机制可能是通过调节 JNK 和 ERK 信号通路来发挥其抑制作用。雷公藤内酯已被证明能促凋亡蛋白活化诱导细胞凋亡，抑制 NF-κB 和 c-KIT 的通路，抑制 *JAK2* 基因转录，激活 MAPK8/JNK 信号通路和调节热休克反应。进一步观察到[40]雷公藤内酯的生物活性与 2 号染色体上调节凋亡途径的基因显著相关，例如，CFLAR、PPIL3、caspase 8/10、NF-κB 和 STAT6，并验证了调节凋亡途径的上游调节因子 CFLAR 在胰腺癌细胞系中对雷公藤内酯诱导的细胞毒性具有重要的作用。Li 等[41]研究发现，雷公藤内酯醇对雌激素受体阳性的人乳腺癌细胞的抑制作用可能是通过雌激素受体-α 介导的信号通路的传导。总之，目前认为雷公藤内酯抗肿瘤作用与信号通路密切相关，但尚无定论，具体的生物靶点有待进一步研究。

10. 抗生育作用

雷公藤甲素有显著的抗生育作用，在雄性生殖系统中影响生精过程和精子成熟，导致精子质量和活力下降；在雌性生殖系统中抑制卵巢功能，使卵母细胞受精率下降。雷公藤的抗生育作用可能与其能够抑制 T 型 Ca^{2+} 通道有关[42]。目前研究发现，其抗生育能力的具体机制可能与激活相关信号通路，诱导相关凋亡蛋白的表达有关。Liu 等[43]研究发现，雷公藤引起卵巢组织损伤、肉芽肿细胞肿胀坏死，炎症细胞浸润和出血的发生，以及卵巢肉芽肿细胞的凋亡尤为明显。研究表明其机制是雷公藤激活了大鼠卵巢组织中 stkll-p53-p21 信号转导通路，诱导 p53 蛋白的转录，激活的 p53 蛋白结合 p21 基因启动子，导致卵巢肉芽肿细胞的凋亡。雷公藤抗生育作用具有可逆性，明确其药理作用可为其在避孕方面的应用提供理论依据。

11. 抗血管生成作用

雷公藤具有治疗类风湿性关节炎的作用。类风湿性关节炎以长期的慢性炎症及血管翳的生成为特点。由于血管翳的生成被认为是长期存在的炎症和免疫反应导致的结果，所以阻止类风湿性关节炎的血管翳生长、血管生成的抑制作用已被提出作为类风湿性关节炎治疗的新策略。Kong 等[44]研究发现，雷公藤甲素能明显降低发炎的关节滑膜组织中的血管翳生成。此外，雷公藤甲素显著降低血管因子包括 TNF-α、IL-17、VEGF、VEGFR、Ang-1、Ang-2 和 Tie2，以及抑制 IL-1β 诱导的磷酸化 ERK、p38 和 JNK 蛋白水平。推测雷公藤甲素可能具有抗血管生成的作用，其机制可能是通过下调血管生成因子和抑制丝裂原活化蛋白激酶的下游信号通路的传导。但这有待进一步研究证实。

12. 其他作用（抗解脲支原体、艾滋病毒等）

雷公藤甲素和雷公藤红素具有抗艾滋病毒作用，其机制可能与影响相关基因的表达有关。研究表明，其可以影响脂多糖（LPS）刺激后抗反转录病毒治疗的 HIV-1 患者外周血单个核细胞中干扰素刺激基因 15（ISG15）、MxA 和 MxB 基因的表达[45,46]。此外，雷公藤多苷可用于治疗解脲支原体感染的前列腺炎。研究证实[47]其机制是下调解脲支原体诱导的非细菌性前列腺炎大鼠模型中的 TNF-α、ICAM-1 和 NF-κB 表达。

第二节　雷公藤红素抗肿瘤作用及机制

雷公藤红素是从雷公藤的根、茎、叶中提取的主要活性成分之一，是一种具有抗肿瘤、抗血管生成、促凋亡等作用的小分子化合物，其分子量为450.61，易溶于有机溶剂（如二甲基亚砜），难溶于水，具有亲电子性，易与蛋白质的巯基发生反应造成其构象的改变，从而产生一系列的反应。雷公藤红素在各种实验模型中表现出良好的抗肿瘤活性，可通过内质网（endoplasmic reticulum，ER）应激和激活未折叠蛋白反应（unfolded protein response，UPR）、调节胞外磷酸化激酶（phosphorylated extracellular signal-regulated kinase，p-ERK）、蛋白酶体和端粒酶等来促进细胞凋亡。最新研究发现，端粒酶有望成为雷公藤红素抗肿瘤的新靶点，并可通过调节一氧化氮合酶（nitric oxide synthase，NOS）、血管紧张素-Ⅱ（angiotensin Ⅱ，Ang-Ⅱ）、热休克蛋白90（heat shock protein 90，Hsp90）及 Kruppel 样因子8（Kruppel like factor 8，KLF8）等，改善血管状态。已证明雷公藤红素可有效治疗多种肿瘤，包括乳腺癌、前列腺癌、肺癌、结直肠癌、骨肉瘤、胃癌和肝癌等，是一种很有前景的抗肿瘤药。

一、乳腺癌

乳腺癌在女性中发病率较高，是全球范围内女性肿瘤死亡的主要原因。随着医学科研的进一步发展，发现微小 RNA（miRNA）在乳腺癌的发生发展过程中扮演着非常重要的角色，Zuo 等[48]发现，雷公藤红素以剂量依赖性方式上调 miR-15a，而 miR-15a 的上调可进一步抑制乳腺癌细胞 MDA-MB-231 的增殖、迁移及侵袭等过程。miR-233 在乳腺癌细胞系 MCF-7 中也发挥着举足轻重的作用，其上调可促进 MCF-7 细胞的生物学过程，下调则具有相反的作用，雷公藤红素则可下调 MCF-7 细胞的 miR-233 水平，从而抑制其生物学过程[49]。因此，miRNA 有望成为乳腺癌治疗的新靶点。闫燕艳等研究发现[50]，雷公藤红素联合拉帕替尼通过改变 HER-2 在细胞中的定位，可协同促进 HER-2 过表达乳腺癌细胞凋亡。

二、非小细胞肺癌（non-small cell lung cancer，NSCLC）

NSCLC 具有高发病率和高死亡率的特点，临床上易出现耐药性而导致预后不良。激活转录因子 2（activating transcription factor 2，ATF2）在 NSCLC 标本中高表达，而 JNK/ATF2 信号通路与 NSCLC 耐药性密切相关，雷公藤红素则可抑制 JNK/ATF2 通路，下调 ATF2 的表达，从而增加 NSCLC 对顺铂的敏感性[51]。NSCLC 的耐药性也与表皮生长因子受体（epidermal growth factor receptor，EGFR）的突变密切相关，可能是由于 EGFR 的苏氨酸 790 突变（T790M），导致其过度活化而产生耐药性。表皮生长因子受体酪氨酸激酶抑制剂（EGFR-TKI）是治疗 NSCLC 最常用的化疗药物之一，研究发现，雷公藤红素联合 EGFR-TKIs，通过抑制 EGFR 途径，显著抑制了 T790M 突变对肺癌细胞侵袭作用的影响[52]。雷公藤红素对 EGFR 突变体 NSCLC 表现出选择性细胞毒作用，还通过钙介导的自噬促进了 EGFR 野生型和突变型 NSCLC 上 Hsp90 的降解[53]，Hsp90 与血管生成密切相关，它的降解可抑制肿瘤血管生成[54]。薛娅等[55]还发现，KLF8 也与肺癌的血管生成密切相关，其可通过进一步作用于转化生长因子-β_1（TGF-β_1）介导的肺癌细胞 A549 的血管生成，而雷公藤红素可下调 KLF8，从而发挥抑制血管生成的作用。

三、前列腺癌

前列腺癌在西方国家发病率较高，也是男性肿瘤死亡的主要原因，雄激素受体（androgen receptor，AR）在前列腺癌的发生发展过程中起着举足轻重的作用。AR 可抑制前列腺癌的自噬过程，以促进肿瘤细胞的生长，而自噬过程则由 miRNA 调节，其靶向自噬相关基因（*ATGs*）或抑制自噬关键调节蛋白以改变自噬过程。miR-17-92a 在雷公藤红素诱导的自噬过程中起着关键作用，在 AR 阳性细胞中观察到 miR-17-92a 表达水平升高，将 AR 敲除后则发现 miR-17-92a 表达水平降低，表明 AR 对 miR-17-92a 具有调节作用，而雷公藤红素可通过下调 AR 及 miR-17-92a，诱导前列腺癌细胞自噬[56]。雷公藤红素还可下调 miR-101，而增强其对前列腺癌细胞的细胞毒性，而 miR-101 的下调可以进一步抑制 AR 的自噬抑制作用，因此认为雷公藤红素可靶向前列腺癌细胞中的 AR/miR-101 诱导自噬[57]。Cao 等[49]用雷公藤红素处理前列腺癌细胞 PC-3 后，发现其可下调 miR-233，进一步的转染实验证实 miR-233 的上调可促进 PC-3 的生物学过程，其下调则起到抑制作用。综上，miRNA 在前列腺癌的发生发展过程中具有重要作用，AR/miR 通路将是治疗前列腺癌很有前景的通路，其可通过影响肿瘤细胞的自噬作用而产生抗肿瘤的作用。

四、结直肠癌（colorectal cancer，CRC）

CRC 是男性中第三大肿瘤，是对人类危害极大的一类疾病。Wang 等[58]发现，雷公藤红素可通过作用于热休克蛋白因子 1（heat shock factor 1，HSF-1）从而增加肝激酶 B1（liver kinase B1，LKB1）的活性，进一步激活 AMP 介导的蛋白激酶 α（AMP-activated protein kinase α，AMPKα），并进一步磷酸化 Yes 相关蛋白（Yes-associated protein，YAP），最终促进 β-连环蛋白的降解从而对 CRC 细胞产生抑制作用。Qi 等[59]使用超高效液相色谱联合质谱（UPLC/MS）分析雷公藤红素对 CRC 细胞 HCT116 代谢物的变化，发现色氨酸（Trp）水平显著增加，犬尿氨酸（Kyn）水平降低，导致 Kyn/Trp 比率显著下降；Western blotting 分析显示吲哚胺 2,3-双加氧酶（IDO）表达下调，提示雷公藤红素可能通过促进 Trp 代谢和抑制 IDO 表达对 HCT116 产生抑制作用。一氧化氮（NO）自由基是血管生成过程中的重要因子，其参与血管生成和肿瘤的发展，Gao 等[60]发现，雷公藤红素可通过抑制 NOS 活性来抑制 CRC 细胞的生长和迁移。使用一种可自发形成 CRC 的小鼠发现，在小鼠日常膳食中加入雷公藤红素后，其体内 NOS、环加氧酶-2（COX-2）

水平显著降低，且明显抑制 CRC 的形成。

五、骨肉瘤

骨肉瘤是好发于儿童和青少年的骨原发性恶性肿瘤，恶性程度较高。研究发现，雷公藤红素联合顺铂可通过线粒体和内质网途径诱导骨肉瘤细胞 U-2OS 凋亡，并以剂量依赖的方式抑制 U-2OS 的生长[61]。Chen 等[62]还发现，雷公藤红素可抑制骨肉瘤细胞系 HOS 的活力，并且促进内质网应激相关蛋白（Bip、PERK、p-PERK、IRE1α、钙连接蛋白、PDI 和 Erol-Lα）及凋亡相关蛋白（CHOP、Caspase-12）等的表达，从而诱导 HOS 细胞的凋亡。近年来，TRAIL 被誉为有治愈肿瘤前途的因子，它可以诱导肿瘤细胞凋亡，同时对大多数正常细胞伤害较小，而死亡受体 4/5（DR4/5）含有功能性细胞质死亡结构域基序并且能够传递 TRAIL/Apo-2L 的凋亡信号。Li 等[63]发现，雷公藤红素可通过上调 DR4/5，增加骨肉瘤细胞系（U-2OS、HOS）对 TRAIL 诱导凋亡的敏感性，同时增加 γδT 细胞对肿瘤细胞的裂解能力。

六、胃 癌

胃癌是一种在东亚地区高发的疾病，目前主要治疗措施为化疗。Yao 等[64]发现，miR-21 表达的上调可以增加胃癌细胞系 MKN45 的增殖、迁移和侵袭能力，并可抑制 MKN45 细胞的凋亡，miR-21 的下调则表现出相反的结果，而雷公藤红素可通过抑制 MKN45 细胞中miR-21 的表达，抑制 MKN45 细胞活性并诱导其凋亡。Sha 等[65]发现，雷公藤红素可通过抑制miR-21，促进 P27 蛋白的表达，导致胃癌细胞系 BGC-823 和 MGC-803 细胞周期停滞。最新研究发现，雷公藤红素还可影响葡萄糖转运体 1（glucose transporter 1，GLUT1）、己糖激酶 II 亚型（hexokinase II，HK II）和丙酮酸激酶 M2 亚型（pyruvate kinase M2，PKM2）蛋白的表达，从而抑制人胃癌细胞 BGC-823 的生物学过程，将其联合姜黄素后发现其在体内外均有协同抑制胃癌细胞 BGC-823 的作用[66]。端粒酶是一种负责端粒合成的酶，在大多数正常组织和细胞中处于灭活状态，而在许多肿瘤细胞中被激活，如鼻咽癌[67]、肺癌[68]和乳腺癌[69]等，其在肿瘤的持续生长和存活过程中起着至关重要的作用[70]。

七、肝　癌

转录因子 E2F1 在多种人类肿瘤中过表达，其主要调节肿瘤细胞的增殖、迁移等过程，诱导其失活可能是肿瘤新的潜在治疗策略，Ma 等[71]发现，雷公藤红素可抑制 E2F1 在肝癌细胞 HepG2 中的表达，数据显示 E2F1 的下调可能是雷公藤红素抑制 HepG2 细胞活性的关键因素。ER 应激和 UPR 在细胞的内源性途径凋亡过程节中也发挥着重要作用，雷公藤红素可通过 ER 应激以及激活 UPR 引发线粒体介导的凋亡途径，抑制肝癌细胞系 HepG2 和 Bel7402 的增殖[72]。此外，在肝癌细胞 Hep3B 中发现，雷公藤红素可下调 p-ERK 的表达，从而促进 Hep3B 细胞凋亡[73]。Tang 等[74]还发现，雷公藤红素可通过抑制端粒酶活性，对人肝癌细胞系 SMMC-7721 和 HepG2 产生强烈抑制作用。

八、其他肿瘤

除上述肿瘤外，雷公藤红素还对其他大部分肿瘤具有抑制作用。Li 等[75]发现，雷公藤红素可通过抑制 Pin1（peptidyl-prolylcis-transisomerase NIMA-interacting 1）在卵巢癌细胞系 A2780、OVCAR3 和 SKOV3 中的表达，从而抑制肿瘤细胞活性。Liu 等[76]发现，雷公藤红素可通过激活经典 ROS/JNK 信号通路和阻断 Akt/mTOR 信号通路，引起神经胶质瘤细胞的自噬和凋亡。Hsieh 等[77]发现，雷公藤红素可通过 ERK1/2 及 p38 MAPK 信号通路诱导鼻咽癌细胞凋亡。研究发现，雷公藤红素可抑制多发性骨髓瘤细胞中半胱天冬酶样、胰蛋白酶样和胰凝乳蛋白酶样蛋白酶体活性，进而诱发肿瘤细胞的凋亡[78]。高琦等[79]研究发现，雷公藤红素对人胰腺癌细胞 PANC-1 的体外生物学具有抑制作用，其可能通过下调增殖相关蛋白 Ki-67 实现。Ang-Ⅱ在血管正常生理学和疾病状态中起关键作用，大量证据证明，AngⅡ能够在血管壁中诱导烟酰胺腺嘌呤二核苷酸磷酸氧化酶，从而产生细胞内活性氧物质（reactive oxygen species，ROS），导致过度凋亡和内皮细胞功能障碍。柯长洪等[80]发现，雷公藤红素可使 ROS 在胞内积累，从而诱导宫颈癌细胞 Hela 的凋亡。雷公藤红素也可以通过 AKT 信号通路进一步诱导其自噬[81]。

第三节　雷公藤甲素抗肿瘤作用及机制

雷公藤甲素（triptolide）又称雷公藤内酯醇，是从卫矛科植物雷公藤中提取的一种环氧二萜内酯化合物，是雷公藤提取物的主要活性成分，具有抗炎[34]、抗生育[82]和免疫抑制[83]等多种药理活性。近年来，雷公藤甲素的抗肿瘤活性成为研究热点，越来越引起国内外研究者的广泛关注，且其抗肿瘤作用呈现出广谱、高效的特点，但对于不同类型的肿瘤，雷公藤甲素的抑制效应与作用途径存在较大的差异[84]。因此，比较研究雷公藤甲素对各类型肿瘤细胞系的抑制作用及内在机制，对进一步推动其新药研制及开发应用均具有重要的意义。

一、雷公藤甲素抗肿瘤活性

（一）消化系统肿瘤

雷公藤甲素对肝癌、结肠癌、胰腺癌、胃癌等消化系统肿瘤有抑制作用。

1. 肝　癌

对于人肝癌 HepG2 细胞，雷公藤甲素作用 48 h 的生长抑制最明显，半数有效浓度（IC_{50}）为 50 nmol/mL[85]。雷公藤甲素对人肝癌 MHCC97H 细胞的体外侵袭和转移能力具有抑制作用，体外用 50 nmol/L 雷公藤甲素处理后，

Western blot 实验结果表明，随着时间的延长，p-p38 表达量逐渐升高，p-ERK1/2 表达量逐渐减少，提示其可能通过改变 ERK 和 p38 相关信号通路来实现对肝癌细胞侵袭与转移能力的抑制[86]。

有研究报道，不同浓度雷公藤甲素（0.0032 nmol/L、0.016 nmol/L、0.08 nmol/L、0.4 和 2 g/L）处理 HepG2 细胞，与空白组比较，0.016~2 g/L 的雷公藤甲素可降低细胞中超氧化物歧化酶（SOD）的活力，0.08~2 g/L 可降低细胞中谷胱甘肽过氧化物酶（GSH-Px）的活力，同时免疫荧光检测结果显示，自噬相关蛋白 LC3Ⅱ 与 Beclin1 的表达与雷公藤甲素浓度呈正相关，表明雷公藤甲素可造成肿瘤细胞过氧化损伤并进一步导致细胞自噬过度激活，从而促进 HepG2 细胞的凋亡[87]。赵东晓等[88]报道，低浓度（12.5 ng/mL）雷公藤甲素可以明显增强顺铂对 HepG2 细胞的细胞毒作用，并通过下调 P 糖蛋白的表达逆转 HepG2 细胞的顺铂耐药。

2. 结肠癌

刘娟娟等[89]发现作用 72 h 后，雷公藤甲素对人结肠癌 HT29 和 SW480 细胞的 IC_{50} 分别为 13.4nmol/L 及 15.1 nmol/L，抑制作用明显强于同浓度 5-氟尿嘧啶（5-Fu）和阿霉素。其增殖抑制的可能机制为：抑制 cylin A1、LEF/TCF 的表达，抑制 β-连环蛋白（β-catenin）入核与 ERK1/2 等的磷酸化，以及促进 p21 表达，阻断 CDK4/CDK6 的功能等。赵林等[90]用 40nmol/L 雷公藤甲素作用 HCT116 细胞 0 nmol/L、3 nmol/L、6 nmol/L、12 和 24 h 后发现，LC3-Ⅱ蛋白的相对表达水平升高并呈时间相关，表明其可通过上调结肠癌 HCT116 细胞中 LC3-Ⅱ蛋白的表达，促进 HCT116 细胞产生自噬。

3. 胰腺癌

乔志新等[91]研究发现，12.5 nmol/L、25 nmol/L 和 50 nmol/L 雷公藤甲素对胰腺癌 BxPC-3 和 PANC-1 细胞均具有显著抑制作用，72 h 处理后，25 nmol/L 和 50 nmol/L 的雷公藤甲素诱导 BxPC-3 细胞凋亡率分别为 35.94% 和 49.63%，而 PANC-1 细胞凋亡率分别为 25.5% 和 57.4%；其可诱导增强胰腺癌细胞内活性氧（ROS）的产生，明显降低细胞的跨膜电位，上调促凋亡蛋白 Bax 的表达，同时下调抗凋亡蛋白 Bcl-2 的表达，共同促进胰腺癌细胞的损伤与凋亡。骆锦彬等[92]报道，雷公藤甲素对人胰腺癌 AsPC-1

细胞抑制作用只在 0～50 nmol/L 范围内呈浓度正相关；Western blot 结果显示，相较于对照组，SRp20 蛋白在雷公藤甲素诱导 AsPC-1 细胞凋亡中的表达水平明显降低，且在 6.25～50 nmol/L 内具有量效与时间相关性，证实 SRp20 蛋白在雷公藤甲素促进 AsPC-1 细胞凋亡过程中具有密切相关性。雷公藤甲素对 AsPC-1 细胞的抑制作用还可能是通过影响 GSK-3β 信号通路中 p-GSK-3β 蛋白表达而实现。

另有研究发现，雷公藤甲素可削弱多种胰腺癌细胞对肿瘤坏死因子相关凋亡诱导配体（TRAIL）的耐受性[93]，显著增强 TRAIL 对胰腺癌细胞的敏感性，为胰腺癌的治疗提供了新的可能途径。另一方面，雷公藤甲素还可通过上调 miR-142-3p 的表达，抑制 HSP70 的过表达[94]，来实现诱导胰腺癌细胞凋亡。

4. 胃癌

不同浓度（50、70 和 100 nmol/L）的雷公藤甲素能有效抑制人胃癌 SGC-7901 细胞的增殖，流式细胞仪检测结果显示，雷公藤甲素能使 SGC-7901 细胞周期阻滞在 S 期；Western blot 检测结果显示，与对照组相比，雷公藤甲素能明显下调 ERα 蛋白的表达，表明其抑制 SGC-7901 细胞增殖的机制可能与下调 ERα 蛋白的表达有关[95]。余炜等[96]将人胃癌 SGC-7901 细胞经 12.5、25、50 和 100 nmol/L 雷公藤甲素处理 48 h 后，进行 Western blot 检测，结果发现，与对照组相比，雷公藤甲素处理组的钙黏附蛋白 E（E-cadherin）水平升高，钙黏附蛋白 N（N-cadherin）和波形蛋白（vimentin）水平降低；qPCR 检测发现，与对照组对比，不同浓度雷公藤甲素作用 48 h 后 Snail1、Twist 的转录水平均降低，提示雷公藤甲素可抑制 SGC-7901 细胞的上皮细胞-间充质转化（EMT）过程。此外，雷公藤甲素还可通过抑制 p53 依赖性 MDM2 蛋白的过表达诱导胃癌细胞凋亡[97]。

（二）生殖系统肿瘤

雷公藤甲素对乳腺癌、子宫内膜癌、卵巢癌等生殖系统肿瘤有抑制作用。

1. 乳腺癌

梅怡等[98]研究发现，雷公藤甲素对乳腺癌 MCF-7 细胞的增殖抑制率呈明显剂量相关，其半数抑制浓度（IC50）约 20 ng/mL。姚方辉等[99]通过对三阴性乳腺癌细胞 MDA-MB-231 研究发现，用 12.5 nmol/L、25 nmol/L 和 50 nmol/L 雷公藤甲素处理后，细胞凋亡率从 3.40% 分别上升至 10.12%、53.61% 和 60.22%；同时，p53 与 Bax 蛋白表达显著升高，Bcl-2 蛋白表达下降，且均呈现浓度相关，提示 p53 线粒体凋亡途径在雷公藤甲素促进乳腺癌细胞凋亡过程中具有重要作用。雷公藤甲素可显著降低乳腺癌 MCF-7/ADM 细胞中 B4GalT5 的表达，使侧群（side population，SP）细胞 CD44$^+$CD24/LOW 干细胞比例减少，影响 MCF-7/ADM 细胞划痕愈合、双层软琼脂克隆形成、微球体生长，从而影响乳腺癌干细胞干性；并进一步抑制 β-连环蛋白的表达，使乳腺癌干细胞无法通过 Wnt/β-catenin 通路实现自我更新和分化功能[100,101]。

2. 子宫内膜癌

王晓菲等[102]报道，雷公藤甲素对子宫内膜癌 HEC-1B 细胞生长的抑制作用表现为时间和浓度相关。雷公藤甲素质量浓度在 40 ng/mL 对 HEC-1B 细胞的 24 h 增殖抑制率为 3.71%，72 h 增殖抑制率为 28.22%。Western blot 检测结果显示，雷公藤甲素作用后，其蛋白激酶 B（Akt）磷酸化程度降低。表明 PI3K/Akt 信号通路是雷公藤甲素发挥肿瘤增殖抑制作用的重要途径[103]，通过降低其活性，减少 Akt 磷酸化蛋白等磷酸化下游产物的表达合成，从而促进诱导凋亡的作用。蔡玉等[104]报道，雷公藤甲素在较低浓度（5 ng/mL）时将 HEC-1B 细胞阻滞在 S 期，较高浓度（40nmol/L、80 ng/mL）时将 HEC-1B 细胞阻滞在 G_2/M 期，提示不同浓度雷公藤甲素的作用机制可能存在差异。

3. 卵巢癌

雷公藤甲素可显著抑制卵巢癌细胞株 A2780、SKOV-3 的增殖，且随着浓度的增大、时间的延长，其抑制率升高，呈量-效、时-效关系，相比传统化疗药物顺铂、丝裂霉素和紫杉醇，其具有更强的抗肿瘤活性[105]。

（三）血液系统肿瘤

雷公藤甲素对白血病、淋巴瘤等血液系统肿瘤有抑制作用。

1. 白血病

姚根宏等[106]将不同浓度雷公藤甲素作用于急性 T 淋巴细胞白血病 Jurkat 细胞后，发现其 IC_{50} 为 4 μg/L。用 25 nmol/L、50 nmol/L 和 100 nmol/L 的雷公藤甲素分别处理人急性髓系白血病 HL-60 细胞 24 h 后，细胞凋亡率分别为 7.73%、56.25% 和 77.43%，呈现明显的浓度相关；同时，流式细胞术检测结果表明，雷公藤甲素对 HL-60 细胞周期中的 G_1 期具有阻滞作用[107]。焦晓琳等[108]用 20 nmol/L 和 40 nmol/L 雷公藤甲素作用于伊马替尼耐药的慢性粒细胞白血病 K562/G01 细胞 24 h 后，发现 X 连锁凋亡抑制蛋白（XIAP）、鼠双微体 2（MDM2）mRNA 表达下降，p53 mRNA 表达上调，说明雷公藤甲素通过影响 XIAP-MDM2-p53 信号通路相关基因的表达来抑制伊马替尼耐药 K562/G01 细胞的增殖并促进其凋亡。Li 等[109]报道，雷公藤甲素可以通过抑制 miR-21，上调 PTEN 表达水平，进而发挥抑制 K562/A02 细胞增殖并促进其凋亡的作用。刘蕾等[110]研究发现，在人单核巨噬细胞株 U937 细胞中，雷公藤甲素可浓度和时间依赖性地激活 ROCK1 蛋白，提高其下游作用底物肌球蛋白轻链（MLC）和肌球蛋白磷酸酶结合亚基（MYPT）分子磷酸化水平，进一步研究表明，雷公藤甲素介导的 ROCK1 激活依赖于胱天蛋白酶-3（caspase-3）活性而非 Rho A 蛋白活性。

2. 淋巴瘤

雷公藤甲素在 0~20 ng/mL 可降低人 Burkitt 淋巴瘤 Raji 细胞中 DNMT1、DNMT3A 和 DNMT3B 的表达并呈浓度相关，从而维持 DNA 结合抑制因子（inhibitor of DNA binding，ID）4 的去甲基化状态，恢复 ID4 基因的表达，诱导 Raji 细胞凋亡[111]。龙聪等[112]报道，雷公藤甲素能特异性地抑制卡波氏肉瘤相关疱疹病毒（KSHV）阳性的原发性渗出性淋巴瘤（PEL）细胞（BC-3、BCBL-1、JSC-1 细胞）的增殖，均呈现为浓度-时间相关，3 种细胞经雷公藤甲素处理 24 h 后的 IC_{50} 值分别为 108.3 nmol/L、143.3 nmol/L 和 153.9 nmol/L；运用 NOD/SCID 小鼠腹腔接种 BCBL-1 细胞建立淋巴瘤模型，治疗组每天腹腔注射 0.4 mg/kg 雷公藤甲素，连续 21d，结果显示，与对照组比较，雷公藤甲素处理后的小鼠腹水量明显减少；Western blot 结果表明，雷公藤甲素治疗组小鼠腹水细胞中 LANA1 表达水平降低，而 caspase-3 裂解型的表达水平增加；免疫组化分析结果表明，雷公藤甲素处理组小鼠脾脏中 LANA1 阳性细胞数量较对照组明显减少。

（四）呼吸系统肿瘤

雷公藤甲素对肺癌、鼻咽癌等呼吸系统肿瘤有抑制作用。

1. 肺 癌

宋岚等[113]研究表明，雷公藤甲素可以显著抑制人肺腺癌细胞 A549 的增殖，呈剂量相关；同时证实，线粒体信号通路参与了雷公藤甲素诱导的 A549 细胞凋亡。MTT 实验发现，雷公藤甲素作用于 A549 细胞 24 h、48 h 和 72 h 后，其 IC_{50} 分别为 190.81 nmol/L、150.32 nmol/L 和 73.86 nmol/L[37]。在 2μmol/L、10μmol/L 雷公藤甲素作用下，顺铂对肺癌 A549/DDP 细胞的增殖抑制率较对照组明显提高，所产生的逆转倍数（RF）分别为 2.09 倍和 2.93 倍；流式细胞术检测结果显示，Rh-123 荧光强度较对照组分别提高 1.38 倍和 2.88 倍，而 P-糖蛋白（P-gp）表达下调，分别为对照组的 57.1% 和 32.1%，表明雷公藤甲素明显提高 A549/DDP 细胞的顺铂敏感性；通过抑制肿瘤细胞对抗肿瘤药物的外排过程，提高药物敏感性，降低细胞 MDR1 和 LRP 的表达等途径逆转肺癌 A549/DDP 细胞的多药耐药[114]。

2. 鼻咽癌

王秀等[115]报道，雷公藤甲素对鼻咽癌 CNE-2Z 细胞具有显著的抑制作用，且该作用呈现时间-剂量相关，其通过诱导细胞凋亡来实现肿瘤抑制作用，诱导细胞凋亡的机制可能与其诱导氧化应激，升高 ROS 水平及抑制 Akt 有关。CNE-2Z 细胞经过 2 ng/mL、4 ng/mL 和 8 ng/mL 雷公藤甲素处理后，其凋亡率分别为 10%、14.32% 和 16.72%。张伟英等[116]体内研究结果表明，雷公藤甲素治疗组鼻咽癌移植瘤较小，与对照组相比有显著性差异（$P < 0.05$）；Western blot 结果显示，治疗组 Bcl-2、p-p65 和血管内皮生长因子（VEGF）的表达水平明显低于对照组（$P < 0.05$），表明雷公藤甲素可抑制 p65 的磷酸化过程，减少入核 p65 数量，下调 Bcl-2、VEGF 等多种核转录因子 κB（NF-κB）的下游靶基因的表达，诱导鼻咽癌 CNE-2 细胞抗血管生成，并进一步促进其凋亡。

（五）其他系统肿瘤

雷公藤甲素对膀胱癌和骨肉瘤也有抑制作用。

1. 膀胱癌

卜强等[117]研究报道，雷公藤甲素可与吡柔比星形成协同效应，抑制人膀胱癌 T24 细胞的生长：40 nmol/L 雷公藤甲素作用于 T24 细胞 24 h 后，G_1 和 G_2 期细胞所占的比例增加，S 期细胞数量则下降，使细胞周期阻滞于 G_1 期和 G_2 期；雷公藤甲素给药组中增殖细胞核抗原 PCNA 蛋白的相对表达量（0.854），与空白对照组（1.120）相比，PCNA 蛋白的表达量明显下调（$P<0.05$）。此外，雷公藤甲素还能逆转膀胱癌 T24R2 细胞的顺铂耐药，协同增强顺铂的抗肿瘤作用[118]。

2. 骨肉瘤

雷公藤甲素对骨肉瘤细胞 MG63、U2OS 及 UMR-106 细胞的增殖具有显著抑制效应，其 IC_{50} 值为 100 nmol/L[119]，并呈一定的浓度相关。Western blot 结果表明，随着雷公藤甲素的浓度增加，在 UMR-106 细胞中，Caspase-3 剪切体和 Bax 的表达水平逐渐增高，Caspase-3 前体和 Bcl-2 的表达水平逐渐降低。体内研究结果显示，雷公藤甲素对裸鼠骨肉瘤移植瘤的生长有抑制作用，与对照组比较，给药组骨肉瘤瘤体显著缩小（$P<0.01$）；免疫组化检测表明，雷公藤甲素能够上调 Bax，同时下调 Bcl-2 在骨肉瘤组织中的表达。雷公藤甲素对骨肉瘤 MG63 细胞的抑制作用涉及两条信号通路的激活过程（DR-5/p53/Bax/Caspase-9/Caspase-3 信号通路及 DR-5/FADD/Caspase-8/lysosomal/cathepsinB/Caspase-3 信号通路[120]）。

二、雷公藤甲素的抗肿瘤机制研究

（一）抑制肿瘤细胞增殖

肿瘤细胞具有无限增殖的特性，雷公藤甲素（TP）可从促进肿瘤细胞凋亡、诱导细胞自噬和阻滞细胞周期等方面抑制肿瘤细胞增殖，从而达到抑制肿瘤生长的作用。

1. 诱导肿瘤细胞凋亡　细胞凋亡是指为维持内环境稳定，由基因控制的细胞自主的有序的死亡，它涉及一系列基因的激活、表达以及调控等的作用，其在肿瘤的发生发展过程中起着重要的作用。TP 参与细胞凋亡作用的信号转导通路主要包括死亡受体介导的外源性信号通路、线粒体参与的内源性信号通路和内质网（ER）应激介导的细胞凋亡。死亡受体介导的外源性信号通路是 Fas，TNF-αR，DR3，DR4，DR5 等死亡受体通过激活配体诱导细胞凋亡。肿瘤坏死因子（TNF-α）是一种诱导细胞凋亡的因子，TNF-α 与 TNF-αR 的相互作用可通过 NIK/IKK 激活 NF-κB 通路，抑制细胞凋亡[121]。研究表明，抑制 NF-κB 可增强 TNF-α 诱导的细胞凋亡[122]。Fas 是 TNF-R 超家族的成员，也属于具有细胞内死亡结构域的 TNF-R 家族成员亚群[123]。Fas 通过激活 caspase 级联可以诱导大量细胞类型的凋亡[124]。You 等[125]通过分析发现，TP 能使 Fas，p53，p21 和 Caspase-3，Caspase-8，Caspase-9 的表达显著增加，表明 TP 可通过 Fas 死亡途径抑制细胞增殖并诱导细胞凋亡。另外，肿瘤坏死因子相关凋亡诱导配体（TRAIL）是肿瘤坏死因子超家族成员之一，其与 DR4/DR5 结合可诱导细胞凋亡。TRAIL 的优点是可以选择性杀伤癌细胞，同时保证正常细胞不受影响[126]。研究表明，TP 可上调死亡受体 DR5 的水平，并降低 FLICE 样抑制蛋白（c-FLIP），以促进 Caspase-8 活化，导致胰腺癌细胞死亡[93]。线粒体参与的内源性信号通路是 Bcl-2 家族蛋白是细胞凋亡的关键调节因子，通过控制线粒体通透性来调节细胞凋亡[127]。研究表明，抗凋亡 Bcl-2 家族蛋白 Bcl-2，Bcl-xL，survivin 能抑制细胞色素 C（Cyt C）的释放，抑制凋亡反应，促进细胞存活。相反，凋亡前 Bcl-2 家族成员（包括 Bad，Bax，Bid，Bim）在过度表达时促进 Cyt-C 的释放，激活 Caspase 并诱导凋亡。Chen 等[128]研究报道，TP 能上调 Bcl-2/Bax 和 Caspase-3 的表达，通过下调 TLR4/NF-κB 的信号传导，p-Akt/Akt 的表达及促炎因子的产生，从而提高 B16F10 细胞的凋亡率。TP 还可以上调 SIRT3 的表达，使得 GSK-3β 被 SIRT3 介导的去乙酰化激活，随后导致线粒体易位和 Bax 积累，从而抑制淋巴瘤细胞增殖[129]。还可通过破坏线粒体膜电位，释放 CytC，从线粒体途径发挥诱导肿瘤细胞凋亡的作用[124]。内质网应激介导的细胞凋亡是 ER 应激通常伴随着能诱导 ER 应激的活性氧（ROS）生成的增加，过量的 ROS 可通过启动细胞氧化还原平衡的扰动而引起细胞凋亡[127]。同时，ER 应激也会导致线粒体功能障碍，增加线粒体的 ROS 生成[130]。研究表明，ER 在细胞凋亡的调控中起着重要作用。TP 通过增加 ROS 的产生和 Ca^{2+} 的释放，线粒体膜电位增加以及激活 Caspase-8，Caspase-9，Caspase-3；并增加了 Fas，Fas-L，Bax，Cyt-C，Caspase-9，Endo G，Apaf-1，PARP，Caspase-3 的蛋白水平，降低 AIF，AIF6α 的蛋白水平，从而诱导小鼠白血病 WEHI-3 细胞发生凋亡[131]。另有研究发现，TP 可通过 ERK 激活上游的信号包括 ROS 的生成和内质网应激介导的 PERK-eIF2α 通路，从而发挥诱导凋亡的作用[132]。

2. 诱导肿瘤细胞自噬　针对自噬机制的研究和治疗是对肿瘤细胞一种新的治疗方法[133]。高欢等[134]探讨 TP 通过 ERK 信号传导通路对人乳腺癌细胞 MCF-7 增殖、自噬和凋亡的影响，发现其能够增加轻链（LC）3B Ⅱ 和 beclin-1 的表达，降低 p62 的蛋白水平，诱导 MCF-7 细胞自噬；其能够促进 p38 和 ERK1/2 磷酸化，当联用自噬抑制剂时，磷酸化水平下降。此外，Li 等[135]从 Wnt/β-catenin 信号通路着手，探究 TP 通过自噬发挥抗肿瘤的作用，进一步研究表明，TP 诱导细胞自噬呈现出浓度依赖关系，当加入通路诱导剂氯化锂，中和 TP 对自噬的诱导、抗血管生成和促进凋亡的作用，灭活了 Wnt/β-连环蛋白信号。因此，认为 TP 抗骨肉瘤是通过抑制 Wnt/β-连环蛋白信号通路。另有研究报道，TP 诱导的自噬具有前驱作用，需要自噬特异基因 *ATG*5 或 *beclin*1，并与雷帕霉素/p70s6k 通路的蛋白激酶 B（Akt）和 ERK1/2 通路的调节有关[136]。

3. 阻滞细胞周期　细胞周期的调控由细胞周期蛋白（cyclin）、细胞周期蛋白依赖性激酶（CDKs）、细胞周期蛋白依赖性激酶抑制剂（CKIs）三者共同协调完成。因此，通过干扰肿瘤细胞的细胞周期是抑制肿瘤细胞增殖和诱导肿瘤细胞凋亡的又一重要手段。在成骨细胞 MC3T3-E1 的研究中，7 或 14nMTP 能显著降低 cyclin D1 和 cyclin E 的水平，从而在 G_0/G_1 期可能引起细胞周期停滞[137]。此外，还有报道称 TP 可通过介导 HELA 细胞中 CDK4 蛋白水平导致 Rb 磷酸化降低，细胞周期在 G_1 期停滞[138]。Li 等[139]研究发现，

TP 可以诱导肺癌 A549 细胞凋亡，G_2/M 期细胞从 14.66% 增加到 64.56%。另有文献表明，TP 干预垂体瘤 AtT20/D16v-F2 细胞后，通过 NF-κB，ERK 等两种信号通路，激活 Caspase-3，诱导细胞周期停滞，抑制 AtT20 细胞中相关 mRNA 表达，促进 AtT20 线粒体细胞凋亡；流式细胞术提示 TP 在 AtT20 细胞中导致 G_2/M 期阻滞[140]。TP 可降低细胞在 G_0/G_1 和 G_2/M 阶段的比例，增加细胞在 S 阶段的比例，细胞在 S 期的积累可归因于 cyclin A，cyclin B，CDK1，CDK2，Rb 的表达降低[141]。

（二）抑制肿瘤细胞的侵袭和迁移

肿瘤细胞通过其黏附、侵袭及迁移能力，进入血液或淋巴系统后发生转移，肿瘤细胞的侵袭与迁移是其恶性进程当中重要的一步。国内外研究表明，TP 通过多靶点、多机制可以有效地抵抗肿瘤侵袭转移。有研究[142,143]报道了 TP 通过 PI3K/Akt 途径，可下调不同癌细胞株的金属蛋白酶 MMP-2 和 MMP-9 表达，如淋巴瘤 Jurkat 和 Molt-3 细胞株、髓母细胞瘤 Daoy 等细胞株；其抑制 Jurkat 细胞的迁移能力呈浓度依赖性。进一步研究发现，使用 TP 处理肝癌 MHCC-97H 细胞后，测试了 TP 对 MMP-9 活性，MMP-9 mRNA 和 MMP-9 蛋白表达的影响。用 15μmol/L 或 25μmol/L TP 处理 MHCC-97H 细胞 48 h，发现以剂量依赖性方式显著降低 MMP-9 mRNA 和 MMP-9 蛋白的表达；用 15μmol/L TP 处理 48 h 后，TP 处理导致 MMP-9 活性降低 2.4 倍，用 25μmol/L TP 处理 48 h 后，MMP-9 活性降低 3.6 倍，其在体外以剂量和时间依赖的方式显著抑制肿瘤细胞的生长和诱导细胞凋亡，使 NF-κB 信号通路和 MMP-9 蛋白失活；另外 p65 的降低阻断了 MMP-9 的活化[144]。

（三）逆转肿瘤多药耐药

Chen 等[145]报道了 TP 作用于 KB-7D，KB-tax 等多药耐药细胞系时，降低了该细胞系中多药耐药蛋白（MRP）和多药耐药基因（MDR）的表达，激活 Caspase-3 信号通路，下调 Mcl-1 和 XIAP。TP 治疗剂量为 0.15 mg/kg·d时，NOD/SCID 小鼠无不良反应且抑制肿瘤生长，减少 KB-7D 和 KB-tax 的增殖。不仅如此，TP 对多种肿瘤耐药细胞均有显著的阻滞细胞周期作用。Yi 等[146]研究发现，TP 可以直接杀死耐药细胞，具有高效力和广谱性，例如，MDR 肿瘤细胞 KB，KB/VCR，IM-9，MES/SA，MES-SA/DX5，K562，K562/A02，SK-OV-3，GM21071，GM02252，其机制可能与细胞中磷酸化 Thr170 来激活 CDK7 有关。

（四）肿瘤免疫

机体的免疫功能状态对肿瘤的发生和发展影响很大，肿瘤免疫治疗是通过调节患者自身的免疫能力达到识别肿瘤细胞、杀伤肿瘤细胞的目的。TP 是雷公藤活性成分中抑制淋巴细胞增殖作用最强的单体，对多种淋巴细胞都有明显的抑制增殖的作用。刘彪[147]发现，TP 通过降低脾脏淋巴细胞调节性 T 细胞比例，以及抑制包括 IL-10、转化生长因子-β（TGF-β）在内的免疫负调控细胞因子的分泌，实现其免疫调节作用，进而抑制荷瘤鼠肿瘤生长，且这种作用随着 TP 药物浓度的增加、用药时间的延长而增强。Chan 等[131]研究发现，TP 能够在体内促进 WEHI-3 白血病小鼠的免疫反应，通过提高 T 细胞（CD3）、B 细胞（CD19）、单核细胞（CD11B）和巨噬细胞（MAC-3）水平，增加淋巴细胞中巨噬细胞的吞噬作用，进一步研究发现，其能够提高 T 细胞和 B 细胞的量，促进 T 细胞和 B 细胞的增殖，从而改善细胞免疫功能。另有研究发现，TP 可降低 IL-2 和 TNF-α 在接种 Nu-Tu-19 细胞的 F344 鼠血清中的量，发挥抗炎作用，进而抑制卵巢癌细胞的增殖[148]。

（五）抑制肿瘤血管生成

通过阻断血管生成相关因子抑制血管生成已成为有效的肿瘤治疗策略[149]。TP 能够抑制乳腺癌细胞 Hs578T 和 MDA-MB-231 中血管内皮生长因子 A（VEGFA）的表达，抑制血管内皮细胞的形成，降低 CD31 的表达，结果表明，TP 抗肿瘤血管生成的作用靶点为 ERK1/2-HIF1α-VEGFA，通过抑制 ERK1/2 活性来抑制 HIF1α 的表达最终调节 VEGFA 的表达[150]。另有报道 TP 可以降低胰腺癌 PANC-1 细胞中 COX-2 和 VEGF 的表达，这可能是诱导肿瘤细胞凋亡和抑制肿瘤血管生成的机制之一[151]。

（六）雷公藤甲素的联合应用抗肿瘤机制研究

联合用药成为当下治疗肿瘤的趋势，TP 可以和治疗效果不同的药物联用，其抗肿瘤作用广谱，可在约 60 种肿瘤细胞株中均发挥良好的抗肿瘤活性[84]，并且多途径、多通路是 TP 抗肿瘤的一大优势。近年来，越来越多文献报道，TP 联合化疗药或者其他具有抗肿瘤作用的中药单体成分，不仅可以降低化疗药物毒性，还可以从不同机制增强抗肿瘤作用。具体联合作用机制表现在抗肿瘤 MDR、诱导肿瘤细胞凋亡、抑制肿瘤血管生成、阻滞细胞周期、抑制肿瘤细胞增殖和肿瘤免疫等方面。

1. 抗肿瘤 MDR（协同增敏）　逆转肿瘤多药耐药 MDR 发生机制复杂，包括细胞内因和肿瘤微环境改变等，其发生机制的复杂性为克服肿瘤耐药带来挑战[152]。Teng 等[153]研究了 TP 与阿巴替尼联用，通过激活人源胃癌 MGC803，MKN45，MGC803，MKN45 细胞中的 MAPK，P38，ERK 信号通路，下调 DUSP1 和 PARP，同时激活下游蛋白，包括 JNK，ERK，P38，促进细胞增殖和生存率。结果表明，诱导 DUSP1 的下调可能成为治疗阿巴替尼耐药肿瘤细胞的有效策略。Guo 等[154]采用前列腺癌细胞系 DU145 为实验模型，建立对阿霉素有抗药性的 DU145/ADM 细胞系。结果表明，TP 通过下调 MDR1 蛋白表达来克服前列腺癌细胞中的 MDR，上调促凋亡蛋白 Fas 和 Bax。Xie 等[155]研究了 TP 和紫杉醇联用对人源肺癌 A549 细胞的抗增殖活性，研究结果表明，TP 有效抑制 A549/taxol 细胞的增殖，其机制可能与 MAPKs 和 PI3K/Akt 途径调节有关，上调 p-p38，p-ERK，p-GSK-3β，Bax 等促凋亡蛋白和 Caspase-3 及 Caspase-9 促凋亡信号通路，下调 p-JNK，p-Akt 和 Bcl-2。因此，TP 可以抑制多种细胞株的 MDR 作用，与其他化疗药联用时，可以增加药物在肿瘤细胞的聚集，降低该细胞 MDR 作用。

2. 诱导肿瘤细胞凋亡　周玉燕等[156]对斑蝥酸钠协同 TP 诱导肝癌细胞株 7721 凋亡进行研究，发现两药联合作用对人肝癌 7721 细胞生长抑制率和凋亡率均大于单独用药，并且两药联用可以显著下调 NF-κB p65 表达，显著上调 Caspase-3 活化型的表达。因此，其联合机制为影响凋亡相关蛋白的表达，从而诱导细胞凋亡，共同发挥协同增效的作用。TP 联合用药与剂量呈相关性，与吉西他滨联用干扰胰腺癌 BxPC-3 和 PANC-1 细胞时，激活了 Caspase-3 信号通路，调节 Bcl-2 家族蛋白的表达，下调 MMP，并能协同阻滞细胞于 S 期，增加 DNA 损伤，促进胰腺癌细胞的凋亡[157]。和青蒿素联用也能激活 Caspase-3 信号通路，诱导细胞凋亡，体内实验研究发现，两者联用比单用更能减小肿瘤体积，且有增效减毒的效果[158]。除此之外，TP 和紫杉醇联用作用于人类紫杉醇耐药肺腺癌细胞系 A549/taxol，通过 NF-κB 信号通路，抑制 FLICE 蛋白，下调 Bcl-2，Bcl-xL 和 COX-2，增强了抗肿瘤活性同时降低自身和紫杉醇毒性[159]。

3. 抑制肿瘤血管生成　Zhang 等[160]研究报道了将 TP 与放射疗法相结合用于鼻咽癌的治疗，体内实验结果表明，联合应用之后可以明显减小肿瘤的重量和体积，并且不会产生明显的毒副作用。体内外的蛋白质印迹分析实验进一步显示其促进了 Bax 的表达，抑制了 NF-κB p65 磷酸化，抑制 Bcl-2 和 VEGF 蛋白的表达，该结果揭示了联合治疗是从抗肿瘤作用和抗血管生成方面发挥的协同作用。

4. 阻滞细胞周期　有研究者[117]探讨了吡柔比星联合 TP 对人膀胱癌 T24 细胞生长的影响及可能的机制，结果发现吡柔比星或吡柔比星联合 TP 均可增加 G_1 和 G_2 期细胞所占的比例，降低 S 期细胞所占的比例，双药联合可抑制细胞 DNA 的合成；蛋白质印迹法检测结果显示，PCNA 蛋白的表达水平明显下调，该结果表明吡柔比星与 TP 联合处理具有协同效应。Ying 等[161]报道了吉西他滨和 TP 联合应用于膀胱癌的治疗，通过抑制 CDK4，CDK6，cyclin A1，cyclin A2 的表达，使细胞周期停滞在 G_1 期；并且吉西他滨和 TP 联合治疗的细胞中某些 ROS 相关蛋白（过氧化氢酶和 SOD2）明显减少，Akt／GSK-3β 信号通路的抑制作用也比单独使用任何一种药物治疗明显。

5. 抑制肿瘤细胞增殖　Lin 等[162]研究报道了通过抑制肿瘤细胞增殖的 TP 协同增强尿激酶的氨基末端片段（ATF）的抗肿瘤活性，该联合用药不会增加对正常细胞的细胞毒性。作用机制为激活 NF-κB，下调 c-FLIP；激活 Caspase-9/Caspase-3 和 JNK-c-JUN 通路。ATF 阻滞细胞于 $G_0／G_1$ 期，TP 阻滞细胞于 S 期，并下调 MMP-9 的 mRNA 水平及降低 FAK 的磷酸化水平，最终达到协同增效的目的。并且该研究采用异种移植瘤模型进行体内实验，结果表明，该联合用药的抑制肿瘤生长的作用强于单一给药。Liu 等[163]研究报道，奥沙利铂和 TP 的联合用药，结果发现，该联合用药能抑制结肠癌细胞 SW480 的增殖，诱导结肠癌细胞凋亡，抑制 β-catenin 核转位，抑制肿瘤体积生长。

6. 肿瘤免疫　慢性炎症在肿瘤的发生和发展中起着重要作用，解决慢性炎症或阻断炎症信号转导可预防肿瘤的发展。研究表明，阿司匹林和 TP 的联合能显著阻止 NF-κB 介导的增殖表达[164]。此外，TP 和阿司匹林作用于不同的机制，协同增效以阻止 NF-κB 刺激炎性细胞因子。阿司匹林可直接抑制 IKKs 磷酸化 IκBα 使之激活 NF-κB，而 TP 通过 $p53$ 来抑制 IκBα 磷酸化和降解，并激活 $p38$ 和 ERK1/2，后者磷酸化并稳定 $p53$。随后，$p53$ 与 IκBα 竞争结合到 IKKs 的底物，从而阻断 IκBα 磷酸化和 NF-κB，抑制 $p38$ 和 ERK1/2。$p53$ 突变可以消除 TP 对 NF-κB 的抑制作用，该研究定义了一种新的 $p53$ 依赖机制来阻断肿瘤中的 NF-κB 信号通路。

7. 药物递送系统用于雷公藤甲素的联合抗肿瘤研究　随着纳米技术在药物传递领域的积极探索，为联合用药抗肿瘤带来了新思路。纳米粒通过粒径控制、结构改造和表面修饰等途径，可具有较强的载药能力、体内长循环、肿瘤组织被动/主动靶向等特点。有研究报道，采用纳米共沉淀法，用 PLGA，DSPE-mPEG5000 和注射用大豆卵磷脂（ISL）作为载体材料，制备 TP 和紫杉醇脂质聚合物纳米粒，制得的纳米粒粒径为（160.1±5.9）nm，电位为（-30.4±4.4）mV；并且该制剂可以减小 BALB/c 裸鼠肿瘤体积，具有明显的抗肿瘤作用[165]。Xu 等[166]将 TP 和阿霉素制备为 PEG-b-PLLZ 材料包载的聚合物胶束，通过体外释药发现，该递送系统具有 pH 和氧化还原双重敏感的特点，在微酸性条件下和高浓度 GSH 条件下快速释放药物。Ding 等[167]以丝素蛋白作为载体研究发现，采用溶剂挥发法制备 TP 和雷公藤红素共载纳米粒，其协同效果增强，2 种药物毒副作用降低。熊霄源等[168]采用超声乳化法比较了不同工艺制备 TP 和姜黄素共载纳米，筛选出 DPPE-MPEG5000 为载体材料。体内研究表明，与单用比较，2 种药物共载递送系统抑制肿瘤体积更好。

综上所述，随着肿瘤发生、发展机制研究的不断深入，药物联合治疗方案在肿瘤治疗中展现出显著优势，已成为肿瘤治疗的标准策略。联合用药能够通过调节异常细胞的多个信号通路来获得协同治疗效果，同时减少 MDR 现象的发生，预后良好且不良反应较少。同时，天然药物毒副作用低、疗效可观，其多成分联合用药具有广阔的应用前景。但尽管许多联合用药方案在体外和动物实验研究中展现出显著治疗优势，但在临床实践中往往收效甚微，甚至造成药物毒副反应叠加，究其原因在于缺乏高效的体内药物传递。因此，随着对 TP 抗肿瘤作用以及联合用药的作用机制研究的深入，应进一步加深对其制剂和临床应用的研究，以充分发挥雷公藤甲素在肿瘤治疗方面的独特优势，为临床用药提供新方案。

第四节　扁塑藤素抗肿瘤作用及机制

扁塑藤素（pristimerin，PM）是抗类风湿性关节炎（rheuma – toid arthritis，RA）中药过山枫的主要药效物质之一，属醌甲基三萜类化合物，橙橘黄色针状结晶，密度 1.16 g/cm^3，熔点（214~217）℃，沸点 607.7℃，折射率 1.582，分子量 464.64，分子式 $C_{30}H_{42}O_4$，可溶解于甲醇、乙醇、二甲基亚砜等有机溶剂[169]。研究显示，PM 具有广谱抗肿瘤、抗炎免疫调节等多种药理活性，但其潜在的药物作用分子机制仍然没有得到清晰的阐述。为了深入了解 PM 的药理作用特点和作用分子机制，在此对 PM 抗癌活性和作用机制进行阐述，以期为深入理解 PM 抗肿瘤作用特点提供借鉴与参考。

一、扁塑藤素抗肿瘤活性

癌症是全球范围的重大难治性疾病，已成为危害人类健康的第一杀手。研究证实，PM 可通过细胞毒作用、调节细胞周期、诱导凋亡等多种途径，实现对多种恶性肿瘤的治疗作用。

（一）抗前列腺癌作用

前列腺癌是一种恶性程度高、治疗难度大的男性特有疾病。Yang 等[170]报道，PM 对前列腺癌细胞的泛素-蛋白酶体系统具有调节作用，其分子结构的 C6 位与细胞 26S 蛋白酶体的 β-5 亚基具有亲和活性，可抑制该蛋白酶体的活性，进而影响并上调 Bax、p27 和 IκB-α 蛋白的表达，促进 Caspase-3 和多聚 ADP 核糖聚合酶（poly ADP-ribose polymerase，PARP）的剪切与活化，诱导肿瘤细胞凋亡。PM 具有促进活性氧簇（reactive oxygen species，ROS）生成作用，ROS 含量的增加能够影响泛素-蛋白酶体系统，促进线粒体凋亡通路激活，使抗凋亡蛋白 Bcl-2 和 Bcl-xL 降解，线粒体膜的通透性增强，位于线粒体内的细胞色素 C 向细胞质位移，并诱导 Caspase-3、Caspase-9 和底物 PARP 的剪切活化，诱导细胞进入程序性死亡。PM 通过影响泛素-蛋白酶体系统调节的另一重要功能靶点是生存素。生存素是细胞有丝分裂 G_2/M 期表达的、具有抗凋亡和促进细胞有丝分裂作用的关键蛋白，PM 通过泛素-蛋白酶体降解途径，抑制生存素的合成及功能，影响前列腺癌细胞有丝分裂过程，并诱导细胞凋亡[171]。PM 能够抑制前列腺癌细胞的端粒酶活性，干预端粒酶逆转录酶的转录和翻译功能，影响入核因子 SP1、c-Myc 和 STAT3 的表达和活性，调节细胞的增殖与凋亡过程[172]。肿瘤组织内部的低氧环境对癌细胞的增殖、血管新生和转移能力具有促进作用。缺氧诱导因子-1α（hypoxia inducible factor 1α，HIF-1α）是肿瘤细胞响应低氧环境而表达的一种重要信号蛋白，具有调节细胞增殖、血管新生、抗凋亡等广泛的活性。PM 通过阻断人鞘氨醇激酶 1（sphingosine kinase 1，SPHK-1）信号通路，抑制 HIF-1α 对 Akt/GSK-3β 通路的激活作用，将 PC 细胞周期阻滞在 G_0/G_1 期，实现抑制 PC-3 细胞增殖和分泌血管内皮生长因子（vascular endothelial growth factor，VEGF）的作用[173]。HIF-1α 具有增强 PC-3 细胞骨转移和上皮间质转化能力，对前列腺癌细胞保持肿瘤干细胞特征具有重要作用。PM 通过干预 VEGFR-2/Akt/eNOS 信号通路，降低 N-cadherin、纤连蛋白、Vimentin、ZEB1、CD44、KLF4、OCT4 和 AGO2 蛋白的表达，抑制 HIF-α

诱导的 PC-3 细胞侵袭作用增强和上皮间质转化能力，并干预 PC-3 细胞的肿瘤干细胞特征[174]。在动物体内成瘤实验中，PM 对 PC-3 细胞在 NOD-SCID 小鼠骨质间的成瘤过程具有明显的抑制作用，能够明显降低肿瘤体积，并抑制新生血管的形成过程[175]。

（二）抗乳腺癌作用

乳腺癌是威胁女性健康的第一杀手。Wu 等[176]报道，PM 能够影响乳腺癌细胞内源性凋亡通路，使细胞线粒体中细胞色素 C 快速释放到细胞质中，改变线粒体膜的通透性，引起乳腺癌细胞形态变化、DNA 片段化和 Caspase-3、Caspase-8、Caspase-9 的剪切活化等一系列凋亡反应，诱导 MCF-7 和 MDA-MB-231 乳腺癌细胞株凋亡，并且上述作用的实现并不依赖于促 ROS 生成作用，而是直接作用于线粒体膜。此外，PM 对 HER2 阳性细胞株 SKBR3 具有相似的抑制增殖和诱导凋亡作用，可通过下调 Akt/ERK/p38/JNK 信号通路，调节 HER2 和脂肪酸合酶的表达，抑制癌细胞的增殖。PM 对 mTOR/p70S6K/4EBP1 信号通路也具有干预作用，可促进 Caspase-3、Caspase-8、Caspase-9 和 PARP 的剪切活化，诱导细胞凋亡[177]。PM 可通过调节 20S 蛋白酶体活性，上调 G 蛋白表达，抑制体外培养的乳腺癌细胞的侵袭和转移能力。同时，在体实验研究表明，PM 可明显抑制乳腺癌细胞在裸鼠体内的成瘤过程，明显抑制实体瘤的增殖[178]。化疗药物耐药是乳腺癌治疗亟待解决的难题，PM 对 MCF-7 和多药耐药的阿霉素耐药 MCF-7/adr 细胞均具有明显的杀伤作用，其作用机制与抑制 Akt/Bad 通路激活相关，进而影响耐药肿瘤细胞的增殖过程，同时下调抗凋亡蛋白 Bcl-xL 的表达，并诱导细胞凋亡[179]。肿瘤干细胞通过自我更新和无限增殖，维持着肿瘤细胞群的生命力，对肿瘤的存活、增殖、转移和复发具有关键作用，PM 通过细胞毒和诱导凋亡等途径，实现杀伤乳腺癌肿瘤干细胞的作用[180]。

（三）抗结直肠癌作用

研究表明[181]，PM 可通过细胞毒作用、干预细胞周期和诱导凋亡途径，抑制体外培养的 HCT-116、COLO-205 和 SW-620 结肠直肠癌细胞株的增殖过程。PM 抑制结直肠癌细胞增殖的主要药理机制与拮抗表皮生长因子受体和 HER2 的磷酸化过程有关，进而下调下游 ERK1/2、Akt、NF-κB 和 mTOR 通路活性，影响细胞周期蛋白 D1、细胞周期素依赖性激酶（cyclin-dependent kinases，CDK）4 和 6 的表达，同时上调 p21 蛋白表达量，将细胞阻滞在 G_1 期。PM 具有上调 Bax 蛋白和下调 Bcl-2、Bcl-xL 蛋白表达的作用，从而影响细胞的内源性凋亡通路，使线粒体膜电位去极化，促进 Caspase-3、Caspase-8 和 PARP-1 的剪切与活化，诱导结肠直肠癌细胞凋亡。PM 对 PI3K/Akt/mTOR 和 NF-κB 等多条信号通路的抑制作用是其抗结肠直肠癌作用的主要分子机制，PM 通过调节上述信号通路，影响结直肠癌 HCT-116 细胞的增殖、迁移和侵袭能力，并抑制其在裸鼠体内成瘤[182]。PM 在实验研究中表现出对结肠炎相关型结肠癌的潜在治疗效果，可明显抑制氧化偶氮甲烷诱发的 BALB/c 小鼠结肠炎症反应，降低结肠组织中炎性因子的含量，该药理作用的实现与下调 Akt/FOXO3a 信号通路活性有关，从而抑制细胞炎症反应，影响细胞周期和增殖，并诱导细胞凋亡[183]。

（四）抗胰腺癌作用

PM 对多信号通路抑制作用是其抗胰腺癌的主要机制。PM 对胰腺癌肿瘤细胞中 Akt、mTOR 和 NF-κB 通路均具有抑制作用，能下调转录因子 Sp1、c-Myc 和 p65 入核的活性，以及影响端粒酶活性，降低细胞周期蛋白 D1、E、CDK-2、CDK-4 和 CDK-6 的表达，并上调 p21 和 p27 的表达，使细胞周期阻滞在 G_1 期，从而实现抑制癌细胞增殖过程和增强胰腺癌细胞对吉西他滨的敏感性。PM 对胰腺癌细胞的诱导凋亡作用是 PM 药理作用的另一关键途径，PM 通过促进 Bcl-2 和 Bcl-xL 的降解，激活线粒体凋亡通路，使 Caspase-3、Caspase-8 和 Caspase-9 剪切并活化，诱导细胞凋亡。

（五）抗其他恶性肿瘤作用

PM 具有促 ROS 生成作用，使 JNK 蛋白的表达量和磷酸化水平增高，促进凋亡诱导因子入核，进而调节人神经胶质瘤细胞的增殖过程。同时，PM 具有上调 Bax/Bcl-2 和 Bax/Bcl-xL 蛋白比例作用，增高线粒体膜通透性，促进细胞色素 C 从线粒体释放到胞浆，剪切并活化 Caspase-9、Caspase-3 和 PARP，诱导神经胶质瘤细胞凋亡[184]。PM 通过抑制Akt/NF-κB/mTOR 信号通路的激活，影响 Bcl-2、Bcl-xL、c-IAP1 和 survivin 表达，实现对卵巢癌细胞的增殖抑制和诱导凋亡的作用[185]。PM 对肝癌细胞 HepG2 具有相似的诱导凋亡作用，通过促进 ROS 的生成，通过激活线粒体凋亡通路，使线粒体膜电位去极化，促进细胞色素 C 释放，激活Caspase-3 的剪切活化，从而诱导肝癌细胞凋亡[186]。PM 能够影响 HSP90 与 CDC37 间的相互作用，影响 Raf/MEK/ERK 和 PI3K/Akt/mTOR 信号通路，抑制肝癌细胞增殖和体内成瘤进程[187]。此外，PM 可通过诱导凋亡和抑制细胞增殖作用，实现抗葡萄膜黑色素瘤、慢性粒细胞白血病和人早幼粒细胞白血病作用。

二、抗炎免疫调节作用

RA 是一种以慢性滑膜组织炎症和骨质侵袭为主要病理特征的自身免疫系统疾病[188,189]。PM 对佐剂性关节炎（adjuvant arthritis，AA）大鼠滑膜组织炎性反应具有明显的抑制作用，可减轻滑膜组织炎性细胞浸润、血管翳形成和软骨侵蚀[188,190]。同时，PM 可调节 AA 模型大鼠外周血 Th17/Treg 细胞比例，并减少促炎性细胞因子白细胞介素（interleukin，IL）-6、IL-17、IL-18 和 IL-23 的分泌量，上调抑炎因子 IL-10 和 INF-γ 的表达量，抑制 RA 滑膜炎症；PM 对 AA 大鼠外周血中 RANKL/OPG 细胞比例具有调节作用，纠正成骨和破骨质代谢异常，抑制关节骨质损伤[190]。PM 具有明显的抑制血管新生作用，其药理作用机制是通过抑制 VEGF 与 VEGFR-2 受体结合活性，降低下游 PI3K、Akt、mTOR、ERK1/2、JNK 信号传导活性，干预血管内皮细胞的增殖、迁移和管腔形成过程，抑制新生微血管在滑膜组织中的形成过程，实现抗血管翳形成的作用[191]。PM 的抗炎免疫调节作用还体现在对巴豆油诱发的小鼠急性耳肿胀、角叉菜胶引起的小鼠足肿和腹腔注射醋酸引起的小鼠毛细血管通透性增高的抑制作用。PM 通过提高超氧化物歧化酶和过氧化氢酶活性，抑制过氧化反应的主要毒性产物丙二醛的生成，抑制急性炎症反应。PM 对异物诱发的呼吸道炎症具有保护作用，能够减轻卵清蛋白刺激诱发的 BALB/c 小鼠呼吸道炎症，降低模型小鼠气管组织中炎性因子IL-4、IL-5 和 IL-13 的含量，其药理作用机制与抑制 MAPKs 和 NF-κB 信号通路相关[192]。PM 具有抑制脂多糖（lipopolysaccharide，LPS）诱发的小鼠急性肺损伤作用，能调节模型小鼠肺部干湿比，抑制肺部蛋白渗出和肺部水肿，减轻气管组织病理损伤，其作用机制是通过抗氧化、抗凋亡、抗炎等多种途径共同实现[193]。一氧化氮（nitric oxide，NO）合酶系统在急性炎症反应过程中发挥重要作用，PM 对 LPS 诱发的巨噬细胞的细胞炎症反应具有抑制作用，其作用机制是通过减少亚硝酸盐的累积和降低诱导型 NO 合酶系统活性，抑制 NF-κB 信号通路激活实现[194]。

三、其他药理作用

从卫矛科植物南蛇藤中分离的 PM 是一种天然存在的木栓烷型五环三萜类化合物，PM 及其衍生物具有抗菌、抗病毒和抑制病原微生物作用，对表皮葡萄球菌、人巨细胞病毒、锥虫科利什曼原虫、恰氏利什曼原虫、克氏锥虫等多种病原微生物具有杀灭作用。徐美珍等[195]报道，在体外实验中，PM 对白血病 P388 细胞有很强的抑制作用。谢闰娥等[197]研究中发现，PM 能够抵抗乳腺癌耐药细胞 MCF-7/TAX 对紫杉醇产生的耐药，发挥其抑制该耐药细胞生长的作用。研究发现[183]，PM 能够通过调节 AKT/FOXO3a 通路来诱导结肠癌细胞凋亡。李暐等[197]研究发现，用不同的浓度 PM 作用于人鼻咽癌 HNE2 细胞，MTT 结果显示，PM 对人鼻咽癌 HNE2 细胞的增殖有显著的抑制作用；流式细胞术和 western blot 实验结果表明，PM 可诱导人鼻咽癌 HNE2 凋亡，此外，PM 能上调 Bim 等前促凋亡蛋白的表达，减少 Bcl-xL 等抗凋亡蛋白的表达，该结果提示 PM 可能通过上调 Bim 蛋白的表达，减少 Bcl-xL 等抗凋亡蛋白的表达进而诱导人鼻咽癌 HNE2 发生凋亡。

四、扁蒴藤素抗肿瘤机制（表3-1）

表3-1　扁蒴藤素在不同细胞系中的抗癌机制

癌症类型	细胞系	机　　制
前列腺癌	PC-3	通过抑制 SPHK-1 抑制 HIF-1α 积累
		抑制 CD133 和 CD44 蛋白表达，减少 VEGF 的表达
	LNCaP 和 PC-3	通过 ROS 依赖的泛素-蛋白酶体降解通路下调 Bcl-2 的表达
		通过泛素-蛋白酶体途径抑制 survivin
		通过抑制 SP1、c-Myc、STAT3 和 B/Akt 抑制 hTERT 的表达
乳腺癌	SKBR3 和 MDA-MB-231	下调 HER2，减少脂肪酸合酶
		通过减少 RGS4 抑制蛋白酶体活性
		与紫杉醇联用时，抑制 ERK 通路中 LC3-Ⅱ 的水平
结直肠癌	HCT-116	通过降低 cyclin D1 和 Bcl-xL，减少 p21 和 p27 的表达抑制 AKT/FOXO3a 通路
	HCT-116	抑制 NF-κB，TNF-α 和激活 LPS 诱导的 NF-κB 信号通路
	HCT-116、COLO-205 和 SW-620	抑制磷酸化的 EGFR 和 HER2 的表达，导致相关的下游激酶的抑制
肝细胞癌	HepG2	产生 ROS，诱导细胞色素 C 的释放，下调 EGFR 的表达
		干扰 HSP90/CDC37 相互作用，降解和抑制 Raf/MEK/ERK 和 PI3K/AKT/mTOR 信号通路中磷酸化蛋白激酶
胰腺癌	BxPC-3、PANC-1 和 AsPC-1	抑制 NF-κB 的易位和 DNA 结合活性
	MiaPaCa-2 和 Panc-1	通过抑制转录因子 Sp1、c-Myc 和 NF-κB 抑制 hTERT 的表达

续表

癌症类型	细胞系	机 制
胶质细胞瘤	U87	通过 ROS 的过量产生而激活 JNK
	U373	通过 miR-542-5p 靶向 AGO2 和 PTPN1
骨髓瘤	H929 和 U266	同时抑制 IκB 的 IKK 磷酸化和蛋白酶体活性，导致未折叠蛋白反应和 NF-κB 活性的抑制和 cyclin D 的表达
宫颈癌	HeLa	激活 ROS 依赖的 JNK、Bax 和 PARP-1
白血病	HL-60	干扰 DNA 合成
	KBM5 和 KBM5-T3151	耗尽 Bcr-Abl，同时但非依赖地激活 NF-κB 通路中的 TAK1TIKK 和 IKKTIκBα
卵巢癌	OVCAR-5、MDAH-2774、OVCAR-3 和 SK-OV-3	抑制促生存通路蛋白 Akt、mTOR 和 NF-κB 的表达；抑制 NF-κB 调控的抗凋亡蛋白 Bcl-2、Bcl-xL、c-IAPl 和 survivin 的表达
骨肉瘤	MNNG 和 143B	降低 Akt、mTOR 和 NF-κB 的表达
口腔癌	KBv200	通过影响 MAPK 和 PI3K/Akt 通路中的蛋白稳定性减少 P-gp 的表达
	CAL-27 和 SCC-25	G_1 期阻滞和抑制 MAPK/Erk1/2 和 Akt 通路
食管鳞状细胞癌	EC9706、EC109 和 KYSE30	与 5-氟尿嘧啶联用，抑制 NF-κB 通路

（一）生长抑制

在多种类型的人类肿瘤中，扁蒴藤素诱导了强有力的生长抑制作用，表 3-2 总结了扁蒴藤素在不同癌细胞系中的细胞毒性。

表 3-2 扁蒴藤素在不同细胞系中的细胞毒性

癌症类型	时间/h	毒性剂量（IC 50值或抑制率）
前列腺癌	72	1.25 μM 导致 55% 的 LNCaP 细胞死亡
		1.25 μM 导致 47% 的 PC-3 细胞死亡
乳腺癌	24	对 SKBR3 细胞，IC_{50} 值为 2.40 μM
结直肠癌	72	对 HCT-116 细胞，IC_{50} 值为 1.11 μM
	48	对 HCT-116 细胞，IC_{50} 值为 1.22 μM
		对 SW-620 细胞，IC_{50} 值为 1.04 μM
		对 COLO-205 细胞，IC_{50} 值为 0.84 μM
肝细胞瘤	72	对 HepG2 细胞，IC_{50} 值为 1.44 μM
		对 HepG2 细胞，IC_{50} 值为 1.70 μM
		对 Huh7 细胞，IC_{50} 值为 0.68 μM
		对 Hep3B 细胞，IC_{50} 值为 0.85 μM
胰腺癌	24	对 BxPC-3、PANC-1 和 AsPC-1 细胞，IC_{50} 值分别为 0.66 μM、0.97 μM 和 0.13 μM
	48	对 BxPC-3、PANC-1 和 AsPC-1 细胞，IC_{50} 值分别为 0.28 μM、0.34 μM 和 0.38 μM
	72	对 BxPC-3、PANC-1 和 AsPC-1 细胞，IC_{50} 值分别为 0.19 μM、0.26 μM 和 0.30 μM
胶质瘤	6	对 U251 细胞，IC_{50} 值为 4.5 μM
		对 U87 细胞，IC_{50} 值为 5.0 μM
白血病	72	对 HL-60 细胞，IC_{50} 值为 0.61 μM
		对 K562 细胞，IC_{50} 值为 1.49 μM
	72	对 KBM5 细胞，IC_{50} 值为 199 nM
		对 KBM5-T315I 细胞，IC_{50} 值为 135 nM
		对 K562 细胞，IC_{50} 值为 450 nM

癌症类型	时间/h	毒性剂量（IC 50值或抑制率）
卵巢癌	72	1.25 μM 导致 44% 的 OVCAR-5 细胞死亡
		1.25 μM 导致 28% 的 MDAH-2774 细胞死亡
		2.5 μM 导致 36% 的 SK-OV-3 细胞死亡
		2.5 μM 导致 27% 的 OVCAR-3 细胞死亡
骨肉瘤	24	对 MNNG 细胞，IC_{50} 值为 0.80 μM
		对 143B 细胞，IC_{50} 值为 0.54 μM
	48	对 MNNG 细胞，IC_{50} 值为 0.39 μM
		对 143B 细胞，IC_{50} 值为 0.31 μM
	72	对 MNNG 细胞，IC_{50} 值为 0.32 μM
		对 143B 细胞，IC_{50} 值为 0.29 μM
口腔癌	72	对 KB 细胞，IC_{50} 值为 0.54 μM
		对 KBv200 细胞，IC_{50} 值为 0.52 μM
		对 CAL-27 细胞，IC_{50} 值为 0.70 μM
		对 SCC-25 细胞，IC_{50} 值为 0.73 μM
食管鳞状细胞癌	72	对 EC9706 细胞，IC_{50} 值为 1.98 μM
		对 EC109 细胞，IC_{50} 值为 1.76 μM
		对 KYSE30 细胞，IC_{50} 值为 1.13 μM

（二）促凋亡效应

细胞凋亡是一种程序性细胞死亡，其激活受到一系列基因的调控，目的是消除冗余、受损甚至感染细胞，以维持体内平衡。目前通常研究的是通过诱导凋亡来杀伤肿瘤细胞的抗癌药物[198-200]。凋亡主要分为两种亚型，即内在线粒体途径和外在死亡受体途径。在线粒体通路中，Bcl-2 家族成员汇聚于线粒体[201]，调控多种线粒体组分的释放形成凋亡小体[202]，如与 Apaf-1 和 procaspase-9[203] 相关的细胞色素 C。在死亡受体途径中，包括 Fas 和肿瘤坏死因子受体-1 在内的死亡受体的刺激导致包含适配器蛋白[204]、Fas 相关死亡结构域和启动 Caspase（如 Caspase-8[205]）的死亡诱导信号复合物的组装。PM 诱导的细胞凋亡主要是由于线粒体功能障碍、外部和内部 Caspases 的激活以及 PARP 的分裂。已有文献报道，PM 可诱导人胶质瘤癌细胞、胰腺癌细胞和肝癌细胞的 Caspase 依赖性凋亡。在胰腺癌细胞[206]中，PM 诱导抑制 Bcl-2（以及 Bcl-2 mRNA）足以促进 Bax 和 Bak 介导的线粒体通透性改变及细胞色素 C 的释放，而不抑制 Bcl-xL。另一方面，Caspase 抑制剂未能拮抗原细胞素的作用，说明原细胞素在人脑胶质瘤 U251 和 U87 细胞[207]中的致死作用可能不是 Caspase 依赖性的。在人前列腺癌 LNCaP 和 PC-3 细胞中，PM 的凋亡作用与 Bcl-2 相关，它通过 ROS（reactive oxygen species）依赖的泛素-蛋白酶体降解途径下调 Bcl-2。PM 在肝癌 HepG2 细胞中也报道了 ROS 诱导的细胞凋亡，涉及 EGFR 和 Akt 蛋白。在结直肠癌细胞中，观察到 JNK 激活和 MMP 丢失的相关诱导[208]，与子宫颈癌细胞[209]的结果相似。在人结肠癌细胞中，PM 通过细胞周期蛋白 CDK、线粒体功能障碍和 Caspase 依赖机制导致细胞周期阻滞和凋亡。此外，对 HL-60 中 DNA 合成的抑制也与 PM 诱导的细胞凋亡[210]有关。PM 诱导的细胞凋亡可以通过 microRNA（miR-NA）介导。miRNAs 通过与靶 mRNA 结合并通过 argonaute-2（AGO2）[211]蛋白内切 mRNA 发挥转录后基因沉默作用。据报道，在胶质瘤癌细胞 U373[212]中，PM 通过 miR-542-5p 抑制 AGO2 和 PTPN1 的表达，从而诱导细胞凋亡。PM 也可与顺铂协同作用，通过抑制肺癌 NCI-H446 和 A549 细胞[32]中 miR-23a，调节 PTEN/Akt 信号相关的 PTEN 以及 Akt 和 GSK3β 的磷酸化导致细胞凋亡。

（三）自噬诱导

自噬是另一种程序性死亡，是一种稳态细胞自我消化过程。各种细胞应激引发的自噬在细胞死亡中起着至关重要的作用，为开发抗癌药物提供了新的靶点[213,214]。LC3-Ⅱ促进自噬的扩增和成熟，被认为是自噬激活的信号。据报道，在人乳腺癌 MDA-MB-231 和 MCF-7 细胞中，PM 诱导自噬[215]。p62 和 LC3-Ⅱ与未折叠蛋白反应（UPR）的增加证明，PM 通过 Wnt 信号诱导不完全自噬。虽然内质网（ER）应激也是自噬的触发器[216]，但观察到的内质网应激是否通过 PM 诱导了[34]的自噬，目前还没有定论。此外，PM 和紫杉醇联合治疗增强了 ERK 依赖的自噬细胞死亡，增加了 p62 降解和 beclin-1 表达[215]。而在肺癌 A549 和 NCI-H446 细胞中，PM 可以下调 LC3BII 和 beclin-1调控顺铂引起的细胞凋亡。

（四）抑制肿瘤干细胞的转移、迁移、侵袭和血管生成

在临床中，肿瘤转移包括一系列复杂的细胞生物学事件的完成、癌细胞的侵袭、迁移和形成转移定植等过程[217]。据报道，PM 通过靶向乳腺癌 MDA-MB-231 细胞中的 RGS4 和人乳腺癌 SKBR3 细胞中的 HER2 来抑制迁移和侵袭[218, 219]。此外，哺乳动物雷帕霉素靶点（mTOR）可能与其上游 Akt 相关，参与原聚素诱导的抑制结直肠癌 HCT-116 细胞的迁移和侵袭[208]。PM 通过抑制上皮-间充质转化（epithelial-to-mesenchymal transition，EMT）抑制人前列腺癌 PC-3 细胞的侵袭，EMT 相关标志物[220]，包括 N-cadherin、fibronectin、vimentin 和 ZEB1 证实了这一点[221]。在食管癌 EC9706 和 EC109 细胞中，PM 以剂量依赖的方式降低 MMP2 和 MMP9，从而抑制迁移和侵袭[222]。为了提供营养和清除代谢废物，新的毛细血管从已存在的血管系统中生长出来，称为血管生成。然而，异常血管生成在肿瘤的发展中起着关键作用。因此，抗血管生成治疗是有希望的，并正在发展中[223]。据报道，在大鼠主动脉环实验中，PM 通过血管内皮生长因子（VEGF）依赖机制在体内抑制鸡绒毛尿囊膜（chorioallantoic membrane，CAM）的新生血管形成和血管体外发芽[224]。此外，据报道，在缺氧前列腺癌 PC-3 细胞中，PM 通过 SPHK-1 信号通路抑制 HIF-1α，从而降低 VEGF[225]。此外，在乳腺癌干细胞和食道鳞状细胞癌（ESCC）中发现了 PM 诱导的癌症干细胞毒性[222]。

（五）逆转耐药性

多药耐药（MDR）被定义为对癌细胞对不同的结构和作用机制的化疗药物均产生耐药[226]。P-糖蛋白（P-gp）被公认为药物转运体，它由 ABCB1 基因编码，是（ATP）结合盒（ABC）转运体家族之一[227]。闫燕艳等研究表明，在 P-gp 高表达的人口腔癌耐长春新碱细胞 KBv200 中，PM 可能通过干扰 ABCB1 的稳定性而不依赖于其 mRNA 的表达从而克服 ABCB1 介导的化

疗耐药[228]。此外，通过抑制 NF-κB 和 Bcr-Abl，PM 对伊马替尼耐药的慢性粒细胞白血病细胞的体内外均有效。

（六）与化疗药物协同

癌症治疗的联合用药已被证实在多个方面协同增强抗肿瘤作用[229,230]，包括治疗性药物联合天然产物[231,232]的策略。据报道，PM 与紫杉醇在人乳腺癌细胞[215]中协同作用，与 5-氟尿嘧啶（5-FU）在食管鳞癌中协同作用[222]。在宫颈癌细胞中，与紫杉醇联合可通过 ROS 介导的线粒体功能障碍诱导细胞死亡[233]。在 NCI-H446 和 A549 肺癌细胞中，联合顺铂可通过抑制 microRNA-23a 和 Akt/GSK-3β 信号通路诱导细胞凋亡。在胰腺癌细胞中，PM 可增强吉西他滨的细胞毒性作用，其机制可能是抑制吉西他滨诱导的 NF-κB 活化[234]。

（七）体内抗肿瘤活性

扁蒴藤素的体内抗肿瘤活性已被广泛报道，具体见表 3-3。

表 3-3　扁蒴藤素的体内抗癌活性

模　型	剂量和给药方式	活　性	机　制
人类乳腺癌异种移植模型	3 mg/kg，2d 一次，皮下注射	减少肿瘤体积和重量，抑制肿瘤血管生成	与促血管生成的分子（VEGF）分泌的减少相关
人类乳腺癌异种移植模型	1 mg/kg，2d 一次，皮下注射	抑制了移植肿瘤的生长，抑制肿瘤的侵袭性	—
原位 HCC 患者来源的异种肝移植模型	1 mg/kg，每周 3 次，静脉注射	异种移肿瘤的体积显著减少	干扰 HSP90 和 CDC37 相互作用，抑制 Raf/MEK/ERK 和 PI3K/AKT/mTOR 通路

模　型	剂量和给药方式	活　性	机　制
胫骨内注射模型	1.6 μM 扁蒴藤素处理 24h 后的 $7.5×10^3$ 细胞/μL 的 PC－3 细胞	通过抑制肿瘤细胞侵袭抑制骨的破坏，减少骨转移的致瘤潜能	—
人类神经胶质瘤异种移植模型	1mg/kg 和 3mg/kg，两日一次，皮下注射	以剂量依赖方式减少胶质瘤体积和重量	上调 JNK 和磷酸化 JNK 的水平，上调细胞核 AIF 和 Bax/Bcl-2 的比率
结肠炎相关的结直肠致癌 AOM/DSS 模型	喂食 1~5 ppm 的扁蒴藤素	减少肿瘤负荷	—
人类食管鳞状细胞癌异种移植模型	1mg/kg，两日一次，瘤内注射	抑制肿瘤的生长和重量，抑制增殖	—
人类结直肠癌异种移植模型	1mg/kg，两日一次，腹腔注射	抑制肿瘤生长	主要通过抑制 NF－κB 活性和 P65 磷酸化
人类肺癌异种移植模型	0.8mg/kg 扁蒴藤素和 2mg/kg 顺铂，皮下注射	增强顺铂的疗效，减少肿瘤体积和重量	抑制 Akt 和 GSK3β 的磷酸化
人类骨肉瘤异种移植模型	1mg/kg，两日一次，腹腔注射	减少肿瘤体积和重量	—
人类结直肠癌异种移植模型	1 mg/kg，两日一次，腹腔注射	抑制移植瘤的生长	通过增加 Caspase-3 的裂解而诱导凋亡
人类骨髓瘤异种移植模型	2.5mg/kg，一日一次，皮下注射	抑制人类异种移植骨髓瘤的生长，在脂质体剂量下减少毒性	—
人类乳腺癌异种移植模型	1mg/kg，两日一次，腹腔注射	与 D/PBS 组相比，E/T80/WFI 载体组的肿瘤大小和重量减少，毒性和行为变化略有减少	—

参考文献

［1］薛冠明，薛蕾，闫德友．雷公藤化学成分、生物活性及其资源利用概述［J］．青海农林科技，2013，4：24-28.

［2］刘江亭，蒋海强．三萜类化合物药理作用研究进展［J］．中国中医药咨讯，2011，3（10）：321-321.

［3］MOU H, ZHENG Y, ZHAO P, et al. Celastrol induces apoptosis in non-small-cell lung cancer A549 cells through activation of mitochondria- and Fas/FasL- mediated pathways［J］. Toxicol In Vitro, 2011, 25（5）：1027-1032.

［4］舒孝顺，高中洪，杨祥良．雷公藤生物碱的化学和药理活性研究进展［J］．广东药学院学报，2003，19（2）：150-152.

［5］LI J J, YAN Y Y, SUN H M, et al. Anti-Cancer Effects of Pristimerin and the Mechanisms：A Critical Review［J］. Front Pharmacol, 2019, 10：746.

［6］胡攀勇，李振麟，濮社班，等．雷公藤研究进展［J］．中国野生植物资源，2013，2：1-3.

［7］严培晶，郑春松，叶蕻芝，等．基于计算机模拟研究雷公藤治疗类风湿关节炎的药效物质基础与分子作用机制［J］．中国组织工程研究，2016，12：1818-1824.

［8］TANG W, ZUO J P. Immunosuppressant discovery from Tripterygium wilfordii Hook f：The novel triptolide analog（5R）-5-hydroxytriptolide（LLDT-8）［J］. Acta Pharmacol Sin, 2012, 33（9）：1112-1118.

［9］刘佩岩，刘春光，陈宝鑫．雷公藤化学成分及药理作用研究进展［J］．北方药学，2013，1：46-46.

［10］CHU K D, ZHENG H Y, LI H, et al. Shuangtengbitong tincture treatment of collagen-induced arthritis via downregulation of the expression of IL-6, IL-8, TNF-α and NF-κB［J］. Exp Ther Med, 2013, 5（2）：423-428.

［11］樊丹平，郭晴晴，郑康，等．雷公藤甲素对胶原诱导关节炎大鼠

MIP-1α、Eotaxin、MCP-1 表达的影响 [J]．第十届全国免疫学学术大会汇编，2015．

[12] 钦丹萍，周毅骏，孙佩娜，等．雷公藤多苷对溃疡性结肠炎大鼠 TLR4/MyD88 非依赖信号通路的作用研究 [J]．中国中药杂志，2016，41 (6)：1093-1099．

[13] 周毅骏，钦丹萍，杨新艳，等．雷公藤多苷片对溃疡性结肠炎大鼠 miR-146a、miR-146b 及 TLR4/MyD88 依赖信号通路的调控作用研究 [J]．中草药，2016，47：1723-1730．

[14] 郑健豪，钟继红，曹海军，等．雷公藤多苷通过 NOXs-ROS-NLRP3 炎症小体信号通路抑制结肠炎症 [J]．中国病理生理杂志，2016，32 (9)：1653-1659．

[15] 胡伟锋，王昌兴．雷公藤内酯醇对类风湿关节炎大鼠的治疗作用及其网络药理学研究 [J]．中国全科医学，2016，19 (12)：1408-1413．

[16] ZHAO J X, DI T T, WANG Y, et al. Multi-glycoside of Tripterygium wilfordii Hook. f. ameliorates imiquimod-induced skin lesions through a STAT3-dependent mechanism involving the inhibition of Th17-mediated inflammatory responses [J]. Int J Mol Med, 2016, 38 (3)：747-757.

[17] 牛瑞芳，张春玲，翟亚萍，等．雷公藤多苷短程治疗对桥本病甲状腺组织 T 细胞亚群的影响 [J]．山东大学学报（医学版），2014，3：86-89，91．

[18] 刘敏，王培蓉，马方伟，等．雷公藤多苷治疗类风湿性关节炎的临床观察及对血清 VEGF、VEGFR2 表达水平的影响研究 [J]．陕西中医，2016，37 (1)：72-74．

[19] 张敏，王守安，刘黎星．雷公藤多苷干预 TLR-NF-κB 通路发挥免疫抑制作用 [J]．中草药，2014，45 (9)：1288-1292．

[20] 王健，张春奎，张青，等．雷公藤内酯醇（T10）通过抑制脊髓背角内 P38-MAPK 的磷酸化发挥镇痛作用的机制研究 [J]．神经解剖学杂志，2016，32 (1)：18-24．

[21] 张旭东，杨若松，陈伟，等．雷公藤内酯醇对佐剂性关节炎大鼠脊

髓背根神经节中 MCP-1 及 CCR2 表达的影响 [J] . 中成药, 2016, 38 (6): 1390-1393.

[22] TANG J, LI Z H, GE S N, et al. The inhibition of spinal astrocytic JAK2-STAT3 pathway activation correlates with the analgesic effects of triptolide in the rat neuropathic pain model [J] . Evid Based Complement Alternat Med, 2012, 2012: 185167.

[23] 程治平, 余斌, 熊军, 等. 雷公藤内酯醇对 ApoE-/-小鼠动脉粥样硬化的作用研究 [J] . 海南医学, 2014, 12: 1725-1729.

[24] 王远涛, 高宝山, 姚立宇, 等. 雷公藤多苷片在肾移植术后早期抗排斥中的作用 [J] . 中国老年学杂志, 2015, 35 (21): 6190-6191.

[25] 蔡龙俊, 张古田, 吴鸿雁, 等. 雷公藤甲素抑制大鼠移植肾排斥反应的免疫调节作用及其机制 [J] . 中华器官移植杂志, 2014, 35 (3): 170-174.

[26] 周子懿, 高俊鹏, 向军, 等. CX3CR1 参与雷公藤内酯对 MPP+帕金森病大鼠多巴胺能神经元的保护作用 [J] . 中国病理生理杂志, 2015, 31 (4): 659-663.

[27] 王会玲, 周晓春, 龚理, 等. 雷公藤内酯醇对 AD 细胞模型核因子 κB 表达及炎性因子释放的影响 [J] . 时珍国医国药, 2013, 24 (5): 1100-1102.

[28] BAI S, HU Z Y, YANG Y, et al. Anti-inflammatory and neuroprotective effects of Triptolide via the NF-κB signaling pathway in a rat MCAO model. Anat Rec (Hoboken), 2016, 299 (2): 256-266.

[29] LI W Y, YANG Y, HU Z Y, et al. Neuroprotective effects of DAHP and Triptolide in focal cerebral ischemia via apoptosis inhibition and PI3K/Akt/mTOR pathway activation [J] . Front Neuroanat, 2015, 9: 48.

[30] 李响, 程晓霞. 雷公藤甲素对足细胞保护机制的研究进展 [J] . 江西中医药大学学报, 2016, 28 (1): 118-121.

[31] 张勇军, 刘冬, 孙永苹, 等. 雷公藤多苷对糖尿病大鼠尿蛋白、肾小球硬化及足细胞的影响 [J] . 新医学, 2013, 44 (7): 504-507.

［32］王晓彤，崔国峰. 雷公藤甲素干预足细胞 snail1, nephrin 表达的研究［J］. 中国中西医结合肾病杂志，2014，10：903-905.

［33］MA R X, XU Y, JIANG W, et al. Combination of Tripterygium wilfordii Hook F and angiotensin receptor blocker synergistically reduces excretion of urinary podocytes in patients with type 2 diabetic kidney disease［J］. Biotechnol Biotechnol Equip, 2015, 29 (1)：139-146.

［34］陈晓昱. 雷公藤甲素对 MIA 模型大鼠膝骨关节炎 c-Jun、MMP-9 表达及血清炎性标志物的影响［J］. 实用药物与临床，2015，18 (11)：1293-1296.

［35］张静. 雷公藤甲素在调控人鼻咽癌转移相关基因中的作用及机制［J］. 医药导报，2013，32 (12)：1560-1562.

［36］袁菱，童德银. 雷公藤红素及其制剂的抗肿瘤研究进展［J］. 中国医院药学杂志，2016，36 (14)：1224-1229.

［37］焦晓琳，马梁明，鹿育晋. 雷公藤甲素通过 MDM2-p53 通路诱导白血病 K562/G01 细胞凋亡的研究［J］. 白血病·淋巴瘤，2016，6：336-339.

［38］王伟，王坤. 雷公藤甲素通过 ERK 通路诱导肺癌 A549 细胞自噬［J］. 中国病理生理杂志，2016，32 (9)：1551-1555.

［39］XIE C Q, ZHOU P, ZUO J, et al. Triptolide exerts pro-apoptotic and cell cycle arrest activity on drug-resistant human lung cancer A549/Taxol cells via modulation of MAPK and PI3K/Akt signaling pathways［J］. Onco Lett, 2016, 12 (5)：3586-3590.

［40］CHAUHAN L, JENKINS G D, BHISE N, et al. Genome-wide association analysis identified splicing single nucleotide polymorphism in CFLAR predictive of triptolide chemo - sensitivity［J］. BMC Genomics, 2015, 16 (1)：483.

［41］LI H, PAN G F, JIANG Z Z, et al. Triptolide inhibits human breast cancer MCF-7 cell growth via downregulation of the ERα-mediated signaling pathway［J］. Acta Pharmacol Sin, 2015, 36 (5)：606-613.

[42] JIANG X, HUANG X C, AO L, et al. Total alkaloids of Tripterygium hypoglaucum (levl.) Hutch inhibits tumor growth both in vitro and in vivo [J]. J Ethnopharmacol, 2014, 151 (1): 292-298.

[43] LIU T E, ZHANG L N, WANG S W, et al. Tripterygium glycosides induce premature ovarian failure in rats by promoting p53 phosphorylation and activating the serine/threonine kinase 11-p53-p21 signaling pathway [J]. Exp Ther Med, 2015, 10 (1): 12-18.

[44] KONG X Y, ZHANG Y Q, LIU C F, et al. Anti-angiogenic effect of triptolide in rheumatoid arthritis by targeting angiogenic cascade [J]. Plos One, 2013, 8 (10): e77513.

[45] 申琳, 运乃茹. 浅述雷公藤研究进展. 医学信息, 2015, 36: 393-394.

[46] 李春杏, 李太生, 朱珠, 等. 雷公藤在 HIV-1/AIDS 辅助治疗方面的研究现状 [J]. 中华中医药杂志, 2015, 8: 2857-2861.

[47] SHAN P N, LU Z Y, YE L H, et al. Effect of Tripterygium Wilfordii polyglycoside on experimental prostatitis caused by ureaplasma urealyticum in rats [J]. Med Sci Monit, 2016, 22: 3722-3726.

[48] ZUO A J, ZHAO P, ZHENG Y, et al. Tripterine inhibits proliferation, migration and invasion of breast cancer MDA-MB-231 cells by up-regulating microRNA-15a [J]. Biol Chem, 2019, DOI: 10.1515/hsz-2018-0469, Online ahead of print.

[49] CAO L, ZHANG X, CAO F F, et al. Inhibiting inducible miR-223 further reduces viable cells in human cancer cell lines MCF-7 and PC3 treated by celastrol [J]. BMC Cancer, 2015, 15 (1): 873.

[50] YAN Y Y, BI H, ZHANG W, et al. Downregulation and subcellular distribution of HER2 involved in MDA-MB-453 cell apoptosis induced by lapatinib/celastrol combination [J]. J BUON, 2017, 22 (3): 644-651. (该论文由"山西省基础研究计划项目（省青年基金）2014021037-6, 2014.01-2016.12, 雷公藤类化合物联合拉帕替尼促进 HER2/neu 过表达肿瘤细胞凋亡

及机制，已结题，结题优秀，闫燕艳主持"资助）

［51］IACONO M L, MONICA V, VAVALà T, et al. ATF2 contributes to cisplatin resistance in non-small cell lung cancer and celastrol induces cisplatin resensitization through inhibition of JNK/ATF2 pathway ［J］. Int J Cancer, 2015, 136（11）：2598-2609.

［52］WANG Y, LIU Q Y, CHEN H J, et al. Celastrol improves the therapeutic efficacy of EGFR-TKIs for non-small-cell lung cancer by overcoming EGFR T790M drug resistance ［J］. Anticancer Drugs, 2018, 29（8）：748-755.

［53］XU S W, LAW B Y K, MOK S W F, et al. Autophagic degradation of epidermal growth factor receptor in gefitinib-resistant lung cancer by celastrol ［J］. Int J Oncol, 2016, 49（4）：1576-1588.

［54］NABI F, SHAHZAD M, LIU J Y, et al. Hsp90 inhibitor celastrol reinstates growth plate angiogenesis in thiram-induced tibial dyschondroplasia ［J］. Avian Pathol, 2016, 45（2）：187-193.

［55］薛娅. 雷公藤红素通过 KLF8 抑制肺癌 A549 细胞的血管生成拟态和转移 ［D］. 南充：西华师范大学, 2018.

［56］GUO J Q, MEI Y, LI K, et al. Downregulation of miR-17-92a cluster promotes autophagy induction in response to celastrol treatment in prostate cancer cells ［J］. Biochem Biophys Res Commun, 2016, 478（2）：804-810.

［57］GUO J Q, HUANG X M, WANG H, et al. Celastrol Induces Autophagy by Targeting AR/miR-101 in Prostate Cancer Cells ［J］. Plos One, 2015, 10（10）：e0140745.

［58］WANG S R, MA K, ZHOU C Q, et al. LKB1 and YAP phosphorylation play important roles in Celastrol-induced β-catenin degradation in colorectal cancer ［J］. Ther Adv Med Oncol, 2019, 11：1758835919843736.

［59］QI Y P, WANG R P, ZHAO L, et al. Celastrol suppresses tryptophan catabolism in human colon cancer cells as revealed by metabolic profiling and targeted metabolite analysis ［J］. Biol Pharm Bull, 2018, 41（8）：1243-1250.

［60］GAO Y F, ZHOU S, PANG L Z, et al. Celastrol suppresses nitric oxide synthases and the angiogenesis pathway in colorectal cancer［J］. Free Radic Res, 2019, 53（3）: 324-334.

［61］WANG Q, YU X L, LI F, et al. Efficacy of celastrol combined with cisplatin in enhancing the apoptosis of U-2OS osteosarcoma cells via the mitochondrial and endoplasmic reticulum pathways of apoptosis［J］. Oncol Lett, 2019, 17（3）: 3305-3313.

［62］CHEN Y Y, OU Y S, TAO Y, et al. Effect and mechanisms of celastrol on the apoptosis of HOS osteosarcoma cells［J］. Oncol Rep, 2018, 40（4）: 2260-2268.

［63］LI, Z X, ZHANG J Z, TANG JC, et al. Celastrol increases osteosarcoma cell lysis by γδ T cells through up-regulation of death receptors［J］. Oncotarget, 2016, 7（51）: 84388-84397.

［64］YAO S S, HAN L, TIAN Z B, et al. Celastrol inhibits growth and metastasis of human gastric cancer cell MKN45 by down-regulating microRNA-21［J］. Phytother Res, 2019, 33（6）: 1706-1716.

［65］SHA M, YE J, LUAN Z Y, et al. Celastrol induces cell cycle arrest by MicroRNA-21-mTOR-mediated inhibition p27 protein degradation in gastric cancer［J］. Cancer Cell Int, 2015, 15（1）: 1-9.

［66］苗金钰, 佘君, 张玉磊, 等. 姜黄素联合雷公藤红素体内外抗胃癌作用评价［J］. 中成药, 2018, 40（3）: 549-553.

［67］LIU Y Y, GONG P G, ZHOU N, et al. Insufficient PINX1 expression stimulates telomerase activation by direct inhibition of EBV LMP1-NF-κB axis during nasopharyngeal carcinoma development［J］. Biochem Biophys Res Commun, 2019, 514（1）: 127-133.

［68］ZHU J F, LIU W R, CHEN C, et al. TPP1 OB-fold domain protein suppresses cell proliferation and induces cell apoptosis by inhibiting telomerase recruitment to telomeres in human lung cancer cells［J］. J Cancer Res Clin Oncol, 2019, 145（6）: 1509-1519.

［69］MIZUKOSHI E, KANEKO S. Telomerase-Targeted cancer immunotherapy［J］. Int J Mol Sci, 2019, 20（8）：1823.

［70］HUANG L M, JIN K T, LAN H R. Luteolin inhibits cell cycle progression and induces apoptosis of breast cancer cells through downregulation of human telomerase reverse transcriptase［J］. Oncol Lett, 2019, 17（4）：3842-3850.

［71］MA L, PENG L, FANG S, et al. Celastrol downregulates E2F1 to induce growth inhibitory effects in hepatocellular carcinoma HepG2 cells［J］. Oncol Rep, 2017, 38（5）：2951-2958.

［72］REN B, LIU H, GAO H, et al. Celastrol induces apoptosis in hepatocellular carcinoma cells via targeting ER-stress/UPR［J］. Oncotarget, 2017, 8（54）：93039-93050.

［73］LI H H, FAN Y C, YANG F, et al. The coordinated effects of Apatinib and Tripterine on the proliferation, invasiveness and apoptosis of human hepatoma Hep3B cells［J］. Oncol Lett, 2018, 16（1）：353-361.

［74］TANG W J, WANG J, TONG X, et al. Design and synthesis of celastrol derivatives as anticancer agents［J］. Eur J Med Chem, 2015, 95：166-173.

［75］LI X J, WANG H M, DING J, et al. Celastrol strongly inhibits proliferation, migration and cancer stem cell properties through suppression of Pin1 in ovarian cancer cells［J］. Eur J Pharmacol, 2019, 842：146-156.

［76］LIU X, ZHAO P, WANG X, et al. Celastrol mediates autophagy and apoptosis via the ROS/JNK and Akt/mTOR signaling pathways in glioma cells［J］. J Exp Clin Cancer Res, 2019, 38（1）：184.

［77］HSIEH M J, WANG C W, LIN J T, et al. Celastrol, a plant-derived triterpene, induces cisplatin-resistance nasopharyngeal carcinoma cancer cell apoptosis though ERK1/2 and p38 MAPK signaling pathway［J］. Phytomedicine, 2018, 58：152805.

［78］ZHONG Y L, XU G J, HUANG S, et al. Celastrol induce apoptosis of human multiple myeloma cells involving inhibition of proteasome activity［J］. Eur J Pharmacol, 2019, 853：184-192.

[79] 高琦，郭艳，魏小娟. 雷公藤红素对人胰腺癌细胞 PANC-1 增殖、侵袭和迁移的抑制作用 [J]. 中国癌症杂志，2019，1: 26-31.

[80] 柯长洪，李家玉，蔡继业. 雷公藤红素对 Hela 细胞增殖和凋亡的影响 [J]. 顺德职业技术学院学报，2018，16 (3): 1-9.

[81] 李娜，张天栋，王月峰，等. 雷公藤红素体内外诱导人宫颈癌 HeLa 细胞自噬作用及分子机制 [J]. 中国药学杂志，2018，53 (7): 513-517.

[82] 张俊鹏，张宝婵，李瑞明，等. 雷公藤甲素对大鼠睾丸和附睾的影响 [J]. 中成药，2014，36 (11): 2258-2260.

[83] 周铭，马丽华，崔颖，等. 雷公藤甲素对类风湿性关节炎患者外周血 T 细胞的免疫抑制作用 [J]. 中国药房，2014，47: 4441-4443.

[84] 骆永伟，施畅，廖明阳. 雷公藤甲素抗肿瘤作用机制研究进展 [J]. 中国中药杂志，2009，34 (16): 2024-2026.

[85] 尹亮，王亮，蒋维维，等. 雷公藤甲素对人肝癌细胞株 HepG2 体内外作用的研究 [J]. 南京医科大学学报（自然科学版），2011，2: 170-174.

[86] 陈永安，程蕾，苗洁琼，等. 雷公藤甲素抑制人肝癌 MHCC97H 细胞侵袭转移的实验研究 [J]. 康复学报，2012，22 (2): 22-24.

[87] 刘春晖，周玲玲，马可迅，等. 从自噬角度研究雷公藤甲素引起 HepG2 细胞肝毒性的机制 [J]. 中国实验方剂学杂志，2017，23 (10): 99-103.

[88] 赵东晓，陈弘磊，孟冠敏，等. 低浓度雷公藤甲素联合顺铂对肝癌细胞 HepG2 活性的影响 [J]. 浙江中西医结合杂志，2017，27 (5): 366-369.

[89] 刘娟娟. 雷公藤甲素抑制结肠癌细胞增殖的机制研究 [D]. 西安: 第四军医大学，2012.

[90] 赵林，吴鹏，章平贵. 雷公藤甲素对人结肠癌 HCT116 细胞增殖、自噬和凋亡的影响 [J]. 中国药理学通报，2016，32 (10): 1399-1404.

[91] 乔志新，贺敏，李伟静，等. 雷公藤甲素诱导胰腺癌细胞凋亡

［J］．生物技术通讯，2013，4：519-522．

［92］骆锦彬．SRp20蛋白与雷公藤甲素诱导胰腺癌细胞凋亡的相关机制研究［D］．福州：福建医科大学，2015．

［93］CHEN Z Y, SANGWAN V, BANERJEE S, et al. Triptolide sensitizes pancreatic cancer cells to TRAIL-induced activation of the Death Receptor pathway［J］．Cancer Lett, 2014, 348（1-2）：156-166．

［94］MACKENZIE T N, MUJUMDAR N, BANERJEE S, et al. Triptolide induces the expression of mir-142-3p: a negative regulator of heat shock protein 70 and pancreatic cancer cell proliferation［J］．Mol Cancer Ther, 2013, 12（7）：1266-1275．

［95］肖婧薇，江振洲，刘晶，等．雷公藤甲素对人胃癌细胞株SGC-7901增殖的抑制作用及其机制［J］．中草药，2011，42（6）：1174-1176．

［96］余炜，谢瑞祥，陈娟，等．雷公藤内酯醇对胃癌细胞增殖、凋亡及上皮间质转化的影响［J］．临床肿瘤学杂志，2016，21（10）：883-888．

［97］WANG B Y, CAO J, CHEN J W, et al. Triptolide induces apoptosis of gastric cancer cells via inhibiting the overexpression of MDM2［J］．Med Oncol, 2014, 31（11）：270．

［98］梅怡，史永照，冯雯，等．雷公藤甲素对乳腺癌细胞p53、p73基因甲基化的影响以及对细胞增殖的抑制作用［J］．第二军医大学学报，2012，33（4）：380-384．

［99］姚方辉．雷公藤甲素对三阴性乳腺癌细胞增殖和凋亡的影响的实验研究［D］．福州：福建医科大学，2015．

［100］李猛．雷公藤甲素对人乳腺癌干细胞干性的影响与初步机制研究［D］．青岛：中国海洋大学，2015．

［101］SHAO H M, MA J H, GUO T H, et al. Triptolide induces apoptosis of breast cancer cells via a mechanism associated with the Wnt/β-catenin signaling pathway［J］．Exp Ther Med, 2014, 8（2）：505-508．

［102］王晓菲，吴强，孙志华，等．雷公藤甲素通过依赖于caspase的线粒体途径促进子宫内膜癌细胞凋亡［J］．南京医科大学学报（自然科学

版），2013，33（2）：168-171.

[103] 黄骁昊，孙志华，吴强. 雷公藤甲素对离体子宫内膜癌细胞株增殖及凋亡信号通路 PI3K/PKB 的影响 [J]. 南京医科大学学报（自然科学版），2010，30（7）：910-913.

[104] 蔡玉，孙志华，吴强，等. 雷公藤甲素对人子宫内膜癌细胞株HEC-1B 的影响 [J]. 现代妇产科进展，2009，4：282-285.

[105] 吴沁航，符士源. 雷公藤甲素抗卵巢癌的研究进展 [J]. 中草药，2016，47（6）：1049-1052.

[106] 姚根宏，栾建凤，叶东，等. 雷公藤甲素对急性 T 淋巴细胞白血病 Jurkat 细胞增殖和凋亡的影响 [J]. 中国实验血液学杂志，2008，3：506-509.

[107] 环飞，胡艳辉，秦珩，等. 雷公藤甲素对白血病 HL-60 和 Jurkat 细胞增殖及凋亡的影响 [J]. 南京医科大学学报（自然科学版），2015，1：36-39.

[108] 焦晓琳. 雷公藤甲素诱导 K562/G01 细胞凋亡的 MDM2-P53 机制研究 [D]. 太原：山西医科大学，2016.

[109] LI H, HUI L L, XU W L, et al. Triptolide modulates the sensitivity of K562/A02 cells to adriamycin by regulating miR-21 expression [J]. Pharm Biol, 2012, 50 (10)：1233-1240.

[110] 刘蕾. 雷公藤甲素通过 Caspase-3 介导的 ROCK1 活化和 MLC 磷酸化诱导人白血病细胞凋亡 [D]. 重庆：第三军医大学，2014.

[111] 蔡静怡，梁亮，王巍，等. 雷公藤内酯醇对淋巴瘤 Raji 细胞 ID4基因及 DNA 甲基转移酶表达的影响 [J]. 现代肿瘤医学，2017，25（2）：198-201.

[112] 龙聪. 雷公藤甲素对原发性渗出性淋巴瘤细胞的影响及分子机制研究 [D]. 武汉：武汉大学，2016.

[113] 宋岚，徐朝军，张彩平，等. 雷公藤甲素对人肺腺癌 A549 细胞增殖和凋亡的影响 [J]. 中国临床药理学与治疗学，2006，11（11）：1275-1278.

[114] 王中华. 雷公藤甲素对肺癌 A549/DDP 细胞多药耐药的逆转作用及机制 [J]. 中国现代应用药学, 2014, 31 (1): 26-31.

[115] 王秀, 张竞竞, 张配, 等. 雷公藤甲素诱导鼻咽癌细胞凋亡作用 [J]. 中国药理学通报, 2014, 8: 1147-1150.

[116] 张伟英. 雷公藤甲素联合照射抑制鼻咽癌细胞的作用及机制研究 [D]. 南宁: 广西医科大学, 2017.

[117] 卜强, 曾明辉, 蒋华, 等. 吡柔比星联合雷公藤甲素对人膀胱癌 T24 细胞生长的影响 [J]. 肿瘤, 2014, 34 (6): 514-519.

[118] HO J N, BYUN S S, LEE S, et al. Synergistic antitumor effect of triptolide and cisplatin in cisplatin resistant human bladder cancer cells [J]. J Urol, 2015, 193 (3): 1016-1022.

[119] 石倩玮, 李曙光, 李俊, 等. 雷公藤甲素抗骨肉瘤细胞的实验研究 [J]. 中国中西医结合杂志, 2013, 33 (5): 659-663.

[120] ZHAO X W, ZHANG Q, CHEN L. Triptolide induces the cellapoptosis of osteosarcoma cells through the TRAIL pathway [J]. Oncol Rep, 2016, 36 (3): 1499-1505.

[121] WAJANT H, SCHEURICH P. TNFR1 - induced activation of the classical NF-κB pathway [J]. FEBS J. 2011, 278 (6): 862-876.

[122] THOMAS R P, FARROW B J, KIM S, et al. Selective targeting of the nuclear factor-κB pathway enhances tumor necrosis factor-related apoptosis-inducing ligand-mediated pancreatic cancer cell death [J]. Surgery, 2002, 132 (2): 127-134.

[123] AGGARWAL B B. Signalling pathways of the TNF superfamily: A double-edged sword [J]. Nat Rev Immunol, 2003, 3 (9): 745-756.

[124] KAUFMANN T, STRASSER A, JOST P J. Fas death receptor signalling: Roles of Bid and XIAP [J]. Cell Death Differ, 2012, 19 (1): 42-50.

[125] YOU L, DONG X, NI B, et al. Triptolide induces apoptosis through fas death and mitochondrial pathways in heparg cell line [J]. Front Pharmacol, 2018, 9: 813.

[126] PITTI R M, MARSTERS S A, RUPPERT S, et al. Induction of apoptosis by apo-2 ligand, a new member of the tumor necrosis factor cytokine family [J]. J Biol Chem, 1996, 271 (22): 12687-12690.

[127] LINDSAY J, ESPOSTI M D, GILMORE A P. Bcl-2 proteins and mitochondria-specificity in membrane targeting for death [J]. Biochim Biophys Acta, 2011, 1813 (4): 532-539.

[128] CHEN T T, ZHAO X X, REN Y M, et al. Triptolide modulates tumour-colonisation and anti-tumour effect of attenuated Salmonella encoding DNase I [J]. Appl Microbiol Biotechnol, 2019, 103 (2): 929-939.

[129] KONG J M, WANG L, REN L, et al. Triptolide induces mitochondria-mediated apoptosis of Burkitt´s lymphoma cell via deacetylation of GSK-3 beta by increased SIRT3 expression [J]. Toxicol Appl Pharmacol, 2018, 342: 1-13.

[130] QU K, SHEN N Y, XU X S, et al. Emodin induces human T cell apoptosis in vitro by ROS-mediated endoplasmic reticulum stress and mitochondrial dysfunction [J]. Acta Pharmacol Sin, 013, 34 (9): 1217-1228.

[131] CHAN S F, CHEN Y Y, LIN J J, et al. Triptolide induced cell death through apoptosis and autophagy in murine leukemia WEHI - 3 cells in vitro and promoting immune responses in WEHI - 3 generated leukemia mice in vivo [J]. Environ Toxicol, 2017, 32 (2): 550-568.

[132] TAN B J, CHIU G N C. Role of oxidative stress, endoplasmic reticulum stress and ERK activation in triptolide-induced apoptosis [J]. Int J Oncol, 2013, 42 (5): 1605-1612.

[133] 雷思雨, 陈曼曼, 陈斌, 等. 细胞自噬与肿瘤微环境的关系研究进展 [J]. 蚌埠医学院学报, 2018, 271 (7): 145-147.

[134] 高欢, 曲晓宇, 张月明, 等. Erk 信号传导通路在雷公藤甲素诱导人乳腺癌 MCF-7 细胞自噬与凋亡中的影响 [J]. 中国医院药学杂志, 2018, 38 (9): 930-933.

[135] LI X G, LU Q L, XIE W, et al. Anti-tumor effects of triptolide on

angiogenesis and cell apoptosis in osteosarcoma cells by inducing autophagy via repressing Wnt/β-Catenin signaling [J] . Biochem Biophys Res Commun, 2018, 496 (2): 443-449.

[136] MUJUMDAR N, MACKENZIE T N, DUDEJA V, et al. Triptolide induces cell death in pancreatic cancer cells by apoptotic and autophagic pathways [J] . Gastroenterology, 2010, 139 (2): 598-608.

[137] JI W, LIU S J, ZHAO X, et al. Triptolide inhibits proliferation, differentiation and induces apoptosis of osteoblastic MC3T3-E1 cells [J] . Mol Med Rep, 2017, 16 (5): 7391-7397.

[138] ZHANG F Z, HO D H H, WONG R H F. Triptolide, a HSP90 middle domain inhibitor, induces apoptosis in triple manner [J] . Oncotarget, 2018, 9 (32): 22301-22315.

[139] LI F Q, ZHAO D X, YANG S W, et al. ITRAQ-based proteomics analysis of Triptolide on human A549 lung adenocarcinoma cells [J] . Cell Physiol Biochem, 2018, 45 (3): 917-934.

[140] LI R, ZHANG Z, WANG J W, et al. Triptolide suppresses growth and hormone secretion in murine pituitary corticotroph tumor cells via NF-kappaB signaling pathway [J] . Biomed Pharmacother, 2017, 95: 771-779.

[141] LI J J, ZHU W B, LENG T D, et al. Triptolide-induced cell cycle arrest and apoptosis in human renal cell carcinoma cells [J] . Oncol Rep, 2011, 25 (4): 979-987.

[142] HUANG Y, WU S, ZHANG Y, et al. Antitumor effect of triptolide in T-cell lymphoblastic lymphoma by inhibiting cell viability, invasion, and epithelial-mesenchymal transition via regulating the PI3K/AKT/mTOR pathway [J] . Onco Targets Ther, 2018, 11: 769-779.

[143] ZHANG H, LI H, LIU Z, et al. Triptolide inhibits the proliferation and migration of medulloblastoma Daoy cells by upregulation of microRNA-138 [J] . J Cell Biochem, 2018, 119 (12): 9866-9877.

[144] WANG H J, MA D Y, WANG C H, et al. Triptolide inhibits invasion

and tumorigenesis of hepatocellular carcinoma MHCC-97H cells through nf-κb signaling [J] . Med Sci Monit, 2016, 22: 1827-1836.

[145] CHEN Y W, LIN G J, CHUANGY P, et al. Triptolide circumvents drug-resistant effect and enhances 5-fluorouracil antitumor effect on KB cells [J] . Anti-cancer drugs, 2010, 21 (5): 502-513.

[146] YI J M, HUAN X J, SONG S S, et al. Triptolide induces cell killing in multidrug-resistant tumor cells via CDK7/RPB1 rather than XPB or p44 [J] . Mol Cancer Ther, 2016, 15 (7): 1495-1503.

[147] 刘彪. 基于调节性 T 细胞的雷公藤甲素抗 B16-F10 荷瘤机制研究 [D] . 武汉: 湖北大学, 2011.

[148] HU H, LUO L P, LIU F, et al. Anti-cancer and sensibilisation effect of triptolide on human epithelial ovarian cancer [J] . J Cancer , 2016, 7 (14): 2093-2099.

[149] COSTACHE M I, IOANA M H, IORDACHE S, et al. VEGF expression in pancreatic cancer and other malignancies: A review of the literature [J] . Rom J Intern Med, 2015, 53 (3): 199-208.

[150] LIU H T, TANG L B, LI X Y, et al. Triptolide inhibits vascular endothelial growth factormediated angiogenesis in human breast cancer cells [J] . Exp Ther Med, 2018, 16 (2): 830-836.

[151] MA J X, SUN Y L, WANG Y Q, et al. Triptolide induces apoptosis and inhibits the growth and angiogenesis of human pancreatic cancer cells by downregulating COX-2 and VEGF [J] . Oncol Res, 2013, 20 (8): 359-368.

[152] WU Q, YANG Z, NIE Y, et al. Multi-drug resistance in cancer chemotherapeutics: Mechanisms and lab approaches [J] . Cancer Lett, 2014, 347 (2): 159-166.

[153] TENG F, XU Z Y, CHEN JH, et al. DUSP1 induces apatinib resistance by activating the MAPK pathway in gastric cancer [J] . Oncol Rep, 2018, 40 (3): 1203-1222.

[154] GUO Q, NAN X X, YANG J R, et al. Triptolide inhibits the

multidrug resistance in prostate cancer cells via the downregulation of MDR1 expression [J]. Neoplasma, 2013, 60 (6): 598-604.

[155] XIE C Q, ZHOU P, ZUO J, et al. Triptolide exerts pro-apoptotic and cell cycle arrest activity on drug-resistant human lung cancer A549/Taxol cells via modulation of MAPK and PI3K/Akt signaling pathways [J]. Oncol Lett, 2016, 2 (5): 3586-3590.

[156] 周玉燕, 王明艳, 潘学娟, 等. 斑蝥酸钠协同雷公藤甲素诱导肝癌细胞株 7721 凋亡 [J]. 中南大学学报 (医学版), 2016, 41 (9): 911-917.

[157] QIAO Z X, HE M, HE M U, et al. Synergistic antitumor activity of gemcitabine combined with triptolide in pancreatic cancer cells [J]. Oncol Lett, 2016, 11 (5): 3527-3533.

[158] LIU Y, CUI Y F. Synergism of cytotoxicity effects of triptolide and artesunate combination treatment in pancreatic cancer cell lines [J]. Asian Pac J Cancer Prev, 2013, 14 (9): 5243-5248.

[159] JIANG N, DONG X P, ZHANG S L, et al. Triptolide reverses the Taxol resistance of lung adenocarcinoma by inhibiting the NF-kappa B signaling pathway and the expression of NF-kappa B-regulated drug-resistant genes [J]. Mol Med Rep, 2016, 13 (1): 153-159.

[160] ZHANG W Y, KANG M, ZHANG T T, et al. Triptolide combined with radiotherapy for the treatment of nasopharyngeal carcinoma via nf-κb-related mechanism [J]. Int J Mol Sci, 2016, 17 (12): 2139.

[161] YANG Y, ZHANG L J, BAI X G, et al. Synergistic antitumour effects of triptolide plus gemcitabine in bladder cancer [J]. Biomed Pharmacother, 2018, 106: 1307-1316.

[162] LIN Y L, PENG N N, LI J P, et al. Herbal compound triptolide synergistically enhanced antitumor activity of amino-terminal fragment of urokinase [J]. Mol Cancer, 2013, 12 (1): 54.

[163] LIU Y S, XIAO E H, YUAN L, et al. Triptolide synergistically en-

hances antitumor activity of oxaliplatin in colon carcinoma in vitro and in vivo [J] . Dna Cell Biol, 2014, 33 (7): 418-425.

[164] CHEN R H, TIAN YJ. Enhanced Anti-tumor efficacy of aspirin combined with triptolide in cervical cancer cells [J] . Asian Pac J Cancer Prev, 2013, 14 (5): 3041-3044.

[165] LIU J, CHENG H, HAN L, et al. Synergistic combination therapy of lung cancer using paclitaxel- and triptolide-coloaded lipid-polymer hybrid nanoparticles [J] . Drug Des Devel Ther, 2018, 12: 3199-3209.

[166] XU C, SONG R J, LU P, et al. pH-triggered charge-reversal and redox-sensitive drug release polymer micelles co-deliver doxorubicin and triptolide for prostate tumor therapy [J] . Int J Nanomedicine, 2018, 13: 7229-7249.

[167] DING B Y, WAHID M A, WANG Z J, et al. Triptolide and celastrol loaded silk fibroin nanoparticles show synergistic effect against human pancreatic cancer cells [J] . Nanoscale, 2017, 9 (32): 11739-11753

[168] 熊霄源. 雷公藤甲素-姜黄素共载纳米系统对卵巢癌的治疗研究 [D] . 上海: 上海交通大学, 2016.

[169] TANG W H, BAI S T, TONG L, et al. Chemical constituents from Celastrus aculeatus Merr [J] . Biochem Syst Ecol, 2014, 54: 78-82.

[170] YANG H J, LANDIS-PIWOWAR K R, LU D Y, et al. Pristimerin induces apoptosis by targeting the proteasome in prostate cancer cells [J] . J Cell Biochem, 2008, 103 (1): 234-244.

[171] LIU Y B, GAO X H, DEEB D, et al. Ubiquitin-proteasomal degradation of antiapoptotic survivin facilitates induction of apoptosis in prostate cancer cells by pristimerin [J] . Int J Oncol, 2014, 45 (4): 1735-1741.

[172] LIU Y B, GAO X H, DEEB D, et al. Role of telomerase in anticancer activity of pristimerin in prostate cancer cells [J] . J Exp Ther Oncol, 2017, 11 (1): 41-49.

[173] LEE S O, KIM J S, LEE M S, et al. Anti-cancer effect of pristimerin by inhibition of HIF-1α involves the SPHK-1 pathway in hypoxic prostate cancer

cells [J] . BMC Cancer, 2016, 16 (1): 701.

[174] ZUO J W, GUO Y Q, PENG X S, et al. Inhibitory action of pristime-rin on hypoxia mediated metastasis involves stem cell characteristics and EMT in PC-3 prostate cancer cells [J] . Oncol Rep, 2015, 33 (3): 1388-1394.

[175] HUANG S, HE P H, PENG X S, et al. Pristimerin inhibits prostate cancer bone metastasis by targeting pc-3 stem cell characteristics and vegf-induced vasculogenesis of BM-EPCs [J] . Cell Physiolo Biochem, 2015, 37 (1): 253-268.

[176] WU C C, CHAN M L, CHEN W Y, et al. Pristimerin induces caspase-dependent apoptosis in MDA-MB-231 cells via direct effects on mitochon-dria [J] . Mol Cancer Ther, 2005, 4 (8): 1277-1285.

[177] LEE J S, YOON I S, LEE M S, et al. Anticancer activity of pristime-rin in epidermal growth factor receptor 2-positive SKBR3 human breast cancer cells [J] . Biol Pharm Bull, 2013, 36 (2): 316-325.

[178] MU X M, SHI W, SUN L X, et al. Pristimerin inhibits breast cancer cell migration by up- regulating regulator of G protein signaling 4 expression [J] . Asian Pac J Cancer Prev, 2012, 13 (4): 1097-1104.

[179] XIE G E, YU X P, LIANG H C, et al. Pristimerin overcomes adria-mycin resistance in breast cancer cells through suppressing Akt signaling [J] . Oncol Lett, 2016, 11 (5): 3111-3116.

[180] CEVATEMRE B, ERKıSA M, AZTOPAL N, et al. A promising natural product, pristimerin, results in cytotoxicity against breast cancer stem cells in vitro and xenografts in vivo through apoptosis and an incomplete autopaghy in breast cancer [J] . Pharmacol Res, 2017, 129: 500-514.

[181] YOUSEF B A, GUERRAM M, HASSAN H M, et al. Pristimerin demonstrates anticancer potential in colorectal cancer cells by inducing G1 phase ar-rest and apoptosis and suppressing various pro-survival signaling proteins [J] . On-col Rep, 2016, 35 (2): 1091-1100.

[182] YOUSEF B A, HASSAN H M, ZHANG L Y, et al. Pristimerin exhib-

its in vitro and in vivo anticancer activities through inhibition of nuclear factor-κB signaling pathway in colorectal cancer cells [J]. Phytomedicine, 2018, 40: 140-147.

[183] PARK J H, KIM J K. Pristimerin, a naturally occurring triterpenoid, attenuates tumorigenesis in experimental colitis-associated colon cancer [J]. Phytomedicine, 2018, 42: 164-171.

[184] ZHAO H W, WANG C, LU B, et al. Pristimerin triggers AIF-dependent programmed necrosis in glioma cells via activation of JNK [J]. Cancer Lett, 2016, 374 (1): 136-148.

[185] GAO X H, LIU Y B, DEEB D, et al. Anticancer activity of pristimerin in ovarian carcinoma cells is mediated through the inhibition of prosurvival Akt/NF-κB/mTOR signaling [J]. J Exp Ther Oncol, 2014, 10 (4): 275-283.

[186] GUO Y, WEI Z, YAN Y Y, et al. Triterpenoid pristimerin induced HepG2 cells apoptosis through ROS-mediated mitochondrial dysfunction [J]. J BUON, 2013, 18 (2): 477-485.

[187] WEI W, SONG W, WANG X, et al. Novel celastrol derivatives inhibit the growth of hepatocellular carcinoma patient-derived xenografts [J]. Oncotarget, 2014, 5 (14): 5819-5831.

[188] OTóN T, CARMONA L. The epidemiology of established rheumatoid arthritis [J]. Best Pract Res Clin Rheumatol, 2019, 33 (5): 101477.

[189] 高皖皎, 邓秋狄, 白殊同, 等. 佐剂型关节炎大鼠滑膜成纤维细胞模型建立及特征分析 [J]. 中国药理学通报, 2015, 31 (12): 1693-1698.

[190] TONG L, NANJUNDAIAH S M, VENKATESHA S H, et al. Pristimerin, a naturally occurring triterpenoid, protects against autoimmune arthritis by modulating the cellular and soluble immune mediators of inflammation and tissue damage [J]. Clin Immunol, 2014, 155 (2): 220-230.

[191] DENG Q D, BAI S T, GAO W J, et al. Pristimerin inhibits angiogen-

esis in adjuvant-induced arthritic rats by suppressing VEGFR2 signaling pathways ［J］. Int Immunopharmacol, 2015, 29（2）: 302-313.

［192］JIN Y L, WANG Y J, ZHAO D N, et al. Pristimerin attenuates ovalbumin-induced allergic airway inflammation in mice ［J］. Immunopharmacol Immunotoxicol, 2016, 38（3）: 221-227.

［193］SHAABAN A A, EL-KASHEF D H, HAMED M F, et al. Protective effect of pristimerin against LPS-induced acute lung injury in mice ［J］. Int Immunopharmacol, 2018, 59: 31-39.

［194］KIM H J, PARK G M, KIM J K. Anti-inflammatory effect of pristimerin on lipopolysaccharide-induced inflammatory responses in murine macrophages ［J］. Arch Pharm Res, 2013, 36（4）: 495-500.

［195］徐美珍. 南蛇藤属植物化学成分研究进展 ［J］. 中草药, 1997, 28（8）: 502-505.

［196］谢闰娥, 杜晶春, 董桂兰, 等. 扁蒴藤素对紫杉醇耐药乳腺癌细胞生长的抑制作用 ［J］. 贵阳医学院学报, 2016, 41（9）: 1029-1032.

［197］李暐, 郭江睿, 姚正盛, 等. 扁蒴藤素对人鼻咽癌HNE2细胞增殖的抑制作用研究 ［J］. 现代生物医学进展, 2015, 15（35）: 6826-6830.

［198］WU T C, GENG J, GUO W J, et al. Asiatic acid inhibits lung cancer cell growth in vitro and in vivo by destroying mitochondria ［J］. Acta Pharm Sin B, 2017, 7（1）: 65-72.

［199］QI S S, GUO L Y, YAN S Z, et al. Hypocrellin A-based photodynamic action induces apoptosis in A549 cells through ROS-mediated mitochondrial signaling pathway ［J］. Acta Pharm Sin B, 2019, 9（2）: 279-293.

［200］XIAO J, XING F Y, LIU Y X, et al. Garlic-derived compound S-allylmercaptocysteine inhibits hepatocarcinogenesis through targeting LRP6/Wnt pathway ［J］. Acta Pharm Sin B, 2018, 8（4）: 575-586.

［201］KALE J, OSTERLUND EJ, ANDREWS DW. BCL-2 family proteins: Changing partners in the dance towards death ［J］. Cell Death Differ, 2018, 25（1）: 65-80.

［202］DORSTYN L, AKEY C W, KUMAR S. New insights into apoptosome structure and function ［J］. Cell Death Differ, 2018, 25 (7): 1194-1208.

［203］ESTAQUIER J, VALLETTE F, VAYSSIERE J L, et al. The mitochondrial pathways of apoptosis ［J］. Adv Exp Med Biol, 2012, 942: 157-183.

［204］GUPTA S. Molecular steps of death receptor and mitochondrial pathways of apoptosis ［J］. Life Sci, 2001, 69 (25-26): 2957-2964.

［205］PECINA-SLAUS N. Genetic and molecular insights into apoptosis ［J］. Acta Med Croatica, 2009, 63 (Suppl 2): 13-19.

［206］DEEB D, GAO X H, LIU Y B, et al. Pristimerin, a quinonemethide triterpenoid, induces apoptosis in pancreatic cancer cells through the inhibition of pro-survival Akt/NF-kappaB/mTOR signaling proteins and anti-apoptotic Bcl-2 ［J］. Int J Oncol, 2014, 44 (5): 1707-1715.

［207］ZHAO H W, WANG C, LU B, et al. Pristimerin triggers AIF-dependent programmed necrosis in glioma cells via activation of JNK ［J］. Cancer Lett, 2016, 374 (1): 136-148.

［208］YOUSEF B A, HASSAN H M, GUERRAM M, et al. Pristimerin inhibits proliferation, migration and invasion, and induces apoptosis in HCT-116 colorectal cancer cells ［J］. Biomed Pharmacother, 2016, 79: 112-119.

［209］BYUN J Y, KIM M J, EUM D Y, et al. Reactive oxygen species-dependent activation of bax and poly (adp-ribose) polymerase-1 is required for mitochondrial cell death induced by triterpenoid pristimerin in human cervical cancer cells ［J］. Mol Pharmacol, 2009, 76 (4): 734-744.

［210］COSTA P M D, FERREIRA P M P, BOLZANI V D S, et al. Antiproliferative activity of pristimerin isolated from Maytenus ilicifolia (Celastraceae) in human HL-60 cells ［J］. Toxicol. In Vitro, 2008, 22 (4): 854-863.

［211］KOBAYASHI H, TOMARI Y. RISC assembly: Coordination between small RNAs and Argonaute proteins ［J］. Biochim Biophys Acta, 2016, 1859 (1): 71-81.

[212] LI Z Y, HU C, ZHEN Y, et al. Pristimerin inhibits glioma progression by targeting AGO2 and PTPN1 expression via miR–542–5p [J]. Biosci Rep, 2019, 39 (5): SR20182389.

[213] RAVANAN P, SRIKUMAR I F, TALWAR P. Autophagy: The spotlight for cellular stress responses [J]. Life Sci, 2017, 188: 53-67.

[214] MIZUSHIMA N, LEVINE B, CUERVO A M, et al. Autophagy fights disease through cellular self-digestion [J]. Nature, 2008, 451 (7182): 1069.

[215] LEE Y, NA J, LEE M S, et al. Combination of pristimerin and paclitaxel additively induces autophagy in human breast cancer cells via ERK1/2 regulation [J]. Mol Med Rep, 2018, 18 (5): 4281-4288.

[216] SMITH M, WILKINSON S. ER homeostasis and autophagy [J]. Essays Biochem, 2017, 61 (6): 625-635.

[217] Huang W J#, Yan Y Y# (共同第一), Liu Y#, et al. Exosomes with low miR–34c–3p expression promote invasion and migration of non–small cell lung cancer by upregulating integrin α2β1 [J]. Signal Transduct Target Ther, 2020, 5 (1): 39.

[218] MU X M, SHI W, SUN L X, et al. Pristimerin inhibits breast cancer cell migration by up-regulating regulator of G protein signaling 4 expression [J]. Asian Pac J Cancer Prev, 2012, 13 (4): 1097-1104.

[219] LEE J S, YOON I S, LEE M S, et al. Anticancer activity of pristimerin in epidermal growth factor receptor 2-positive SKBR3 human breast cancer cells [J]. Biol Pharm Bull, 2013, 36 (2): 316-325.

[220] CHAFFER C L, SAN JUAN B P, LIM E, et al. EMT, cell plasticity and metastasis [J]. Cancer Metastasis Rev, 2016, 35 (4): 645-654.

[221] ZUO J W, GUO Y Q, PENG X S, et al. Inhibitory action of pristimerin on hypoxia mediated metastasis involves stem cell characteristics and EMT in PC-3 prostate cancer cells [J]. Oncol Rep, 2015, 33 (3): 1388-94.

[222] TU Y, TAN F, ZHOU J, et al. Pristimerin targeting NF-κB pathway inhibits proliferation, migration, and invasion in esophageal squamous cell

carcinoma cells [J]. Cell Biochem Funct, 2018, 36 (4): 228-240.

[223] LI T, KANG G, WANG T, et al. Tumor angiogenesis and anti-angiogenic gene therapy for cancer [J]. Oncol Lett, 2018, 16 (1): 687-702.

[224] MU X, SHI W, SUN L, et al. Pristimerin, a Triterpenoid, Inhibits Tumor Angiogenesis by Targeting VEGFR2 Activation [J]. Molecules, 2012, 17 (6): 6854-6868.

[225] LEE S O, KIM J S, LEE M S, et al. Anti-cancer effect of pristimerin by inhibition of HIF-1α involves the SPHK-1 pathway in hypoxic prostate cancer cells [J]. BMC Cancer, 2016, 16 (1): 701.

[226] WU Q, YANG Z, NIE Y, et al. Multi-drug resistance in cancer chemotherapeutics: Mechanisms and lab approaches [J]. Cancer Lett, 2014, 347 (2): 159-166.

[227] DEWANJEE S, DUA T K, BHATTACHARJEE N, et al. Natural products as alternative choices for p-glycoprotein (P-gp) inhibition [J]. Molecules, 2017, 22 (6): 871.

[228] YAN Y Y, WANG F, ZHAO X Q, et al. Degradation of P-glycoprotein by pristimerin contributes to overcoming ABCB1-mediated chemotherapeutic drug resistance in vitro [J]. Oncol Rep, 2017, 37 (1): 31-40.

[229] ANDRé P, DENIS C, SOULAS C, et al. Anti-NKG2A mAb is a checkpoint inhibitor that promotes anti-tumor immunity by unleashing both T and NK cells [J]. Cell, 2018, 175 (7): 1731-1743.

[230] HO J W, CHEUNG M W. Combination of phytochemicals as adjuvants for cancer therapy [J]. Recent Pat. Anticancer Drug Discov, 2014, 9 (3): 297-302.

[231] EFFERTH T. Cancer combination therapies with artemisinin-type drugs [J]. Biochem Pharmacol, 2017, 139: 56-70.

[232] SáNCHEZ B G, BORT A, MATEOS-GóMEZ P A, et al. Combination of the natural product capsaicin and docetaxel synergistically kills human prostate cancer cells through the metabolic regulator AMP-activated kinase [J]. Cancer

Cell Int, 2019, 19: 54.

[233] EUM D Y, BYUN J Y, YOON C H, et al. Triterpenoid pristimerin synergizes with taxol to induce cervical cancer cell death through reactive oxygen species – mediated mitochondrial dysfunction [J] . Cell Death Dis, 2011, 22 (8): 763-773.

[234] WANG Y W, ZHOU Y N, ZHOU H X, et al. Pristimerin causes G1 arrest, induces apoptosis, and enhances the chemosensitivity to gemcitabine in pancreatic cancer cells [J] . PLoS One, 2012, 7 (8): e43826.

第四章 丹 参

丹参（*Salviae Miltiorrhizae Radix Rhizoma*）为祖国传统中药材，始载于《神农本草经》，列为上品，后世《吴普本草》《日华子本草》等均有记载。《中国药典》2015 年版中，药材丹参为唇形科（Labiatae）鼠尾草属的干燥根及根茎。其味苦、性微寒，归心、肝二经，主产于河北、山西、陕西、山东、河南、江苏、浙江、安徽等地，具有活血祛瘀、通经止痛、清心除烦、凉血消痈的功效。丹参主治胸痹心痛、脘腹胁痛、心烦不眠、月经不调、疮疡肿痛等，是临床上常用的活血化瘀类药物。由于丹参对血液以及心血管系统的作用非常显著，近年来，医药学界对丹参的研究越来越广泛，其改善微循环、抗凝血、抗血栓、降压等作用也已得到临床证实，具有广阔的开发前景。丹参的主要成分为水溶性的酚酸类以及脂溶性的丹参酮类化合物。脂溶性丹参酮是其重要的生物活性成分，主要包括丹参酮ⅡA、二氢丹参酮、丹参酮Ⅰ和隐丹参酮。前期研究表明，这四种丹参酮在体内外均通过不同的分子机制对肿瘤细胞有明显的抑制作用。其机制主要包括抑制肿瘤细胞生长、转移、侵袭、血管生成、诱导凋亡、细胞自噬、抗肿瘤免疫等。

丹参酮是一种天然萜类化合物，是从中药丹参中分离得到的主要生物活性成分。中国传统上用于治疗心脑血管疾病[1-3]。现代药学研究表明，丹参酮还具有抗血管生成、抗氧化、抗菌、抗炎和抗肿瘤活性[4-6]。根据化学结构，丹参酮可分为不同类型，一般认为，丹参酮ⅡA（Tan ⅡA）、隐丹参酮（CT）、丹参酮Ⅰ（Tan Ⅰ）、二氢丹参酮（DT）最为重要[7, 8]。它们的化学结构可见图 4-1。

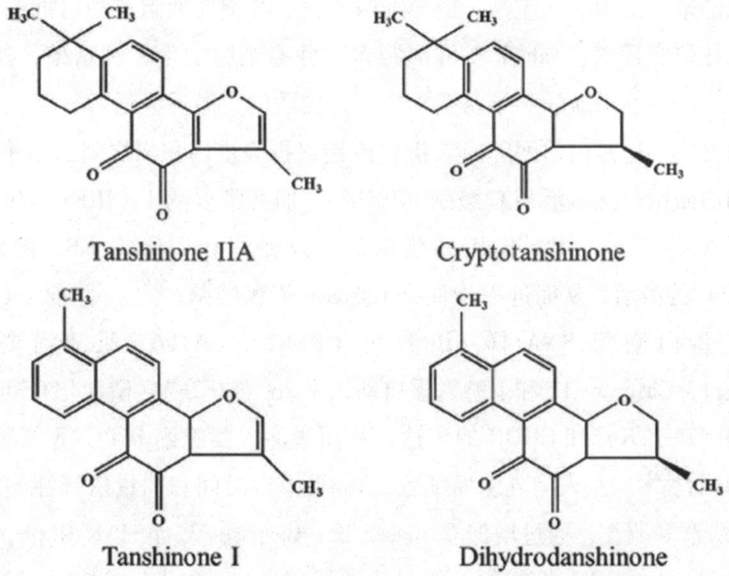

图 4-1

第一节　丹参酮 ⅡA 抗肿瘤作用及机制

丹参酮ⅡA（Tan ⅡA）是从丹参中分离得到的一种红色结晶物质。现代研究表明，Tan ⅡA 具有多种生理功能，具有极高的药用价值，如修复心肌损伤、改善微循环、广泛的抗肿瘤活性[9-13]。同时，Tan ⅡA 作为丹参中研究最严格的单体之一，其抗肿瘤活性和功能也受到越来越多科学家的关注。

一、抑制肿瘤细胞的生长和增殖

抑制肿瘤细胞的生长和增殖通常被认为是抗癌化合物对抗肿瘤的主要策

略。总的来说，内质网应激、诱导细胞凋亡、细胞周期阻滞均可抑制细胞增殖。既往研究报道，Tan II A 可抑制多种肿瘤细胞的生长和增殖，如肺癌、乳腺癌、肝癌、白血病和结肠癌[1, 14-19]。内质网应激反应通常被定义为未折叠蛋白反应，这是内质网腔内未折叠或错误折叠蛋白积累之间的不平衡[20]。持续的内质网应激激活与 C 激酶（PICK）、肌醇需要酶 1（IRE1）和激活转录因子 6（ATF6）相互作用的蛋白，导致促凋亡因子 C/EBP 同源蛋白（CHOP）的激活，从而进一步促进 Caspase 依赖的凋亡[21]。此前，Tan II A 增加了蛋白激酶 RNA 样 ER 激酶（PERK）、ATF6、肌醇需要酶 1α（IRE1α）、Caspase-12 和下游真核启动因子 2α（eIF2α）、磷酸化 C-Jun N 末端激酶（P-JNK）和 CHOP 的表达，从而激活人胰腺癌 BxPC-3 细胞中 ER 介导的凋亡[22]。在人类乳腺癌细胞，Tan II A 以时间和剂量依赖性的方式诱导 ER 应激和凋亡，通过增加 Caspase-12、Caspase-3、p-JNK 和 p-p38，降低 Bcl-xL 和 p-ERK 表达[23]。在另一项研究中，Tan II A 增加了 p53、p21、Bcl-2、CDC2 和 CDC25 表达降低，并通过调控钙网蛋白、Caspase-12 和 GADD153 的表达诱导肝癌细胞的凋亡[24]。此外，Tan II A 通过抑制腺苷单磷酸活化激酶（AMPK）、S 相激酶相关蛋白 2（Skp2）和 Parkin 通路，导致线粒体介导的癌细胞凋亡[25]。

二、对细胞周期的影响

正常的细胞周期循环是由周期蛋白依赖的丝氨酸/苏氨酸激酶及其调控的周期蛋白亚单位驱动的。这些蛋白包括周期蛋白依赖性激酶（CDKs），如 CDK2、CDK4 和 CDK6，以及周期蛋白，如周期蛋白 B、周期蛋白 D 和周期蛋白 E[26]。CDK/cyclin 的突变和失调导致不受控制的细胞增殖[27]。Tan II A 抑制乳腺癌 MCF-7 细胞系的生长通过阻滞细胞周期及通过抑制磷脂酰肌醇-3-kinase（PI3K）、蛋白激酶 B（一种蛋白激酶）、哺乳动物雷帕霉素靶（mTOR）、蛋白激酶 C（PKC）、类风湿性关节炎（Ras）和增殖蛋白激酶（MAPK）信号通路。有趣的是，Tan II A 并不是 Hsp90 抑制剂，但可以与 Hsp90 抑制剂 17-AAG 和 ganetespib 协同作用。Tan II A 抑制了 PKC 的酶活性，特别是 PKCζ 和 PKCε。此外，抗凋亡蛋白 Bcl-2 的表达降低，在一定浓度的 Tan ⅡA 处理 24h 后，裂解活化的 Caspase-3 和 PARP 蛋白水平明显升高[28]。同样，Tan ⅡA 对多种肺癌细胞也有重要的抑制作用。例如，Tan ⅡA 通过调节 PI3K-Akt 信号通路诱导肺癌 PC9 细胞凋亡和 S 期细胞周期阻滞[29]。在 A549 细胞中，Tan ⅡA 和阿霉素联合用药显著上调 cleaved - Caspase-3 和 Bax 的表达，下调血管内皮生长因子（VEGF）、VEGFR2、p-PI3K、p-Akt、Bcl-2 和 caspase-3 的表达，诱导细胞凋亡，并使细胞周期阻滞在 S 期和 G_2 期[30]。

在其他恶性肿瘤中也发现了 Tan ⅡA 的抗肿瘤作用。STAT3 是转录因子的成员，在肿瘤发生中发挥关键作用[31, 32]。STAT3 信号的激活直接刺激 forkhead box M1（FOXM1）的表达，FOXM1 是细胞周期的调节因子[33, 34]。STAT3 在胃癌中具有组成性激活。Zhang 等人发现，Tan ⅡA 可通过下调 STAT3 和 FOXM1 表达抑制胃癌细胞生长[13]。此外，Tan ⅡA 能抑制 MG -63 骨肉瘤细胞的增殖，8.8 mg/L 的 Tan ⅡA 抑制效果最好[35-37]。Tan ⅡA 治疗也可通过激活线粒体通路 Caspase-3，Caspase-9 和 PARP[38] 诱导细胞凋亡，并阻滞了人类口腔癌 KB 细胞细胞周期。通过 MDM4-IAP3 信号通路抑制肺癌 H1299 细胞生长[39]，通过诱导形成的裂解 Caspase-8 等分子促进在人肝癌 HepG2 细胞发生凋亡[40]。

三、抑制肿瘤的侵袭和迁移

众所周知，术后复发和转移是癌症患者死亡的主要原因。侵袭和迁移是导致癌细胞复发和转移的两个关键因素[41, 42]。因此，有效抑制肿瘤侵袭转移可能是肿瘤治疗的重要组成部分[43]。之前的体内和体外研究表明，Tan ⅡA 能够抑制结肠癌细胞的侵袭和迁移[44, 45]。高剂量 Tan ⅡA 通过上调跨膜受体 notch 同源物 1（notch-1）通路和下调基质金属蛋白酶 9（MMP-9）、细胞髓细胞瘤病毒癌基因（c-Myc）和 Bcl-2 的表达抑制星形细胞瘤的迁移[46]。FOXM1 是 FOX 家族的一员，与细胞命运有关。FOXM1 过表达促进肿瘤进展和转移[34]。Tan ⅡA 可下调胃癌 SGC7901 细胞系中 FOXM1、MMP-2 和 MMP-

9 的表达，以剂量依赖的方式抑制其增殖和迁移[47]。

四、抑制肿瘤血管生成

血管生成是组织修复和再生、骨重塑和再生以及胚胎发育的生理过程中的重要步骤[48-50]。此外，它还在肿瘤的形成、浸润、侵袭和转移过程中发挥关键作用[51-55]。因此，抑制血管生成已成为一种有效的癌症治疗策略。VEGF 是肿瘤组织在缺氧条件下血管生成和释放的关键因子。该基因家族共有 8 个成员，分别是 VEGF-A、VEGF-B、VEGF-C、VEGF-D、VEGF-E 和 VEGF-F，以及胎盘生长因子-1（PIGF-1）和 PIGF-2。它具有多种功能，包括刺激血管生成、招募新血管、炎症以及通过血管生成的血管通透性，是肿瘤血管生成中最重要的信号通路[56]。在最近的一项研究中，Tan ⅡA 通过显著抑制 VEGF 及磷脂酶 C（PLC）、Akt 和 JNK 信号通路促进内皮祖细胞的迁移和管状形成，但没有细胞毒性作用[57]。同时，Tan ⅡA 通过靶向人结直肠癌缺氧微环境中常氧和缺氧诱导因子 1α（HIF-1α）中的转化生长因子-β（TGF-β_1）有效抑制 β-catenin/VEGF 介导的血管生成[58]。Tan ⅡA 通过调节 MMP-2 和 TIMP-2 的分泌，在体内和体外均表现出抗血管生成作用[59]。其他研究也表明，Tan ⅡA 可以抑制一些细胞的生成，如骨肉瘤细胞、乳腺癌细胞和血管内皮细胞[60-62]。

五、诱导肿瘤细胞自噬

细胞自噬是机体发育过程中一个重要的生理过程。基础自噬对细胞的正常代谢至关重要，细胞通过清除受损的细胞器和蛋白质聚集物来处理废物[63]。近年来，自噬的研究在对 Tan ⅡA 抗肿瘤机制的认识上取得了很大进展。自噬涉及多种信号通路，如 AMPK 和 PI3K/Akt/mTOR 信号通路[64, 65]。AMPK 由一个催化亚基（α1，α2）和两个调节亚基 β（β1 和 β2）、γ（γ1、γ2 和 γ3）组成。AMPK 调控多种生化途径，这些途径控制细胞能量代谢信号，然而其功能障碍与许多人类疾病相关[66]。mTOR 存在于 mTORC1 和

mTORC2 复合物中，对自噬具有负调控作用。PI3K/Akt 和 AMPK 通路分别对 mTORC1 的作用有正调控和负调控[64]。

在另一项研究中，Tan ⅡA 通过激活 AMPK 和 ERK，抑制 mTOR 和核糖体蛋白 S6 激酶（P70 S6K）在 KBM-5 白血病细胞中诱导自噬细胞死亡[67,68]。此外，有研究指出，Tan ⅡA 可通过 PI3K/AKT 信号通路抑制骨肉瘤细胞的存活，提示 Tan ⅡA 可有效诱导人骨肉瘤细胞自噬[69]。类似的，Tan ⅡA 通过激活自噬相关的 Beclin-1 轻链 3-Ⅱ（LC3-Ⅱ）在黑色素瘤 A375 细胞中的表达诱导肿瘤细胞的自噬[70]。此外，Tan ⅡA 可能通过激活 Beclin-1/Atg7/Atg12-Atg5 通路和失活 PI3K/Akt/mTOR 通路诱导口腔鳞癌的自噬[71]。最近的另一项研究证明，Tan ⅡA 抑制结直肠癌细胞生长，降低线粒体膜电位，并通过失活 AMPK/Skp1/Parkin 通路抑制线粒体自噬[25]。

Tan ⅡA 诱导肿瘤免疫检查点封锁程序性细胞死亡配体 1（PD-L1）在多种肿瘤细胞上表达，对免疫细胞的细胞毒性具有保护作用。它与程序性细胞死亡-1 受体（PD-1）相互作用，抑制 T 细胞的细胞毒性，阻断抗肿瘤免疫反应。因此，使用免疫检查点阻断剂消除免疫抑制有助于癌症治疗。Tan ⅡA 通过抑制 PD-L1、细胞毒性 T 淋巴细胞相关抗原 4（CTLA-4）、cluster of differentiation 80 [B7-1（CD80）] 和 B7-2（CD86）的表达来抑制乳腺癌 t-20 细胞[72]。此外，Tan ⅡA 通过激活 p38MAPK 通路增强了白细胞介素 15（IL-15）介导的自然杀伤（NK）细胞的分化[73]。

六、体内抗肿瘤活性

为了研究一种潜在的抗癌药物的抗肿瘤活性和功能，体内实验通常是必要的，而且更有说服力。近年来，越来越多的体内研究揭示了 Tan ⅡA 独特的抗肿瘤活性。采用 Lewis 肺癌小鼠模型，15 mg/kg Tan ⅡA 腹腔注射可显著抑制肿瘤生长、新生血管形成和 Bcl-2 表达，并提高 $CD4^+$, $CD4^+/CD8^+$ 和 NK 细胞水平。此外，Tan ⅡA 联合环磷酰胺（CTX）疗效显著[74]。内皮祖细胞（EPCs）通常来源于骨髓，通常被认为是肿瘤血管生成和转移的关键调控因子[75-77]。Tan ⅡA 首次证明减少 EPC 通过 Akt 信号通路抑制血管生成。

在胚胎绒毛膜尿囊的膜模型和人工基底膜塞在老鼠身上试验表明，Tan ⅡA 可能是血管相关的新的潜在治疗癌症[57]。在急性早幼粒细胞白血病（acute promyelocytic leukemia，APL）NOD/SCID 小鼠模型中发现，Tan ⅡA 能延长 APL 小鼠的生存，防止 APL 介导的体重减轻，并通过诱导凋亡和分化抑制 APL 细胞的增殖[78]。此外，在移植了 143B 人骨肉瘤细胞的 NOD-SCID 小鼠中，Tan ⅡA 抑制 CD31 和线粒体融合蛋白 Mfn1/2 和 Opa1 的表达，增加动态相关蛋白1（Drp1）的表达，诱导凋亡和抗血管生成[60]。在胃癌 AGS 细胞异种移植 SCID 小鼠模型中，结果显示，Tan ⅡA 治疗 8 周，表皮生长因子受体（EGFR）、IGFR、PI3K、AKT 和 mTOR 蛋白表达水平显著降低，说明其抑制 AGS 细胞增殖是通过阻断 mTOR / PI3K / AKT 通路[79]。在 bxpc-3 衍生的异种移植瘤模型中，Tan ⅡA 通过上调 PERK、ATF6、Caspase-12、IRE1α、eIF2α、p-JNK、CHOP 和 Caspase-3 水平诱导内质网应激，并抑制体内肿瘤生长[22]。

根据这些研究结果，Tan ⅡA 是一种很有前途的天然产物，值得进一步研究。进一步深入研究 Tan ⅡA 的抗肿瘤机制，将使我们对 Tan ⅡA 的抗肿瘤功能、靶点和整个调控网络有更清晰的认识。在此基础上，提供了一种新的、有效的抗肿瘤策略。

第二节　隐丹参酮抗肿瘤作用及机制

隐丹参酮（CT）是丹参中重要的活性成分，是丹参酮类化合物中最有效的抗肿瘤成分之一。许多研究表明，CT 除了具有抗菌和抗炎活性外，还能显著抑制多种肿瘤细胞的生长[80-83]。STAT3 是 STAT 家族中最活跃的成员之一，在各种肿瘤的增殖、生存、侵袭和血管生成信号通路中发挥重要作用。JAK/STAT3 信号异常激活与肿瘤进展、肿瘤微环境和免疫逃避相关[31, 32, 84]。白介素 6 是一种具有代表性的 STAT3 信号通路兴奋剂。CT 被鉴定为是一种有效的 STAT3 抑制剂，通过阻断 DU145 前列腺癌细胞的二聚化，抑制 STAT3 Tyr705 和 survivin、Bcl-xL 和 cyclin D1 等靶蛋白的磷酸化[85]。CT 通过抑制 p-STAT3（Tyr705）和 p-JAK2 诱导食管癌 EC109 细胞凋亡，但不影响体内外总 STAT3 和 JAK2 的表达[86]。这证实了 CT 的抗食管癌作用与白介素 6 介导的 JAK2/STAT3 信号通路激活的抑制有关[86]。同样，发现 CT 对恶性胶质瘤（MGs）具有较强的抑制作用，通过一系列体内外实验初步探索了其潜在的机制，研究阐述了 CT 通过激活 SHP-2 蛋白的酪氨酸磷酸活性，抑制 STAT3 Tyr705 的磷酸化，从而抑制 MG 的增殖[87]。CT 通过诱导细胞凋亡，显著抑制 HCCC-9810 胆管癌细胞的生长和集落形成，并呈剂量依赖性，其潜在机制是抑制 JAK2/STAT3 和 PI3K/Akt/ NF-κB 通路，该工作可能为胆管癌提供一种可能的有效治疗方法[88]。有氧糖酵解是癌症的特征，也被称为瓦伯格效应。CT 通过抑制 STAT3/SIRT3/HIF-1α 信号通路抑制卵巢癌 Hey 细胞生长。抑制裸鼠中糖酵解相关蛋白的表达，包括葡萄糖转运蛋白 1（GLUT1）、己糖激酶 2（HK2）和乳酸脱氢酶 A（LDHA）[89]。CT 抑制 p-STAT5 和 p-STAT3，有效阻断白介素 6 介导的 STAT3 激活，逆转慢性髓系白血病（CML）融合基因（BCR-ABL）激酶无关性耐药，机制是通过抑制 K562/Adr 细胞增殖和耐药的关键信号通路[90]。另一项研究表明，CT 通过抑制 cyclin D1、Bcl-2 和 eIF4E 的表达，诱导多药耐药白血病细胞系 K562/Adr 的细胞周期阻滞和凋亡[91]。同时，CT 通过 ROS-p38MAPK-NF-κB 信号通路诱导多药耐药结肠癌细胞株 SW620/Ad300 细胞自噬死亡[92]。

诱导肿瘤细胞凋亡通常被认为是抗肿瘤药物疗效的主要手段，CT 也不例外。例如，CT 抑制了人非小细胞肺癌 A549 和 H1299 细胞的增殖。详细研究表明，CT 是通过下调胰岛素样生长因子 1 受体（IGF-1R）、PI3K/Akt 信号通路发挥抑制作用。胰岛素样生长因子 1（bIGF-1）诱导 IGF-1R 和 AKT 磷酸化，提示其可能成为治疗人类肺癌的潜在临床治疗药物[93]。CT 诱导骨肉瘤细胞 S 期细胞周期阻滞、细胞凋亡和线粒体碎裂，增加 Bax、Bad 和 Bak，减少 Bcl-2，以促进 Caspase-3、Caspase-8 和 Caspase-9 表达的激活。进一步的数据证实，CT 直接促进了 drp1 与 Bax 的相互作用，直接促进了 Bax 从细胞质转位到线粒体，导致线粒体凋亡破碎[94]。在最近的一项研究中，

CT 诱导黑色素瘤细胞系凋亡，并增加 A375 细胞系对肿瘤坏死因子（TNF）相关凋亡诱导配体（TRAIL）的敏感性，这进一步导致黑色素瘤细胞死亡的增强[95]。DNA 拓扑异构酶 2 是一种重要的核酶，它通过调节 DNA 拓扑结构和染色单体分离来调控细胞增殖。CT 治疗显著降低了拓扑异构酶 2 在 mRNA 水平上的稳定性，并显示出体外和体内对人类前列腺癌的抗癌作用[96]。此外，CT 还通过激活 AMPK-TSC2 轴抑制 Rh30 细胞中 mTORC1 的表达[20]。CT 通过增加细胞内活性氧（ROS）的形成激活 JNK 信号诱导自噬[7]。

正如前面提到的，血管生成在为肿瘤生长和转移提供氧气和营养方面起着关键作用。因此，它被认为是癌症治疗的潜在靶点[97-99]。研究表明，CT 在这方面也发挥着独特的作用。CT 抑制脂多糖（LPS）诱导的斑马鱼胚胎新生血管芽的肿瘤血管生成和小鼠 Matrigel 模型的血管生成。此外，CT 还能抑制 VEGF 诱导的人脐静脉内皮细胞（HUVECs）的管腔形成和萌发。肿瘤坏死因子 α 通常被认为是一种关键的血管生成因子，与 NF-κB 和 STAT3 通路相关。进一步的研究指出，CT 可通过 NF-κB 和 STAT3 通路介导的TNF-α转录后机制导致 RNA 结合因子 HuR 稳定性降低，抑制血管生成[100]。碱性成纤维细胞生长因子（bFGF）是一种促血管生成因子，可促进内皮细胞侵袭的迁移和扩散。CT 抑制 bFGF 刺激的牛主动脉内皮细胞的体外血管生成。然而，在相同浓度下，Tan ⅡA 则没有效果。CT 和 Tan ⅡA 除了二氢呋喃环的 C-15 位置外，结构相似。这可能推测二氢呋喃环 C-15 位置的双键有助于抗血管生成[101]。在另一项研究中，CT 抑制了管状结构的形成并减少 VEGF 表达与 licl 诱导的 HUVECs β-catenin 增强。因此，CT 介导的抗血管生成与 Wnt/β-catenin 信号通路的抑制有关[102]。

CT 也可能通过增强其他抗肿瘤药物的活性来发挥其抗癌作用。众所周知，三氧化二砷（ATO）常用于晚期肝癌的治疗。ATO 联合 CT 对 Bel-7404 细胞的生长有较强的抑制作用。同时，联合使用可使抗凋亡蛋白（抑制 XIAP、Bcl-2 及 survivin）和凋亡蛋白（促进 Bak）表达水平发生明显变化，导致肿瘤生长受到抑制[103]。此外，CT 可增强卵巢癌 A2780 细胞的敏感性，对各种实体瘤均表现出良好的效果，并可使 A2780 细胞对顺铂治疗呈剂量依赖性[104]。

免疫抑制肿瘤微环境可导致肿瘤规避免疫治疗，因此免疫抑制是抗肿瘤治疗的主要问题。肿瘤组织被免疫抑制细胞如调节性 T 细胞和骨髓来源的抑制细胞浸润，产生抑制剂，如 PD-1/PD-L1、IL-10 和 TGF-β，抑制 CD4，CD8 细胞的增殖及其免疫应答[105-107]。CD4$^+$调节性 T 细胞具有与肿瘤细胞免疫抑制过程相关的免疫功能。CT 可增加 CD4$^+$细胞毒性，不影响 CD8$^+$活性的 T 细胞。进一步的研究表明，CT 激活了 CD4 细胞中的 JAK 2/STAT 4 通路，从而抑制小细胞肺癌的生长[108]。穿孔素是 STAT 4 的直接靶基因之一，由 IL-12 激活[109]。CT 可能像 IL-12 一样，通过激活 STAT 4 基因，使 CD4$^+$T 细胞分泌穿孔蛋白。CT 表现出抗乳腺肿瘤活性主要是通过激活 CD4$^+$T 细胞分泌穿孔素[5]。巨噬细胞具有异质性，M1 表型具有肿瘤抑制特性，而 M2 表型促进肿瘤生长和转移[110]。此外，CT 还通过 TLR7/MyD88/NF-κB 和 JAK2/STAT3 信号通路激活小鼠肝癌 Hepa1-6 细胞中 CD80、CD86、TNF-α 和 IL-12p40 表达上调的骨髓源性巨噬细胞向 M1 型表达。进一步的小鼠 Hepa1-6 模型体内研究表明，CT 治疗可增加诱导型一氧化氮合酶、TNF-α、干扰素 α（IFNα）、IFNβ 和 IL-12 p40 的水平，但不增加 IL-10 或 TGF-β$_1$。流式细胞术显示，CT 增强抗肿瘤 T 细胞反应，显著增加巨噬细胞浸润，使 CD45$^+$白细胞、CD8$^+$T 细胞进入肿瘤组织。重要的是，CT 联合抗 PD-L1 治疗成功根治了肿瘤，并在诱导 hepa 特异性免疫应答方面表现出协同作用，形成了长期的抗肿瘤免疫记忆。经 CT 治疗治愈的携带 Hepal 的小鼠显示出对 Hepal 的耐药性，但对 EG7（另一种 C57BL/6 淋巴瘤细胞系）肿瘤没有耐药性[105]。此外，CT 可促进树突状细胞（DC）的成熟，通过激活 NF-κB、p38 和 JNK 的表达，刺激 DC 分泌促炎细胞因子 TNF-α、IL-1β 和IL-12p70。CT 诱导的 DC 成熟依赖于 MyD88 的表达。令人鼓舞的是，携带 Lewis 肺肿瘤的小鼠使用 CT 联合抗 PD-L1 更有效。数据进一步证明，CT 加上低剂量的抗 PD-L1 产生的 LLC 特异性抗肿瘤免疫反应和免疫记忆导致无瘤小鼠对 LLC 的再挑战具有耐药性，但对 B16 黑色素瘤没有耐药性[106]。自然杀伤细胞是淋巴细胞的一个子集，在 IL-15 的存在下触发先天和适应性免疫反应。CT 通过提高 p38 MPAK 的磷酸化和转录因子的表达增加 IL-15-induced NK 细胞分化，如 T-box 转录因子 TBX21（T-bet）GATA-binding 蛋白 3（GATA-3）、DNA 结合抑制剂 2（Id2）和 ETS 原癌基因 1（ETS-1）[73]。

综上所述，CT 作为丹参的另一种脂溶性活性成分，在诱导肿瘤细胞凋亡、抑制肿瘤细胞增殖、侵袭和血管生成、增强其他抗肿瘤药物的活性等方面具有重要作用。然而，对于 CT 的抗肿瘤功能和机制的研究仍处于起步阶段，在整体抗肿瘤调控网络的分析上还存在一些不足。因此，CT 在分子生物学、细胞生物学和受体药理学等方面还需要进一步的研究。

第三节　丹参酮 I 抗肿瘤作用及机制

丹参酮 I（Tan I）为红色结晶粉末，约占丹参醇提物的 1.79%[111]。现代研究表明，Tan I 主要用于治疗心脑血管疾病，并具有广谱抗肿瘤活性。近期研究表明，Tan I 能显著抑制骨肉瘤细胞株 U2OS 和 MOS-J 的生长，IC_{50} 值（半数最大抑制浓度）在 1 ~ 1.5 mol/L 左右。进一步表明，Tan I 通过上调 Bax 和下调 Bcl-2 表达诱导细胞凋亡。Tan I 还能抑制 MMP-2 和 MMP-9 的 mRNA 和蛋白表达，而这两种蛋白对肿瘤转移至关重要。其可能机制为下调 JAK/STAT3 信号通路[112]。类似的，Tan I 可降低宫颈癌的增殖、集落形成和克服顺铂耐药。Tan I 可显著抑制 p-AKT 和 KARS 的表达。相反，KRAS 或 ETS-like 1 转录因子（ELK1）的过表达明显削弱了 HeLa 细胞对 Tan I 的抑制[113]。在 Li 等人的研究中，与 CT 和 Tan ⅡA 相比，Tan I 对肺癌细胞增殖的影响最为显著。Tan I 在体外也能诱导细胞凋亡和 G_2/M 细胞周期阻滞，抑制 Aurora A、survivin、cyclin B、CDC2 和 CDK2 的表达及 Bax/Bcl-2 比值增加。Aurora A 特异性 siRNA 证实了 Aurora A 是 Tan I 的潜在靶点。此外，口服 200 mg/kg 剂量的 Tan I 的 H1299 异种移植小鼠体内肿瘤重量、血管生成和 Aurora A 表达显著减少[114]。Tan I 通过诱导 PARP、Caspase-3、Caspase-8 和 Caspase-9 的切割活化，降低线粒体膜电位，而不影响药物转运蛋白 P-糖蛋白（P-gp）和多药耐药蛋白 1（MRP1）的表达，从而导致肿瘤多药耐药细胞死亡。它增强了 p705-STAT3 的抑制和 p38、AKT 和 erk 相关信号网络的二次激活[115]。此外，Tan I 也被证明可以诱导前列腺癌细胞凋亡并增强其对 TRAIL 的敏感性[116]。此外，Tan I 可通过激活 Caspase-3 和 Bax，抑制 Bcl-2 的表达，诱导雌激素受体阳性 MCF-7 细胞和三阴乳腺癌 MDA-MB-231 细胞凋亡[117]。

第四节　二氢丹参酮抗肿瘤作用及机制

二氢丹参酮（DT）也是丹参酮化合物的重要组成部分。但与其他三种单体相比，对其抗肿瘤功能和作用机制的研究还较少。DT 对多种肿瘤表现出特殊的生物抑制活性[118]。DT 抑制肝癌细胞生长，其 EC_{50}（50%有效浓度）值为 2.52M。在本研究中，DT 诱导 Caspase-3、Caspase-8 和 Caspase-9 以浓度依赖的方式裂解。此外，DT 显著诱导了 p54、p46 SAPK/JNK（Thr183/TYR185）和 p38 MAPK（th180/bar182）的磷酸化，p38 MAPK 激活后线粒体中 Bax 升高，细胞色素 c 降低，而 p38 MPAK 抑制后 PARP 切割显著受到抑制。这间接说明了 ROS 介导的 p38MAPK 磷酸化在一定程度上参与了 DT 诱导的人肝癌 HepG 2 细胞凋亡[119]。肿瘤干细胞（CSCs）在肿瘤转移和复发中起着关键作用。DT 激活 NOX5 产生 ROS，然后磷酸化 STAT3 表达，减少 IL-6 的分泌，并诱导 CSC 死亡[120]。同样，DT 对 HCT116 p53（-/-）和 HCT116 p53（+/+）结肠癌细胞表现出强烈的细胞毒性，表现为 PARP 以时间依赖性相关的方式裂解活化。进一步观察到 DT 降低线粒体膜电位，刺激线粒体产生 ROS，导致线粒体代谢物减少和 ROS 泄漏。而 DT 诱导的细胞凋亡被活性氧清除剂 NAC 或过氧化氢酶 peg 单独抑制，证实了 DT 损害线粒体功能。这些结果也表明 DT 通过不依赖 p53，但依赖 ROS 的途径诱导结肠癌细胞凋亡[121]。在多药耐药的结肠癌细胞株 SW620 Ad300 中，DT 和 CT 可诱导 LC3B-Ⅱ 的积累并增加自噬通量。此外，这两种丹参酮的细胞毒作用不依赖于 p53，这表明 DT 和 CT 均通过不依赖于 p53 的方式诱导自噬细胞死亡来抑制多药耐药结肠癌细胞的生长[122]。最近研究表明，DT-I 降低了 MMP-9、MMP-2、MMP-7、Snail 和 N-cadherin 的表达，从而抑制了骨肉瘤细胞的迁移和侵袭。此外，DT-I 增加了 PARP 和 Caspase-3 的裂解活化，降低了 Bcl-2 的表达，并通过线粒体途径诱导骨肉瘤细胞凋亡。DT-I 下调 β-catenin、IRP6（β-catenin 上游）、c-Myc（β-catenin 下游）和 cyclin D1 蛋白的表达，抑制 Wnt/β-catenin 信号转导。在小鼠体内模型中，DT-I 显示骨肉瘤的形成受到抑制。这些结果提示，DT-I 通过抑制 Wnt/β-catenin 信号通路，在体内和体外抑制骨肉瘤细胞的增殖、迁移和侵袭并诱导细胞凋亡[123]。DT 激活 Caspase-3、Caspase-9 和 PARP 活性，细胞色素 c 释放抑制胶质瘤细胞增殖并诱导 SHG-44 细胞凋亡[6]。此外，DT 对人肝癌细胞具有抗增殖作用。DT 可以诱导细胞周期阻滞 SK-HEP-1 细胞 G_0/G_1 期，导致肿瘤细胞生长受到抑制。[124]。此外，DT 可通过上调 Caspase-3、Caspase-8、Caspase-9、PARP、AIF、Bax 和 cytochrome-c 等凋亡相关蛋白，明显抑制婴儿血管瘤的血管生成[125]。DT 抑制 Skp2、Smad 核相互作用蛋白 1（Snip1）和 Ras 同源基因家族成员 A（RhoA）的表达并通过减少巨噬细胞中 CCL2 的分泌来促进结肠癌细胞 HCT116 细胞和 HT-29 细胞凋亡。DT 治疗也可以减轻裸鼠移植瘤的生长[126]。

第五节　其他丹参化合物的抗肿瘤活性

Tanshinone 化合物

除以上阐述的化合物外，丹参中还有许多其他脂溶性化合物，包括 Tan ⅡB、异隐丹参酮和羟基丹参酮等[127]。这些化合物对各种癌症也具有抗肿瘤活性。例如，异隐丹参酮被证明是一种 STAT3 抑制剂，可诱导 A549 肺癌细胞凋亡和自噬[128]。异隐丹参酮处理后，可下调细胞周期及凋亡相关蛋白 Cyclin D1、磷酸化 Rb、E2F 转录因子 1（E2F1）、髓细胞白血病 1（Mcl-1）、Bcl-2 和 survivin 的表达；抑制 STAT3 的磷酸化并诱导细胞周期阻滞在 G_1/G_0 期，从而抑制胃癌细胞的增殖。此外，异隐丹参酮还能抑制 BALB/c 裸鼠体内胃肿瘤的生长[129]。异隐丹参酮下调 Bcl-2 和 Bcl-xL 蛋白的表达，上调 Bax、Bak、PARP、Caspase-3 和 Caspase-9 的表达，诱导细胞周期停滞在 G_1 期，线粒体膜通透性降低，通过时间和浓度依赖性的方式抑制 MCF-7 细胞增殖[130]。S222 和 S439 是 Tan I 的衍生物，具有抗多药耐药和抗血管生成的特性。在 15 个癌细胞系的小组中，S222 和 S439 抑制 STAT3 磷酸化，诱导 DNA 双链断裂，阻滞细胞周期在 G_2/M 期，并诱导凋亡[131]。乙酰丹参酮 II A（ATA）是对 Tan II A 进行化学改性后得到的化合物。乙酰丹参酮 II A 通过抑制受体酪氨酸激酶 EGFR/HER2 和下游生存信号通路，诱导 HER2 阳性 MDA-MB-453、SK-BR-3 和 BT-474 乳腺癌细胞的 G_1/S 期阻滞和凋亡。此外，ATA 显著抑制无胸腺 MDA-MB-453 异种移植小鼠的肿瘤生长[132]。ATA 通过诱导 ROS 的产生，上调乳腺癌细胞中 Bax、细胞色素 c 和 Caspase-3 的表达，抑制乳腺癌细胞的生长和异种移植小鼠的生长[133]。CT 的衍生物 PTS33 可以通过抑制雄激素受体（AR）蛋白的表达，阻断 AR 调控基因的表达，选择性地抑制前列腺癌细胞的生长[134]。新丹参内酯是一种从丹参中分离得到的天然产物，通过抑制 ESR1 mRNA 的合成，下调雌激素受体 α 的转录，使雌激素受体阳性乳腺癌细胞生长受到抑制[135]。DYZ-2-90 是一种经新丹参酮修饰的新型开环化合物，通过激活应激相关的 JNK 通路，诱导 ERK 介导的人结直肠癌细胞周期阻滞和凋亡[136]。总之，尽管目前对这些脂溶性单体抗癌作用的研究还很少，但相信，随着研究的深入，其独特的抗肿瘤功能活性将逐渐被挖掘出来。

综上所述，中草药是抗肿瘤药物的重要来源。从最初用于治疗心脑血管疾病到其独特的抗肿瘤活性，丹参酮类化合物的研究取得了很大进展。近十年来，大量的研究证实了丹参酮在体内外对多种肿瘤的抗肿瘤作用。丹参酮具有广泛的抗肿瘤作用，如诱导细胞凋亡和自噬、细胞周期调控、抑制增

殖、侵袭、转移和血管生成、增强免疫功能等，提示丹参酮特别是 Tan ⅡA
和 CT 可能成为一种有潜力的抗肿瘤药物，为人类癌症的治疗提供新的策略。
对信号通路的研究有助于更好地理解丹参酮的抗肿瘤机制。然而，过程和途
径通常是非常大和复杂的。正因为如此，我们的理解相当有限。此外，已有
研究证实 CT 具有较强的抗肿瘤免疫功能，而其他丹参酮类化合物的研究报
道较少。由于它们的化学结构相似，推测它们也可能具有免疫抑制作用。然
而，还需要进一步的研究。同时，四种丹参酮的体内抗肿瘤实验较少，特别
是对 Tan Ⅰ 和 DT 的抗肿瘤实验较少。此外，对正常细胞是否有细胞毒性尚无
强有力的证据，这可能会限制进一步的临床应用。因此，更多的临床前或临
床试验也是未来研究的方向。但由于丹参酮的疏水性较高，制备注射剂困
难，口服或注射时吸收较差。生物利用度差一直是制药开发面临的主要挑
战。研究表明，丹参酮类化合物的结构修饰可以在一定程度上解决溶解度问
题，改善丹参酮在临床应用中的局限性[137]。

参考文献

［1］CHEN J, SHI D Y, LIU S L, et al. Tanshinone ⅡA induces growth in-
hibition and apoptosis in gastric cancer in vitro and in vivo ［J］. Oncol Rep,
2012, 27 (2): 523-528.

［2］SHI M, HUANG F F, DENG C P, et al. Bioactivities, biosynthesis and
biotechnological production of phenolic acids in Salviamiltiorrhiza ［J］. Crit Rev
Food Sci Nutr, 2019, 59 (6): 953-964.

［3］SUN M H, SHI M, WANG Y, et al. The biosynthesis of phenolic acids
is positively regulated by the JA-responsive transcription factor ERF115 in Salvia
miltiorrhiza ［J］. J Exp Bot, 2019, 70 (1): 243-254.

［4］WANG Z Y, LIU J G, LI H, et al. Pharmacological effects of active
components of Chinese herbal medicine in the treatment of Alzheimer's Disease: A
review ［J］. Am J Chin Med, 2016, 44 (8): 1525-1541.

［5］ZHOU W, HUANG Q, WU X, et al. Comprehensive transcriptome profiling of Salvia miltiorrhiza for discovery of genes associated with the biosynthesis of tanshinones and phenolic acids [J] . Sci Rep, 2017, 7 (1): 10554.

[6] GAO H W, LIU X, SUN W, et al. Total tanshinones exhibits anti-inammatory effects through blocking TLR4 dimerization via the MyD88 pathway [J] . Cell Death Dis, 2017, 8 (8): e3004. .

[7] HAO W H, ZHANG X N, ZHAO W W, et al. Cryptotanshinone induces pro-death autophagy through JNK signaling mediated by reactive oxygen species generation in lung cancer cells [J] . Anticancer Agents Med Chem, 2016, 16 (5): 593-600.

[8] SHI M, LUO X Q, JU G H, et al. Enhanced diterpene tanshinone accumulation and bioactivity of transgenic salvia miltiorrhiza hairy roots by pathway engineering [J] . J Agric Food Chem, 2016, 64 (12): 2523-2530.

[9] LIN R, WANG W R, LIU J T, et al. Protective effect of tanshinone II A on human umbilical vein endothelial cell injured by hydrogen peroxide and its mechanism [J] . J Ethnopharmacol, 2006, 108 (2): 217-222.

[10] WANG J, LU W, WANG W, et al. Promising therapeutic effects of sodium tanshinone II A sulfonate towards pulmonary arterial hypertension in patients [J] . J Thorac Dis, 2013, 5 (2): 169-172.

[11] WANG J G, BONDY S C, ZHOU L, et al. Protective effect of Tanshinone IIA against infarct size and increased HMGB1, NFkappaB, GFAP and apoptosis consequent to transient middle cerebral artery occlusion [J] . Neurochem Res, 2014, 39 (2): 295-304.

[12] YANG X J, QIAN J X, WEI Y, et al. Tanshinone IIA sodium sulfonate attenuates LPS-induced intestinal injury in mice [J] . Gastroenterol Res Pract, 2018, 2018: 9867150.

[13] ZHANG Y G, GUO S J, FANG J, et al. Tanshinone IIA inhibits cell proliferation and tumor growth by downregulating STAT3 in human gastric cancer [J] . Exp Ther Med, 2018, 16 (4): 2931-2937.

[14] LIU J J, LIN D J, LIU P Q, et al. Induction of apoptosis and inhibition

of cell adhesive and invasive effects by tanshinone IIA in acute promyelocytic leukemia cells in vitro [J]. J Biomed Sci, 2006, 13 (6): 813-23.

[15] LIN C Y, JHANG Y S, LAI S C, et al. Antifatigue properties of tanshinone IIA in mice subjected to the forced swimming test [J]. Pharm Biol, 2017, 55 (1): 2264-2269.

[16] LU M, LUO Y, HU P F, et al. Tanshinone IIA inhibits AGEs-induced proliferation and migration of cultured vascular smooth muscle cells by suppressing ERK1/2 MAPK signaling [J]. Iran J Basic Med Sci, 2018, 21 (1): 83-88.

[17] ZHAO Y, ZHANG T B, BAO C H, et al. Physical properties of gastrointestinal stromal tumors based on atomic force microscope analysis [J]. Genet Mol Res, 2013, 12 (4): 5774-5785.

[18] ZHOU M G, ZHOU, G J, HU S H, et al. Tanshinone IIA suppress the proliferation of HNE-1 nasopharyngeal carcinoma an in vitro study [J]. Saudi J Biol Sci, 2018, 25 (2): 267-272.

[19] WANG H T, SU X Y, FANG J K, et al. Tanshinone IIA attenuates insulin like growth factor 1 -induced cell proliferation in PC12 cells through the PI3K/Akt and MEK/ERK pathways [J]. Int J Mol Sci, 2018, 19 (9): 2719.

[20] CHEN W X, PAN Y H, WANG S L, et al. Correction to: Cryptotanshinone activates AMPK-TSC2 axis leading to inhibition of mTORC1 signaling in cancer cells [J]. BMC Cancer, 2019, 19 (1): 257.

[21] ZHU M H, JIANG Y F, WU H, et al. Gambogic acid shows anti-proliferative effects on non-small cell lung cancer (NSCLC) cells by activating reactive oxygen species (ROS) -induced endoplasmic reticulum (ER) stress -mediated apoptosis [J]. Med Sci Monit, 2019, 25: 3983-3988.

[22] CHIU T L, SU C C. Tanshinone IIA increases protein expression levels of PERK, ATF6, IRE1α, CHOP, Caspase-3 and Caspase-12 in pancreatic cancer BxPC-3 cell-derived xenograft tumors [J]. Mol Med Rep, 2017, 15 (5): 3259-3263.

[23] YAN M Y, CHIEN S Y, KUO S J, et al. Tanshinone IIA inhibits BT-

20 human breast cancer cell proliferation through increasing Caspase 12, GADD153 and phospho - p38 protein expression [J] . Int J Mol Med, 2012, 29 (5): 855-863.

[24] CHENG C Y, SU C C. Tanshinone IIA inhibits Hep-J5 cells by increasing calreticulin, Caspase 12 and GADD153 protein expression [J] . Int J Mol Med, 2010, 26 (3): 379-385.

[25] HE L L, GU K B. Tanshinone IIA regulates colorectal cancer apoptosis via attenuation of Parkinmediated mitophagy by suppressing AMPK/Skp2 pathways [J] . Mol Med Rep, 2018, 18 (2): 1692-1703

[26] THANGARAJ K, BALASUBRAMANIAN B, PARK S, et al. Orientin induces G_0/G_1 cell cycle arrest and mitochondria mediated intrinsic apoptosis in human colorectal carcinoma HT29 cells [J] . Biomolecules, 2019, 9 (9): 418.

[27] MARION P, CAMILLE P, MORGAN P, et al. Targeting cyclin - dependent kinases in human cancers: From small molecules to peptide inhibitors [J] . Cancers (Basel), 2015, 7 (1): 179-237.

[28] LV C, ZENG H W, WANG J X, et al. The antitumor natural product tanshinone IIA inhibits protein kinase C and acts synergistically with 17 - AAG [J] . Cell Death Dis, 2018, 9 (2): 165.

[29] LIAO X Z, GAO Y, HUANG S, et al. Tanshinone IIA combined with cisplatin synergistically inhibits non-small-cell lung cancer in vitro and in vivo via down-regulating the phosphatidylinositol 3-kinase/Akt signalling pathway [J] . Phytother Res, 2019, 33 (9): 2298-2309.

[30] XIE J, LIU J H, LIU H, et al. Tanshinone IIA combined with adriamycin inhibited malignant biological behaviors of NSCLC A549 cell line in a synergistic way [J] . BMC Cancer, 2016, 16 (1): 899.

[31] CHEN Z G, ZHU R J, ZHENG J Y, et al. Cryptotanshinone inhibits proliferation yet induces apoptosis by suppressing STAT3 signals in renal cell carcinoma [J] . Oncotarget, 2017, 8 (30): 50023-50033.

[32] WANG Y, LU H L, LIU Y D, et al. Cryptotanshinone sensitizes anti-

tumor effect of paclitaxel on tongue squamous cell carcinoma growth by inhibiting the JAK/STAT3 signaling pathway [J] . Biomed Pharmacother, 2017, 95: 1388-1396.

[33] ANDRé L M, RENATA B, GERSON M F, et al. Forkhead Box M1 (FoxM1) gene is a new STAT3 transcriptional factor target and is essential for proliferation, survival and DNA repair of K562 cell line [J] . PLoS One, 2012, 7 (10): e48160.

[34] TAN G X, CHENG L, CHEN T H, et al. Foxm1 mediates LIF/Stat 3-dependent self-renewal in mouse embryonic stem cells and is essential for the generation of induced pluripotent stem cells [J] . PLoS One, 2014, 9 (4): e92304.

[35] ZHANG Y, WEI R X, ZHU X B, et al. Tanshinone IIA induces apoptosis and inhibits the proliferation, migration, and invasion of the osteosarcoma MG-63 cell line in vitro [J] . Anticancer Drugs, 2012, 23 (2): 212-219.

[36] MA K, ZHANG C, HUANG, M Y, et al. Crosstalk between Beclin-1-dependent autophagy and Caspasedependent apoptosis induced by tanshinone IIA in human osteosarcoma MG - 63 cells [J] . Oncol Rep, 2016, 36 (4): 1807-1818.

[37] MA K, ZHANG C, HUANG M Y, et al. Cinobufagin induces autophagy-mediated cell death in human osteosarcoma U2OS cells through the ROS/JNK/p38 signaling pathway [J] . Oncol Rep, 2016, 36 (1): 90-98.

[38] TSENG, P Y, LU W C, HSIEH M J, et al. Tanshinone IIA induces apoptosis in human oral cancer KB cells through a mitochondria-dependent pathway [J] . Biomed Res Int, 2014; 2014: 540516.

[39] ZU Y K, WANG J N, WEI P, et al. Tan IIA inhibits H1299 cell viability through the MDM4IAP3 signaling pathway [J] . Mol Med Rep, 2018, 17 (2): 2384-2392.

[40] LIN C Y, CHANG T W, HSIEH W H, et al. Simultaneous induction of apoptosis and necroptosis by tanshinone IIA in human hepatocellular carcinoma

HepG2 cells [J] . Cell Death Discov, 2016, 2: 16065.

[41] LIN T S, HUANG H H, FAN Y H, et al. Genetic polymorphism and gene expression of microsomal epoxide hydrolase in non－small cell lung cancer [J] . Oncol Rep, 2007, 17 (3): 565-572.

[42] NüRNBERG A, KITZING T, GROSSE R. Nucleating actin for invasion [J] . Nat Rev Cancer, 2011, 11 (3): 177-87.

[43] YANG F, LV L Z, CAI Q C, et al. Potential roles of EZH2, Bmi-1 and miR-203 in cell proliferation and invasion in hepatocellular carcinoma cell line Hep3B [J] . World J Gastroenterol, 2015, 21 (47): 13268-13276.

[44] SU C C, LIN Y H. Tanshinone IIA down－regulates the protein expression of ErbB-2 and up-regulates TNF-alpha in colon cancer cells in vitro and in vivo [J] . Int J Mol Med, 2008, 22 (6): 847-851.

[45] SU C C, CHIEN S Y, KUO S J, et al. Tanshinone IIA inhibits human breast cancer MDA-MB-231 cells by decreasing LC3-II, Erb-B2 and NF-kappa-Bp65 [J] . Mol Med Rep, 2012, 5 (4): 1019-1022.

[46] DONG W L, ZHANG Y K, CHEN X M, et al. High-Dose tanshinone IIA suppresses migration and proliferation while promoting apoptosis of astrocytoma cells via notch-1 pathway [J] . Neurochem Res, 2018, 43 (9): 1855-1861.

[47] YU J, WANG X X, LI Y H, et al. Tanshinone IIA suppresses gastric cancer cell proliferation and migration by downregulation of FOXM1 [J] . Oncol Rep, 2017, 37 (3): 1394-1400.

[48] ANNESE T, TAMMA R, RUGGIERI S, et al. Erythropoietin in tumor angiogenesis [J] . Exp Cell Res, 2019, 374 (2): 266-273.

[49] FOLKMAN J. Antiangiogenesis in cancer therapy － endostatin and its mechanisms of action [J] . Exp Cell Res, 2006, 312 (5): 594-607.

[50] GARONA J, SOBOL N T, PIFANO M, et al. Preclinical efficacy of [V4Q5] dDAVP, a second generation vasopressin analog, on metastatic spread and tumor-associated angiogenesis in colorectal cancer [J] . Cancer Res Treat, 2019, 51 (2): 438-450.

[51] CARMELIET E. Action potential duration, rate of stimulation, and intracellular sodium [J]. J Cardiovasc Electrophysiol, 2006, 17 (Suppl 1): S2-S7.

[52] SEANO G, CHIAVERINA G, GAGLIARDI P A, et al. Endothelial podosome rosettes regulate vascular branching in tumour angiogenesis [J]. Nat Cell Biol, 2014, 16 (10): 931-41, 1-8.

[53] LII C K, CHANG J W, CHEN J J, et al. Docosahexaenoic acid inhibits 12 - O - tetradecanoylphorbol - 13 - acetate - induced fascin - 1 dependent breast cancer cell migration by suppressing the PKCdelta-and Wnt-1/beta-catenin-mediated pathways [J]. Oncotarget, 2016, 7 (18): 25162-25179.

[54] AO Z, YU S L, QIAN P, et al. Tumor angiogenesis of SCLC inhibited by decreased expression of FMOD via downregulating angiogenic factors of endothelial cells [J]. Biomed Pharmacother, 2017, 87: 539-547.

[55] YANG W, ZHAO J, WANG Y K, et al. In vivo inhibitory activity of andrographolide derivative ADN-9 against liver cancer and its mechanisms involved in inhibition of tumor angiogenesis [J]. Toxicol Appl Pharmacol, 2017, 327: 1-12.

[56] XIE L, JI T, GUO W. Anti-angiogenesis target therapy for advanced osteosarcoma [J]. Oncol Rep, 2017, 38 (2): 625-636.

[57] LEE H P, LIU Y C, CHEN P C, et al. Tanshinone IIA inhibits angiogenesis in human endothelial progenitor cells in vitro and in vivo [J]. Oncotarget, 2017, 8 (65): 109217-109227.

[58] SUI H, ZHAO J H, ZHOU L H, et al. Tanshinone IIA inhibits beta-catenin/VEGF-mediated angiogenesis by targeting TGF-beta1 in normoxic and HIF-1alpha in hypoxic microenvironments in human colorectal cancer [J]. Cancer Lett, 2017, 403: 86-97.

[59] TSAI M Y, YANG R C, WU H T, et al. Anti-angiogenic effect of Tanshinone IIA involves inhibition of matrix invasion and modication of MMP-2/TIMP-2 secretion in vascular endothelial cells [J]. Cancer Lett, 2011, 310 (2): 198-206.

[60] HUANG S T, HUANG C C, HUANG W L, et al. Tanshinone IIA induces intrinsic apoptosis in osteosarcoma cells both in vivo and in vitro associated with mitochondrial dysfunction [J]. Sci Rep, 2017, 7: 40382.

[61] LI G B, SHAN C Y, LIU L, et al. Tanshinone IIA inhibits HIF-1α and VEGF expression in breast cancer cells via mTOR/p70S6K/RPS6/4E-BP1 signaling pathway. PLoS One, 2015, 10 (2): e0117440.

[62] XING Y Y, TU J J, ZHENG L F, et al. Anti-angiogenic effect of tanshinone IIA involves inhibition of the VEGF/VEGFR2 pathway in vascular endothelial cells [J]. Oncol Rep, 2015, 33 (1): 163-170.

[63] QIU W, SUN B, HE F, et al. MTA-induced Notch activation enhances the proliferation of human dental pulp cells by inhibiting autophagic flux [J]. Int Endod J, 2017, 50 (Suppl 2): e52-e62.

[64] YANG H Y, GUO Y, FAN X Y, et al. Oridonin sensitizes cisplatin-induced apoptosis via AMPK/Akt/mTOR-dependent autophagosome accumulation in A549 cells [J]. Front Oncol, 2019, 9: 769.

[65] ZHOU Y, ZHANG Q Q, KONG Y Y, et al. Insulin like growth factor binding protein related protein 1 activates primary hepatic stellate cells via autophagy regulated by the PI3K/Akt/mTOR signaling pathway [J]. Dig Dis Sci, 2020, 65 (2): 509-523.

[66] GE Y X, SHENG Z, LI Y X, et al. Estrogen prevents articular cartilage destruction in a mouse model of AMPK deciency via ERK-mTOR pathway [J]. Ann Transl Med, 2019, 7 (14): 336.

[67] YUN S M, JUNG J H, JEONG S J, et al. Tanshinone IIA induces autophagic cell death via activation of AMPK and ERK and inhibition of mTOR and p70 S6K in KBM-5 leukemia cells [J]. Phytother Res, 2013, 28: 458-464.

[68] HAN D, WU X, LIU L, et al. Sodium tanshinone IIA sulfonate protects ARPE-19 cells against oxidative stress by inhibiting autophagy and apoptosis [J]. Sci Rep, 2018, 8: 15137.

[69] YEN J H, HUANG S T, HUANG H S, et al. HGK-sestrin 2 signaling-

mediated autophagy contributes to antitumor efficacy of Tanshinone IIA in human osteosarcoma cells [J] . Cell Death Dis, 2018, 9: 1003.

[70] LI, XJ, LI, ZF, LI, XP, et al. Mechanisms of Tanshinone IIA inhibits malignant melanoma development through blocking autophagy signal transduction in A375 cell [J] . BMC Cancer, 2017, 17 (1): 357.

[71] YE Q, CONGHUA L, QINHUA W, et al. Tanshinone IIA induces cell death via Beclin-1-dependent autophagy in oral squamous cell carcinoma SCC-9 cell line [J] . Cancer Med, 2018, 7: 397-407.

[72] SU C C. Tanshinone IIA inhibits gastric carcinoma AGS cells by decreasing the protein expression of VEGFR and blocking Ras/Raf/MEK/ERK pathway [J] . Int J Mol Med, 2018, 41: 2389-2396.

[73] KIM W S, KIM D O, YOON S J, et al. Cryptotanshinone and tanshinone IIA enhance IL-15-induced natural killer cell differentiation. Biochem [J] . Biophys Res Commun, 2012, 425: 340-347.

[74] LI Q, HU K, TANG S, et al. Anti-tumor activity of tanshinone IIA in combined with cyclophosphamide against Lewis mice with lung cancer [J] . Asian Pac J Trop Med, 2016, 9: 1084-1088.

[75] ADAMS E L, YODER E M, KASDAN M L. Giant cell tumor of the tendon sheath: Experience with 65 cases [J] . Eplasty, 2012, 12: e50.

[76] ASAHARA T, YANO M, FUKUDA S, et al. Brain metastasis from hepatocellular carcinoma after radical hepatectomy [J] . Hiroshima J Med Sci, 1999, 48, 91-94.

[77] FLAMINI V, JIANG W G, LANE J, et al. Significance and therapeutic implications of endothelial progenitor cells in angiogenic - mediated tumour metastasis [J] . Crit Rev Oncol Hematol, 2016, 100: 177-189.

[78] ZHANG K, LI J, MENG W, et al. Tanshinone IIA inhibits acute promyelocytic leukemia cell proliferation and induces their apoptosis in vivo [J] . Blood Cells Mol Dis, 2016, 56: 46-52.

[79] SU C C, CHIU T C. Tanshinone IIA decreases the protein expression of

EGFR, and IGFR blocking the PI3K/Akt/mTOR pathway in gastric carcinoma AGS cells both in vitro and in vivo [J] . Oncol Rep, 2016, 36 (2): 1173-1179.

[80] SHI M, LUO X, JU G, et al. Increased accumulation of the cardio-cerebrovascular disease treatment drug tanshinone in Salvia miltiorrhiza hairy roots by the enzymes 3-hydroxy-3-methylglutaryl CoA reductase and 1-deoxy-D-xylulose 5 - phosphate reductoisomerase [J] . Funct Integr Genomics, 2014, 14: 603-615.

[81] YU J, ZHAI D, HAO L, et al. Cryptotanshinone reverses reproductive and metabolic disturbances in PCOS model rats via regulating the Expression of CYP17 and AR [J] . Evid Based Compl. Alternat Med, 2014, 2014: 670743.

[82] HAO X, SHI M, CUI L, et al. Effects of methyl jasmonate and salicylic acid on tanshinone production and biosynthetic gene expression in transgenic Salvia miltiorrhiza hairy roots [J] . Biotechnol. Appl Biochem, 2015, 62, 24-31.

[83] ZHOU Y, SUN W, CHEN J, et al. SmMYC2a and SmMYC2b played similar but irreplaceable roles in regulating the biosynthesis of tanshinones and phenolic acids in Salvia miltiorrhiza [J] . Sci Rep, 2016, 6: 22852.

[84] KE F, WANG Z, SONG X, et al. Cryptotanshinone induces cell cycle arrest and apoptosis through the JAK2/STAT3 and PI3K/Akt/NFkappaB pathways in cholangiocarcinoma cells [J] . Drug Des Devel Ther, 2017a, 11: 1753-1766.

[85] SHIN D S, KIM H N, SHIN K D, et al. Cryptotanshinone inhibits constitutive signal transducer and activator of transcription 3 function through blocking the dimerization in DU145 prostate cancer cells [J] . Cancer Res, 2009, 69: 193-202.

[86] JI Y, LIU Y, XUE N, et al. Cryptotanshinone inhibits esophageal squamous-cell carcinoma in vitro and in vivo through the suppression of STAT3 activation [J] . Onco Targets Ther, 2019, 12, 883-896.

[87] LU L, ZHANG S, LI C, et al. Cryptotanshinone inhibits human glioma

cell proliferation in vitro and in vivo through SHP-2-dependent inhibition of STAT3 activation [J]. Cell Death Dis, 2017, 8: e2767.

[88] KE F, ZHENG W, XIAOLING S, et al. Cryptotanshinone induces cell cycle arrest and apoptosis through the JAK2/STAT3 and PI3K/Akt/NFκB pathways in cholangiocarcinoma cells [J]. Drug Des Devel Ther, 2017b, 11: 1753-1766.

[89] YANG Y, CAO Y, CHEN L, et al. Cryptotanshinone suppresses cell proliferation and glucose metabolism via STAT3/SIRT3 signaling pathway in ovarian cancer cells [J]. Cancer Med, 2018, 7: 4610-4618.

[90] DONG B, LIANG Z, CHEN Z, et al. Cryptotanshinone suppresses key onco-proliferative and drug-resistant pathways of chronic myeloid leukemia by targeting STAT5 and STAT3 phosphorylation [J]. Sci China Life Sci, 2018, 61: 999-1009.

[91] GE Y, CHENG R, ZHOU Y, et al. Cryptotanshinone induces cell cycle arrest and apoptosis of multidrug resistant human chronic myeloid leukemia cells by inhibiting the activity of eukaryotic initiation factor 4E [J]. Mol Cell Biochem, 2012, 368: 17-25.

[92] XU Z, JIANG H, ZHU Y, et al. Cryptotanshinone induces ROS-dependent autophagy in multidrug-resistant colon cancer cells [J]. Chem Biol Interact, 2017, 273: 48-55.

[93] ZHANG J, WEN G, SUN L, et al. Cryptotanshinone inhibits cellular proliferation of human lung cancer cells C downregulation of IGF-1R/PI3K/Akt signaling pathway [J]. Oncol Rep, 2018, 40: 2926-2934.

[94] YEN J H, HUANG H S, CHUANG C J, et al. Activation of dynamin-related protein 1-dependent mitochondria fragmentation and suppression of osteosarcoma by cryptotanshinone [J]. J Exp Clin Cancer Res, 2019, 38: 42.

[95] RADHIKA S S, ANIRUDDHA D, CHAO S, et al. An in-silico study examining the induction of apoptosis by Cryptotanshinone in metastatic melanoma cell lines [J]. BMC Cancer, 2018, 18: 855.

［96］KIM E J, KIM S Y, KIM S M, et al. A novel topoisomerase 2a inhibitor, cryptotanshinone, suppresses the growth of PC3 cells without apparent cytotoxicity ［J］. Toxicol Appl Pharmacol, 2017, 1: 84-92.

［97］YU J L, COOMBER B L, KERBEL R S. A paradigm for therapy-induced microenvironmental changes in solid tumors leading to drug resistance ［J］. Differentiation, 2002, 70: 599-609.

［98］GUO G, XU J H, HAN J H, et al. Chinese herbal decoction Shiquan Dabu Tang inhibits tumor growth and angiogenesis of metastasis after primary tumor surgical removal in mice ［J］. Zhong Xi Yi Jie He Xue Bao, 2012, 10: 436-447.

［99］BOREDDY S R, SRIVASTAVA S K. Deguelin suppresses pancreatic tumor growth and metastasis by inhibiting epithelial-to-mesenchymal transition in an orthotopic model ［J］. Oncogene, 2013, 32: 3980-3991.

［100］ZHU Z, ZHAO Y, LI J, et al. Cryptotanshinone, a novel tumor angiogenesis inhibitor, destabilizes tumor necrosis factor-alpha mRNA via decreasing nuclear-cytoplasmic translocation of RNA-binding protein HuR ［J］. Mol Carcinog, 2016, 55: 1399-1410.

［101］HUR J M, SHIM J S, JUNG H J, et al. Cryptotanshinone but not tanshinone IIA inhibits angiogenesis in vitro ［J］. Exp Mol Med, 2005, 37: 133-137.

［102］CHEN Q, ZHUANG Q, MAO W, et al. Inhibitory effect of cryptotanshinone on angiogenesis and Wnt/β-catenin signaling pathway in human umbilical vein endothelial cells ［J］. Chin J Integr Med, 2014, 20: 743-750.

［103］SHEN L, ZHANG G, LOU Z, et al. Cryptotanshinone enhances the effect of Arsenic trioxide in treating liver cancer cell by inducing apoptosis through downregulating phosphorylated- STAT3 in vitro and in vivo ［J］. BMC Comp Altern Med, 2017, 17: 106.

［104］JIANG G, LIU J, REN B, et al. Anti-tumor and chemosensitization effects of Cryptotanshinone extracted from Salvia miltiorrhiza Bge. on ovarian cancer cells in vitro [J] . J Ethnopharmacol, 2017, 205: 33-40.

[105] HAN Z, LIU S, LIN H S, et al. Inhibition of murine hepatoma tumor growth by cryptotanshinoneinvolves TLR7-dependent activation of macrophages and induction of adaptive antitumor immune defenses [J] . Cancer Immunol Immunother. , 2019, 68 (7): 1073-1085.

[106] LIU S, ZHEN H, ANNA L T, et al. Cryptotanshinone has curative dual anti-proliferative and immunotherapeutic effects on mouse Lewis lung carcinoma [J] . Cancer Immunol Immunother, 2019, 68: 1059-1071.

[107] YU M, DUAN X H, CAI Y J, et al. Multifunctional nanoregulator reshapes immune microenvironment and enhances immune memory for tumor immunotherapy [J] . Adv Sci, 2019, 6 (16): 1900037.

[108] YONG H M, LE Y, DONG X Z, et al. Cryptotanshinone inhibits lung tumor growth by increasing CD4[+] T cell cytotoxicity through activation of the JAK2/STAT4 pathway [J] . Oncol Lett, 2016, 12: 4094-4098.

[109] YAMAMOTO K, SHIBATA F, MIYASAKA N, et al. The human perforin gene is a direct target of STAT4 activated by IL-12 in NK cells [J] . Biochem Biophys Res Commun, 2002, 297: 1245-1252.

[110] SICA A, BRONTE V. Altered macrophage differentiation and immune dysfunction in tumor development [J] . J Clin Invest, 2007, 117: 1155-1166.

[111] LEE C Y, SHER H F, CHEN H W, et al. Anticancer effects of tanshinone I in human non-small cell lung cancer [J] . Mol Cancer Ther, 2008, 7: 3527-3538.

[112] WANG W, LI J, DING Z, et al. Tanshinone I inhibits the growth and metastasis of osteosarcoma via suppressing JAK/STAT3 signalling pathway [J] . J Cell Mol Med, 2019, 23, 6454-6465.

[113] DUN S, GAO L. Tanshinone I attenuates proliferation and chemoresistance of cervical cancer in a KRAS-dependent manner [J] . J Biochem Mol Toxicol, 2018, 33: e22267.

[114] LI Y, GONG Y, LI L, et al. Bioactive tanshinone I inhibits the

growth of lung cancer in part via downregulation of Aurora A function ［J］. Mol Carcinog, 2013, 52: 535-543.

［115］XU L, FENG J M, LI JX, et al. Tanshinone-1 induces tumor cell killing, enhanced by inhibition of secondary activation of signaling networks ［J］. Cell Death Dis, 2013, 4: e905.

［116］SHIN E A, SOHN E J, WON G, et al. Correction: Upregulation of microRNA135a-3p and death receptor 5 plays a critical role in Tanshinone I sensitized prostate cancer cells to TRAIL induced apoptosis ［J］. Oncotarget, 2018, 9: 30720.

［117］NIZAMUTDINOVA I T, LEE G W, SON K H, et al. Tanshinone I effectively induces apoptosis in estrogen receptor-positive (MCF-7) and estrogen receptor-negative (MDA-MB-231) breast cancer cells ［J］. Int J Oncol, 2008, 33: 485-491.

［118］CHEN X, YU J, ZHONG B, et al. Pharmacological activities of dihydrotanshinone I, a natural product from salvia miltiorrhiza bunge ［J］. Pharmacol Res, 2019, 145: 104254.

［119］LEE W Y, LIU K W, YEUNG J H. Reactive oxygen species-mediated kinase activation by dihydrotanshinone in tanshinones-induced apoptosis in HepG2 cells ［J］. Cancer Lett, 2009, 285: 46-57.

［120］KIM S L, CHOI H S, KIM J H, et al. Dihydrotanshinone-Induced NOX5 activation inhibits breast cancer stem cell through the ROS/Stat3 signaling pathway ［J］. Oxid Med Cell Longev, 2019, 2019: 9296439.

［121］WANG L, YEUNG J H, HU T, et al. Dihydrotanshinone induces p53-independent but ROS-dependent apoptosis in colon cancer cells ［J］. Life Sci, 2013, 93: 344-351.

［122］HU T, WANG L, ZHANG L, et al. Sensitivity of apoptosis-resistant colon cancer cells to tanshinones is mediated by autophagic cell death and p53-independent cytotoxicity ［J］. Phytomedicine, 2015, 22: 536-544.

［123］TAN T, CHEN J, HU Y, et al. Dihydrotanshinone I inhibits the growth of osteosarcoma through the Wnt/beta-catenin signaling pathway [J] . Onco Targets Ther, 2019, 12, 5111-5122.

[124] HONG J Y, PARK S H, PARK H J, et al. Anti-proliferative Effect of 15, 16-Dihydrotanshinone I through cell cycle arrest and the regulation of AMP-activated Protein Kinase/Akt/mTOR and mitogen-activated protein kinase signaling pathway in human hepatocellular carcinoma cells [J] . J Cancer Prev, 2018, 23: 63-69.

[125] CAI Y, LV F, KALDYBAYEVA N, et al. 15, 16-Dihydrotanshinone I inhibits hemangiomas through inducing pro-apoptotic and Anti-angiogenic mechanisms in vitro and in vivo [J] . Front Pharmacol, 2018, 9: 25.

[126] LIN Y Y, LEE I Y, HUANG W S, et al. Danshen improves survival of patients with colon cancer and dihydroisotanshinone I inhibit the proliferation of colon cancer cells via apoptosis and skp2 signaling pathway [J] . Ethnopharmacol, 2017, 209: 305-316.

[127] LI Z M, XU S W, LIU P Q. Salvia miltiorrhizaBurge (Danshen): A golden herbal medicine in cardiovascular therapeutics [J] . Acta Pharmacol Sin, 2018, 39: 802-824.

[128] GUO S, LUO W, LIU L, et al. Isocryptotanshinone, a STAT3 inhibitor, induces apoptosis and pro-death autophagy in A549 lung cancer cells [J] . J Drug Target, 2016, 24: 934-942.

[129] CHEN J, BI Y, CHEN L, et al. Tanshinone IIAexerts neuroprotective effects on hippocampus-dependent cognitive impairments in diabetic rats by attenuating ER stress - induced apoptosis [J] . Biomed Pharmacother, 2018, 104: 530-536.

[130] ZHANG X, LUO W, ZHAO W, et al. Isocryptotanshinone induced apoptosis and activated MAPK signaling in human breast cancer MCF - 7 cells [J] . J Breast Cancer, 2015, 18: 112-118.

[131] TIAN Q T, DING C Y, SONG S S, et al. New tanshinone I derivatives S222 and S439 similarly inhibit topoisomerase I/II but reveal different

p53 - dependency in inducing G_2/M arrest and apoptosis [J] . Biochem Pharmacol, 2018, 154, 255-264.

[132] GUERRAM M, JIANG Z Z, YOUSEF B A, et al. The potential utility of acetyltanshinone Ⅱ A in the treatment of HER2-overexpressed breast cancer: Induction of cancer cell death by targeting apoptotic and metabolic signaling pathways [J] . Oncotarget, 2015, 6, 21865-21877.

[133] TIAN H L, YU T, XU N N, et al. A novel compound modied from tanshinone inhibits tumor growth in vivo via activation of the intrinsic apoptotic pathway [J] . Cancer Lett, 2010, 297: 18-30.

[134] XU D, LIN T H, ZHANG C, et al. The selective inhibitory effect of a synthetic tanshinone derivative on prostate cancer cells [J] . Prostate, 2012, 72: 803-816.

[135] LIN W, HUANG J, LIAO X, et al. Neo-tanshinlactone selectively inhibits the proliferation of estrogen receptor positive breast cancer cells through transcriptional down-regulation of estrogen receptor alpha [J] . Pharmacol Res, 2016, 111: 849-858.

[136] WANG L T, PAN S L, CHEN T H, et al. DYZ-2-90, a novel neo-tanshinlactone ring-opened compound, induces ERK-mediated mitotic arrest and subsequent apoptosis by activating JNK in human colorectal cancer cells [J] . Chembiochem, 2012, 13: 1663-1672.

[137] ZHANG Y, JIANG P, YE M, et al. Tanshinones: Sources, pharmacokinetics and anti - cancer activities [J] . Int J Mol Sci, 2012, 13: 13621-13666.

第五章　大黄素

第一节　大黄素药理作用概述

何首乌、虎杖等药用植物的根和树皮中提取的蒽醌类化合物[1-5]，已有2 000多年的历史，至今仍存在于多种草药制剂中。众所周知，大黄素具有多种药理作用，包括抗癌、抗炎、抗氧化、抗菌、抗病毒、抗糖尿病、免疫抑制和促进成骨活性[6]。大黄素的这些有益的作用表明，大黄素可能是一种预防和治疗人体多种疾病的有价值的药物。然而，大黄素在大脑、血管、肺、肝、胰腺和口腔等不同细胞、组织和器官中的具体作用机制不同且复杂。大黄素的抗癌活性一直是研究的焦点。有趣的是，近期研究发现，大黄素可能对骨组织再生具有潜在的促进作用。大黄素在骨微环境中可诱导成骨细胞形成，抑制破骨细胞的活化和成熟[7]。对胰腺和肺组织也有潜在的治疗作用，主要依赖于抗炎和抗氧化活性。此外，大黄素对多种慢性疾病具有潜在的治疗作用，包括心肌梗死、动脉粥样硬化、糖尿病和阿尔茨海默病[8-11]。但是，大黄素口服具有肾毒性、肝毒性、基因毒性以及低生物活性等缺点[12-15]。因此，要将大黄素对人体的毒性降至最低，还需要经历许多挑战。虽然关于大黄素的研究还处于起步阶段，并存在不少争议，但大黄素在未来更有可能对公众健康有益。在此重点对大黄素的药理作用及抗癌活性和机制作简要介绍。

一、抗癌作用

大黄素的抗癌活性一直受到广泛关注。有研究表明，大黄素对肺癌、胰腺癌、乳腺癌等肿瘤具有广泛的治疗作用[16-18]，其可能机制与抑制肿瘤增殖、血管生成、侵袭和转移，促进肿瘤凋亡，逆转多药耐药，以及以浓度依赖的方式增加对化疗的敏感性有关[19]。信号级联通路的强活化在肿瘤细胞生物学行为中起着重要作用。近年来有研究表明，大黄素可有效抑制与肿瘤细胞增殖密切相关的多种信号级联的激活。例如，Chang 等人[20]应用大黄素（2.5，5，10 和 20 μmol/L）处理 TE1 细胞后，细胞周期蛋白 D1 转录活性降低。大黄素可通过抑制 AKT 和 ERK 的磷酸化水平，以剂量依赖性的方式抑制食管癌细胞的增殖和分化。大黄素抑制肿瘤细胞生长的作用与 NF-κB 信号通路有关，该通路在吉西他滨治疗过程中也能有效逆转耐药性[21]。Lu 等[22]发现大黄素抑制肝癌 SMMC-7721 细胞的生长和诱导细胞凋亡，其分子机制可能与抑制 MAPK 和 PI3K/AKT 通路有关。此外，越来越多的证据表明，大黄素可通过激活凋亡相关通路，包括线粒体介导的凋亡通路、死亡受体介导的凋亡通路和内质网应激启动的凋亡通路，诱导肿瘤细胞凋亡。大黄素通过多级级联诱导 HepG2 细胞凋亡，涉及线粒体碎片（如细胞色素 c）和凋亡相关分子（如 Caspase-3、Caspase-8 和 Caspase-9）的产生。同时，大黄素对 HepG2 细胞的细胞毒作用可能与 Bcl/Bax 比值和 NF-κB 通路诱导的细胞内线粒体氧化应激损伤有关[12-23]。膜受体 FAS（CD95/APO-1）及其配体 FASL（CD95L）均属于 TNF 受体（TNFR）超家族，其主要和最著名的特征是凋亡细胞死亡[24]。最近的研究表明，大黄素通过上调 FASL 的表达水平诱导肺癌 A549 细胞的生长抑制和凋亡[25]。此外，新的证据表明，内质网应激与大黄素诱导的 A549 细胞凋亡有关，其机制可能与抑制 TRIB3/NF-κB 信号通路有关[26]。此外，恶性肿瘤的关键特征之一是其侵袭转移能力，这可能导致癌症患者术后复发，预后不良[27]。大黄素具有抑制多种恶性肿瘤的转移和侵袭的潜在作用，如人胰腺癌、高转移性乳腺癌、舌癌和神经母细胞瘤，其主要机制可能与抑制肿瘤细胞上皮-间充质转化（epithelial-mesenchymal transition，EMT）有关，与基质金属蛋白酶（matrix metalloproteinases，MMPs）和 E-cadherin 的表达水平有关[28-32]。同时，芦荟大黄素还可增强放射敏感性和化疗敏感性，抑制肿瘤血管生成和克服耐药，但其潜在机制尚不清楚[33-35]。

大黄素作为一种中药提取物，因其在体外的抗肿瘤作用而备受关注。然而，关于其在体内的作用和治疗不同疾病仍存在一些问题。例如，大黄素的抗癌作用密切依赖于它的高浓度，而我们日常食用芦荟大黄素的作用明显较小，口服的体内生物利用度也较低[36]。此外，大黄素大剂量长期使用会产生肾毒性、肝毒性和细胞毒性，这是不可忽视的事实。因此，大黄素在恶性肿瘤中的应用还需要更多的临床试验。

二、抗炎作用

大黄素具有明显的抗炎作用。它是通过炎症反应激活的连锁协调过程，大量免疫细胞聚集在炎症部位，释放多种促炎细胞因子，积累 ROS/RNS，引发氧化应激[37]。巨噬细胞通常分为促炎 M1 巨噬细胞和抗炎 M2 巨噬细胞，在炎症反应的许多阶段发挥重要作用[38]。有趣的是，大黄素处理巨噬细胞的 M1 或 M2 极化受到抑制，原因是去除了 H3K27 三甲基化（H3K27m3）标记，增加了基因上 H3K27 乙酰化（H3K27ac）标记，减少了促炎因子的产生[39-40]。近期研究表明，大黄素对线粒体损伤和 ROS 介导通路诱导的 AR42J 细胞损伤和炎症有保护作用，并抑制炎症因子 TNF-α、IL-6 的水平[41]。此外，大黄素联合（E/S）后，与单纯大黄素相比，该化合物可显著下调 IL-8、TNF-α 和乳酸脱氢酶（LDH）的表达水平，并通过抑制 NF-κB、p38 通路以及炎症细胞浸润发挥抗脓毒症的保护作用[42]。因此，通过建立药物传递途径，大黄素可有效改善口服药物生物利用度差的情况，提高抗炎性能。综上所述，大黄素在各种炎症病理中也能恢复 M1 和 M2 巨噬细胞的动态内稳态，调节巨噬细胞的吞噬、迁移和促炎症因子的产生。此外，大黄素的抗炎活性与 ROS 介导的炎症相关信号转导、NF-κB 和 p38 通路的激活过程有关[43,44]。因此，大黄素有可能在炎症介导的组织损伤和疾病中得到广泛应用。

三、抗氧化作用

大黄素在人体中的抗氧化作用不可忽视。细胞代谢过程中产生过多的自由基和活性氧对人体健康有害，可能导致 DNA 损伤和细胞毒性[45]。最近的研究表明，膳食大黄素（30 mg/kg）通过 SOD、H_2O_2 超氧化物和 NF-κB 通路显著增加了肝脏中抗氧化相关 mRNA GPx1、GSTM 和 HSP70 的表达。但也有实验指出，高浓度（1.25~2.5 mmol/L）的大黄素可改变亚细胞氧化还原平衡，产生活性氧诱导的细胞毒性。例如，大黄素（1 ~ 25 μg/mL）诱发 △ψm 破坏、ROS 和 SDH 的产生与线粒体诱导的细胞凋亡有关[46]。不能忽视大黄素在高浓度下导致 DNA 损伤的特性，也不能忽视大黄素的促氧化作用，因为其离子还原能力超过了羟自由基的清除能力[47]。因此，大黄素的抗氧化和促氧化活性可能受到剂量和浓度的复杂影响，其潜在机制有待进一步研究。从以上研究结果可知，大黄素结构的酚环具有潜在的供电子、清除自由基、抑制活性氧（ROS）、减少氧化应激损伤等抗氧化活性[48]，但具体的机制还需要进一步探索。

四、免疫抑制作用

越来越多的研究表明，大黄素可能对免疫系统具有广泛的抑制作用。经（1，10 和 100 μmol/L）大黄素处理 72 h 或（100 μmol/L）大黄素处理 24，48 和 72 h 后，Qu 等发现，人 T 细胞的生长和细胞黏附受到越来越大的抑制。由此可知，大黄素可以在通过触发 ROS 介导的内质网应激系统，干扰线粒体释放细胞色素 c 的膜电位，激活 Caspase-3、Caspase-4 和 Caspase-9 等裂解片段，以剂量和时间依赖性的方式诱导 T 细胞凋亡[49]。此外，大黄素通过阻断 mTOR 信号通路抑制 T 细胞体外增殖，抑制 DC 成熟，抑制主要由 CD4 诱导的同种免疫和同种抗体产生 FoxP3+ 和 CD8+ CD122+ 亚群[50]。而大黄素（100 μmol/L）下调树突状细胞中 CD80 和 CD83 的表达比例时，树突状细胞

treg 数量增加，HLA-DR、GITR、CTLA-4 水平降低[51]。因此，大黄素可能通过调节 T 淋巴细胞、树突状细胞和 treg 发挥广泛的免疫抑制作用。这些研究表明，大黄素可能通过抑制淋巴细胞的分化和成熟而在调节免疫排斥反应中发挥重要作用。可能的机制是大黄素诱导免疫抑制与抑制多种促炎因子的激活有关，这些促炎因子通常引起免疫排斥或免疫耐受，最终抑制 T 细胞、DC 细胞和 treg 细胞的分化和成熟[52]。

五、毒 性

大黄素具有多种药理特性是不可否认的，但已有研究报道了大黄素的毒性作用，包括肝毒性、肾毒性、遗传毒性、生殖毒性和光毒性[53-56]。Chen 等建立了基于核磁共振（NMR）的细胞代谢组学方法，鉴定了大黄素对 HepG2 细胞的毒性[12]。据 Nesslany 等[57]报道，芦荟大黄素（AE）诱导肾脏和结肠细胞 DNA 片段化，表明 AE 的靶器官可能是肾脏，因为它是排泄的主要途径之一。Uchino 等[58]发现，大黄素在 150 μg/mL 时对人外周血淋巴细胞（hbls）具有细胞毒性和遗传毒性，200 μg/mL 时会由于过度的氧化应激导致细胞死亡和 DNA 损伤。此外，大黄素可导致精子发育不良、嗜酸性改变和与 IGF-1 受体信号通路和激酶 II（CK2）表达相关的生殖细胞凋亡[59]。越来越多的研究发现，大黄素通过抑制维甲酸受体和诱导小鼠胚泡损伤而对胚胎发育产生副作用，提示大黄素可能具有诱导生殖毒性的潜在作用[60]。有趣的是，Brkanac 等人表明[61]，芦荟大黄素的光毒性可能取决于其对 DNA 或 RNA 的直接光氧化损伤以及通过能量传递或电子传递产生的活性氧。研究结果提示，大黄素具有肝毒性、肾毒性、遗传毒性、生殖毒性和光毒性，与代谢和排泄过程、氧化应激损伤及相关受体介导的信号通路有关。因此，有必要了解大黄素在不同组织中的毒性机制和特点，以进一步挖掘其治疗潜力。

综上所述，大黄素具有抗癌、抗炎、抗氧化、抗菌、抗病毒、抗糖尿病、免疫抑制和促成骨等药理作用，有望成为治疗相关疾病的预防和治疗药物。在应用方面，大黄素与化疗药物联合用于抗癌治疗可产生协同保护作用。此外，大黄素具有很大的抗炎作用潜力诱发疾病与免疫调节。但是，大黄素在不同疾病中的作用机制复杂而不明确，因此对于不同浓度对大黄素药理活性的影响仍需进一步研究。尽管大黄素的性质已逐渐明晰，但仍存在不少争议，如大黄素的肝保护作用和肝毒性机制尚不明确，大剂量和长期使用大黄素可能导致肝毒性、肾毒性和细胞毒性。同时，口服大黄素由于其广泛的葡萄糖醛酸化作用，生物利用度较低，且其作用容易受到浓度、衍生物等因素的影响。因此，减轻大黄素的毒性作用和提高口服生物利用度是进一步临床治疗的需要克服的主要方面。

第二节　大黄素抗肿瘤作用及机制

大黄素在体内外多种肿瘤细胞中均表现出显著的抗癌活性，但其分子抗癌机制尚未得到很好的探索。大黄素在多种人体癌细胞体内外的药理活性及其诱导细胞死亡的机制涉及以下多个方面。

一、对 HER2/neu 过表达肿瘤的作用

先前发表的文献报道证实大黄素及其衍生物通过抑制 p185neu 酪氨酸激酶 HER-2/neu 调控表型转化（例如，通过诱导细胞转化和转移相关电位）[62]。在闫燕艳等的研究中，在大黄素母核的基础上，通过结构改造合成了大黄素叠氮甲基蒽醌衍生物 AMAD，发现其能够发挥强大的抗 HER2 过表达肿瘤的作用，其机制涉及 HER-2 蛋白的降解及抑制生长和促进凋亡的作用[63-65]。

二、CKII 和 p34cdc2 激酶

大黄素作为 ATP 结合位点的竞争对手，抑制酪蛋白激酶Ⅱ（CKⅡ）的

活性。[66]。CKⅡ通过刺激基磷脂酶 D（PLD）活性参与人 U87 星形胶质细胞的增殖[67]。大黄素在体外通过 ROS 和线粒体依赖途径[68]诱导舌鳞癌 SCC-4 细胞凋亡。芦荟大黄素通过 p38 丝裂原活化蛋白激酶（MAPK）- NF-κB 通路下调 MMP-2，从而抑制鼻咽癌细胞（NPC-TW 039 和 NPC-TW 076）[69]的侵袭。

三、致癌基因

已有文献证明，NF-κB 在肿瘤细胞的转录中起着重要作用[70,71]。大黄素可抑制胰腺癌细胞株（SW1990/GZ 和 SW1990）的增殖和诱导细胞凋亡。大黄素不仅能在非刺激条件下下调 NF-κB，还能抑制吉西他滨诱导的 NF-κB 蛋白[70]的表达。芦荟大黄素还可通过 p53 和 p21 依赖的凋亡通路诱导人肝癌 HepG2 和 Hep3B 细胞株[72]的抗增殖活性。虎杖是来自天然草药（如大黄素），它对致癌信号 src-HER2/neu 和 ras-致癌基因表现出强烈的选择性活性[73]。

四、低氧诱导因子 1

异源二聚体缺氧诱导因子 1（HIF-1）由组成性表达的 β 亚基和氧调节的 α 亚基组成。HIF-1 是调控参与血管生成、铁代谢、葡萄糖代谢和细胞增殖/存活[74]的基因。HIF-1，特别是其 a 亚基的活性是由其亚基氨基酸残基的翻译后修饰控制的[75]。HIF-1 被认为是治疗阿尔茨海默病（AD）、帕金森病（PD）、亨廷顿病（HD）和肌萎缩性侧索硬化症（ALS）等神经退行性疾病的关键和有效靶点。也有报道称，大黄素通过上调 HIF-1 和细胞内降低缺氧诱导的胚胎毒性[76]。HIF-1 在肿瘤缺氧的细胞反应中起关键作用，大黄素作为一种新型的 HIF-1 抑制剂，是提高细胞毒药物治疗前列腺癌 DU-145 细胞疗效的辅助药物[77]。

五、N-acetyltransferase 活动

之前的研究已经证实，大黄素和芦荟大黄素可抑制小鼠白血病 L1210 细胞[78]、人类黑色素瘤细胞（A375. S2）[79]和消化性溃疡患者幽门螺杆菌菌株的 N-乙酰转移酶（NAT）活性和基因表达[80,81]。

六、细胞周期阻滞

细胞周期分为 G_0/G_1、S 和 G_2/M 期。如果用药物诱导细胞凋亡，则大多数细胞为 $sub-G_1$ 期[82]。在临床环境中，一些抗癌药物可以诱导细胞周期阻滞［在 G_0/G_1、S 和（或）G_2/M 期阻滞][82,83]。据报道，大黄素和二十二碳六烯酸（DHA）通过增加 ROS 生成和抑制 Akt、激活蛋白 1（AP-1），增加三氧化二砷诱导的人 T 细胞白血病病毒 1 型（HTLV-I）转化细胞的细胞死亡[84]。大黄素通过抑制 Huh7、Hep3B 和 HepG2 等肝细胞癌的生长（例如，在 mRNA 和蛋白水平上，G_2/M 阻滞和相关基因表达水平升高）[85]。据报道，大黄素还可抑制血管内皮生长因子诱导的血管生成[86]。其他研究人员已经证明大黄素如何通过 p53 依赖途径诱导人肝癌细胞凋亡以及如何通过 ROS 和 p53 诱导人血管平滑肌细胞生长停滞和死亡[87]。

芦荟大黄素还可诱导人原髓细胞白血病 HL-60 细胞[88]、宫颈癌 HeLa 细胞[89]和人口腔癌 KB 细胞凋亡，机制是通过激活的碱性磷酸酶[90]诱导 G_2/M 阻滞。也有报道称芦荟大黄素通过 p53 依赖性凋亡通路诱导人膀胱癌 T24 细胞凋亡[91]。芦荟大黄素诱导 Caspase-8 和 Caspase-10 相关环蛋白（CARP）mRNA 的失稳，提示其介导人鼻咽癌细胞凋亡是不依赖于 p53 的[92]，而是诱导 Caspase-3、Caspase-8 和 Caspase-9 介导线粒体死亡通路的激活[93]。然而，在人肝癌 HepG2 细胞系中，芦荟大黄素的抗增殖活性是通过 p53 和 p21 依赖的凋亡途径发生的[92,94,95]。

七、细胞凋亡

已有文献证明，杀死癌细胞的最佳策略是诱导细胞凋亡[96]，化疗药物杀死癌细胞的最佳方式是触发肿瘤细胞凋亡[96,97]。在人肝癌 Huh-7 细胞中，凋亡是通过下调 calpain-2 和泛素蛋白连接酶 E3A 介导的[98]。大黄素具有较强的抗氧化和抗癌作用，并能使顺铂引起的大鼠肾毒性失效[99]。其他报道也表明了大黄素的抗肿瘤和促进凋亡的特性，通过抑制 Akt 激活来抑制小鼠胰腺癌生长。大黄素以 ROS 依赖的方式增强顺铂诱导的胆囊癌细胞凋亡，并抑制 survivin 的表达[100]。大黄素下调细胞凋亡 XIAP（X-linked inhibitor of apoptosis protein）的表达[101]，抑制 NF-κB 抗人胰腺癌[70]，从而增强其抗肿瘤作用。大黄素通过 Tribbles homolog 3（TRB3）诱导小鼠小胶质 BV-2 细胞系凋亡，并消除炎性小胶质，从而发挥神经保护作用[102]。

大黄素诱导 ROS 的产生和 ATM-p53-Bax 依赖性信号通路的激活促进人肺腺癌 A549 细胞凋亡[103]。有报道称大黄素通过下调 survivin 和 β-catenin 的表达，在胰腺癌细胞中发挥潜在的抗癌作用[104]。大黄素还通过线粒体和 Caspase 依赖的凋亡通路抑制人主动脉平滑肌细胞（HASMC）的增殖，显示出作为抗动脉粥样硬化药物的潜力[105]。大黄素通过 Caspase-3 依赖性通路诱导人肾近端小管 HK-2 细胞凋亡[106]，并通过雄激素受体和 p53-p21 通路抑制人前列腺癌 LNCaP 细胞增殖[107]。吡唑大黄素衍生物抑制人肝癌 HepG2 细胞的生长并诱导细胞凋亡[108]。吡唑大黄素衍生物还可通过激活 Caspase-3、Caspase-9 和 PARP 诱导人宫颈癌细胞凋亡。芦荟大黄素通过环磷酸腺苷（cAMP）依赖蛋白激酶、蛋白激酶 C、Bcl-2、Caspase-3 和 p38 信号通路诱导人肺非小细胞癌 H460 细胞凋亡，通过 Bax 和 Fas 死亡通路诱导人肺鳞癌 CH27 细胞死亡[109,110]。大黄素不仅在体内成功抑制了急性移植物排斥反应，而且通过抑制肝细胞凋亡和调节 Th，延长了受体大鼠的生存期 Th1/Th2 平衡[111]，但也介导局部缺血心肌对急性心肌梗死的保护。大黄素可以在体外通过线粒体依赖途径逆转胰腺癌细胞对吉西他滨的耐药性[112]。

八、谷胱甘肽 s 转移酶和谷胱甘肽过氧化物酶

谷胱甘肽 s 转移酶的功能与细胞生长、氧化应激以及疾病进展和预防有关[113]。谷胱甘肽过氧化物酶（GPx）是一种硒酶，利用硫醇辅助因子催化还原有害的过氧化氢，在保护生物体免受氧化损伤方面发挥关键作用[114]。GPx 的功能是调节过氧化氢水平，但可能有双重作用[115,116]。谷胱甘肽和谷胱甘肽依赖酶在抗氧化过程中的作用是维持和调节细胞状态、谷胱甘肽化-去谷胱甘肽化、氧化-还原依赖信号转导以及凋亡[117]。大黄素也显示出对 CCl（4）诱导的肝损伤的肝保护作用[118]。大黄素通过调节过氧化氢代谢抗氧化酶诱导淋巴瘤细胞凋亡[119]。大黄素影响大鼠心脏线粒体 ATP 生成能力和抗氧化成分的能力，以及对缺血-再灌注损伤的敏感性，但是存在性别差异[120]。大黄素也被报道具有体内抗氧化作用[121]和心肌保护作用[122]。

九、致癌作用

在人类成纤维细胞（WI38）[123]和人类舌癌 SCC-4 细胞[124]，大黄素提高了紫外线和顺铂诱导 DNA 损伤的修复，甚至可能促进核苷酸切除修复功能。大黄素还具有抑制大肠杆菌 PQ37 致突变性和形成 1-硝基芘诱导的 DNA 加合物的能力[125]。

十、基因表达

几项研究已经报道，在体外，大黄素影响人类的基因表达，如乳腺癌 BCap-37 细胞[126]。在背根神经节（DRG）及其功能神经元，大黄素可抑制炎症刺激诱导的痛觉过敏[127]。大黄素介导的人肺腺癌 H1650（CRL-5883）、人细支气管肺泡癌 A549、肺鳞癌 H520 和 H1703 细胞的细胞毒性可通过细胞外调节蛋白激酶 1/2（ERK1/2）失活，抑制切除修复交叉互补基因 1（ERCC1）和快速激活 Rad51 的表达[128]来实现。有报道称大黄素可诱导人舌

癌 SCC-4 细胞的 DNA 损伤，并抑制 DNA 修复基因的表达[124]。研究还表明，大黄素对小鼠睾丸基因表达谱具有毒理学作用[129]，并抑制肿瘤坏死因子的细胞毒性作用[130]。另一方面，也有研究报道，大黄素通过抑制基质金属蛋白酶 MMP -9 的基因表达，抑制人舌癌 SCC-4 细胞的迁移和侵袭[131]。

十一、谷胱甘肽 s -转移酶 P 的表达

谷胱甘肽 s-转移酶 P（GSTP）已被报道调节特定的主要蛋白簇的 s-谷胱甘肽化，它还通过配体或蛋白的相互作用在一些激酶通路中发挥负调控作用。GSTP 在人体组织中广泛表达[132]，并与两种对生存至关重要的细胞信号功能有关。它可以隔离并负调控 c-jun N 末端激酶（JNK）[133]。GSTP 在催化正向反应中的作用有助于谷胱甘肽化循环[133]。据报道，大黄素可诱导大鼠皮层神经元对 b-淀粉样蛋白诱导的神经毒性产生神经保护作用[134]。大黄素通过 ROS 依赖的线粒体信号通路诱导人肺腺癌 A549 细胞凋亡[135]。大黄素抑制侵袭性，通过抑制 AP-1 和 NF-κB 在人癌 HSC5 细胞（皮肤鳞状细胞癌）和 MDA-MB-231 细胞（人乳腺癌细胞系）中的表达及抑制 MMP-9 的表达[136]。同样，大黄素能有效地抑制透明质酸（HA）、基质金属蛋白酶（MMP）、黏着斑激酶（FAK）、细胞外调节蛋白激酶（ERK）1/2 和蛋白激酶 B（PKB）激活。

十二、血管生成

治疗性抗血管生成被广泛认为是治疗癌症、心血管疾病、骨折、类风湿性关节炎和其他疾病的有效方法[137]。在肿瘤形成过程中，血管生成在肿瘤的发育、繁殖和伤口修复中起着至关重要的作用。许多研究描述了具有抗血管生成活性的天然和合成化合物，它们在癌症预防和治疗方面的潜在应用引起了人们的关注[138]。据报道，大黄素通过抑制 ERK 磷酸化抑制肿瘤相关血管生成[139]，并通过阻断受体 2（KDR/Flk-1）磷酸化抑制血管内皮生长因子诱导的血管生成[86]。血管内皮生长因子（VEGF）因其在血管生成和血管

通透性中的促进作用而被研究。一些研究表明，大黄素及其蒽醌衍生物在无碱性或存在碱性的情况下，可以剂量依赖的方式抑制原代培养的牛主动脉内皮细胞的血管生成和增殖[140]，成纤维细胞生长因子（bFGF）或VEGF[141,142]下调。同样，大黄素可抑制人结肠癌细胞中的VEGF受体[143]，上调尿激酶纤溶酶原激活物（uPA）和纤溶酶原激活物抑制剂-1，并促进人成纤维细胞的伤口愈合[144]。大黄素具有抗VEGF或抗VEGFR（受体）的作用，已被用于肿瘤治疗和自身免疫性疾病的治疗[86,143]。也有报道称，大黄素对人胰腺癌SW1990细胞具有抗增殖和抗转移作用[145]。在人神经母细胞瘤SH-SY5Y细胞中，大黄素可抑制MMP水平，从而在体外抑制细胞的迁移和侵袭[146]。

十三、耐药性

肿瘤细胞中多药耐药（multidrug resistance，MDR）的过表达是化疗成功的严重障碍[147]。大黄素可能通过抑制导致治疗耐药的信号通路使肿瘤细胞对放疗和化疗药物恢复敏感性。大黄素也被发现可以预防治疗相关的毒性[148]。大黄素诱导ROS介导的MDR和HIF-1[77]的抑制机制。我们的研究证实了大黄素对大鼠C6胶质瘤细胞的细胞毒性和保护作用，涉及Mdr1a、MRP2、MRP3、MRP6和NF-κB[149]等相关分子的参与。大黄素可能参与降低胆囊癌SGC996细胞的谷胱甘肽水平和下调mdr相关蛋白1（MRP1）的表达。在荷瘤小鼠中，也有研究表明，大黄素/顺铂联合治疗通过增加癌细胞凋亡和下调MRP1的表达来抑制体内肿瘤生长[78,150]。

尽管随着新技术的出现，中医药研究已经大大加快，但我们仍然需要努力工作，以获得更有力的证据来证实中草药的临床应用。根据我们的观察和先前报道的研究结果，大黄素可以通过多种信号通路发挥抗癌作用，包括影响细胞周期阻滞、凋亡、转移和血管生成等过程来对抗多种人类癌细胞。基于这些关于大黄素抗肿瘤作用的研究，可能为设计新型的大黄素衍生物抗癌药物提供参考信息。

参考文献

[1] BAE U J, SONG M Y, JANG H Y, et al. Emodin isolated from Rheum palmatum prevents cytokine-induced β -cell damage and the development of type 1 diabetesf type 1 diabetes [J] . J Funct Food, 2015, 16: 9-19.

[2] KUMAR S, YADAV M, YADAV A, et al. Antiplasmodial potential and quantification of aloin and aloe - emodin in Aloe vera collected from different climatic regions of India [J] . BMC Complement Altern Med, 2017, 17 (1): 369.

[3] LIU H, GU L B, TU Y, et al. Emodin ameliorates cisplatin-induced apoptosis of rat renal tubular cells in vitro by activating autophagy [J] . Acta Pharmacol Sin, 2016, 37 (2): 235-245.

[4] LEE B H, HUANG Y Y, DUH P D, et al. Hepatoprotection of emodin and Polygonum multiflorum against CCl (4) -induced liver injury [J] . Pharm Biol, 2012, 50 (3): 351.

[5] LI Y X, GONG X H, LIU M C, et al. A new strategy for quality evaluation and identification of representative chemical components in Polygonum multiflorum Thunb [J] . J Evidence-Based Integr Med, 2017, 2017: 6238464.

[6] DONG X, FU J, YIN X, et al. Emodin: A review of its pharmacology, toxicity and pharmacokinetics [J] . Phytother Res, 2016, 30 (8): 1207-1218.

[7] ALI B H, AL-SALAM S, AL HUSSEINI I S, et al. Abrogation of cisplatin- induced nephrotoxicity by emodin in rats [J] . Fundam Clin Pharmacol, 2013, 27 (2): 192-200.

[8] ABU EID S, ADAMS M, SCHERER T, et al. Emodin, a compound with putative antidiabetic potential, deteriorates glucose tolerance in rodents [J] . Eur J Pharmacol, 2017, 798: 77-84.

[9] MONISHA B A, KUMAR N, TIKU A B. Emodin and its role in chronic diseases [J] . Adv Exp Med Biol, 2016, 928: 47-73.

［10］ZENG Y Q, DAI Z, LU F, et al. Emodin via colonic irrigation modulates gut microbiota and reduces uremic toxins in rats with chronic kidney disease ［J］. Oncotarget, 2016, 7 (14): 17468-17478.

［11］JI H, LIU Y, HE F, et al. LC-MS based urinary metabolomics study of the intervention effect of aloe-emodin on hyperlipidemia rats ［J］. J Pharm Biomed Anal, 2018, 15 (156): 104-115.

［12］CHEN C, GAO J, WANG T S, et al. NMR-based metabolomics techniques identify the toxicity of emodin in HepG2 cells ［J］. Sci Rep, 2018, 8 (1): 9379.

［13］CHANG M H, HUANG F J, CHAN W H. Emodin induces embryonic toxicity in mouse blastocysts through apoptosis ［J］. Toxicology, 2012, 299 (1): 25-32.

［14］HE Q, LIU K, WANG S, et al. Toxicity induced by emodin on zebrafish embryos ［J］. Drug Chem Toxicol, 2012, 35 (2): 149-154.

［15］GAO D, LI X F, YIN P, et al. Preliminary study on hepatotoxic components in Polygoni Multiflori Radix based on processing and toxicity-decreasing ［J］. Chin Tradit Herb Drugs, 2017, 48 (10): 2044-2050.

［16］LIU H Y, GAO M, XU H, et al. A promising emodin-loaded poly (lactic-co-glycolic acid) -D-α-tocopheryl polyethylene glycol 1000 succinate nanoparticles for liver cancer therapy ［J］. Pharm Res, 2016, 33 (1): 217-236.

［17］HU L, CUI R, LIU H, et al. Emodin and rhein decrease levels of hypoxia-inducible factor-1α in human pancreatic cancer cells and attenuate cancer cachexia in athymic mice carrying these cells ［J］. Oncotarget, 2017, 8 (50): 88008-88020.

［18］ZU C, ZHANG M, XUE H, et al. Emodin induces apoptosis of human breast cancer cells by modulating the expression of apoptosis-related genes ［J］. Oncol lett, 2015, 10 (5): 2919.

［19］MA L, YANG Y, YIN Z, et al. Emodin suppresses the nasopharyngeal carcinoma cells by targeting the chloride channels ［J］. Biomed Pharmacother, 2017, 90: 615-625.

［20］CHANG X, ZHAO J, TIAN F, et al. Aloe-emodin suppresses esophageal cancer cell TE1 proliferation by inhibiting AKT and ERK phosphorylation ［J］. Oncol Lett, 2016, 12 (3): 2232-2238.

［21］LI J, LIU P, MAO H, et al. Emodin sensitizes paclitaxel-resistant human ovarian cancer cells to paclitaxel-induced apoptosis in vitro ［J］. Oncol Rep, 2009, 21 (6): 1605-1610.

［22］LU J, XU Y, ZHAO Z, et al. Emodin suppresses proliferation, migration and invasion in ovarian cancer cells by down regulating ILK in vitro and in vivo ［J］. Oncotargets Ther, 2017, 10: 3579-3589.

［23］LIU D L, BU H, LI H, et al. Emodin reverses gemcitabine resistance in pancreatic cancer cells via the mitochondrial apoptosis pathway in vitro ［J］. Int J Oncol, 2012, 40 (4): 1049-1057.

［24］YU J Q, BAO W, LEI J C. Emodin regulates apoptotic pathway in human liver cancer cells ［J］. Phytother Res, 2013, 27 (2): 251-257.

［25］LI W Y, NG Y F, ZHANG H, et al. Emodin elicits cytotoxicity in human lung adenocarcinoma A549 cells through inducing apoptosis ［J］. Inflammopharmacology, 2014, 22 (2): 127-134.

［26］CHIEN MH, CHANG WM, LEE WJ, et al. A Fas Ligand (FasL) fused humanized antibody against tumor-associated glycoprotein 72 selectively exhibits the cytotoxic effect against oral cancer cells with a low fasL/fas ratio ［J］. Mol Cancer Ther, 2017, 16 (6): 1102-1113.

［27］SU J, YAN Y, QU J, et al. Emodin induces apoptosis of lung cancer cells through ER stress and the TRIB3/NF-κB pathway ［J］. Oncol Rep, 2017, 37 (3): 1565-1572.

［28］CHEN Q, TIAN S, ZHU J, et al. Exploring a novel target treatment on breast cancer: Aloe-emodin mediated photodynamic therapy induced cell apoptosis and inhibited cell metastasis ［J］. Anti-Cancer Agents Med Chem, 2016, 16

(6)：763-770.

[29] LI N, WANG C, ZHANG P, et al. Emodin inhibits pancreatic cancer EMT and invasion by up-regulating microRNA-1271 [J] . Mol Med Rep, 2018, 18 (3)：3366-3374.

[30] SUN Y, WANG X, ZHOU Q, et al. Inhibitory effect of emodin on migration, invasion and metastasis of human breast cancer MDA-MB-231 cells in vitro and in vivo [J] . Oncol Rep, 2014, 33 (1)：338-346.

[31] CHEN Y Y, CHIANG S Y, LIN J G, et al. Emodin, aloe-emodin and rhein inhibit migration and invasion in human tongue cancer SCC-4 cells through the inhibition of gene expression of matrix metalloproteinase-9 [J] . Int J Oncol, 2010, 36 (5)：1113-1120.

[32] HUANG F J, HSUUW Y D, CHAN W H. Characterization of apoptosis induced by emodin and related regulatory mechanisms in human neuroblastoma cells [J] . Int J Mol Sci, 2013, 14 (10)：20139-20156.

[33] VINCENT C T, FUXE J. EMT, inflammation and metastasis [J] . Semin Cancer Biol, 2017, 47：S1044579X17302286.

[34] LUO J, YUAN Y, CHANG P, et al. Combination of aloe-emodin with radiation enhances radiation effects and improves differentiation in human cervical cancer cells [J] . Mol Med Rep, 2014, 10 (2)：731-736.

[35] CHEN Q, LI K T, TIAN S, et al. Photodynamic therapy mediated by aloe-emodin inhibited angiogenesis and cell metastasis through activating MAPK signaling pathway on HUVECs [J] . Technol Cancer Res Treat, 2018, 17：153303381878551.

[36] DING N, ZHANG H, SU S, et al. Emodin enhances the chemosensitivity of endometrial cancer by inhibiting ROS-mediated cisplatin- resistance [J] . Anti-Cancer Agents Med Chem, 2018, 18 (7)：1054.

[37] SHRIMALI D, SHANMUGAM M K, KUMAR A P, et al. Targeted abrogation of diverse signal transduction cascades by emodin for the treatment of inflammatory disorders and cancer [J] . Cancer Lett, 2013, 341 (2)：139-149.

[38] GU Q, YANG H, QIN S. Macrophages and bone inflammation [J]. J Orth Tran, 2017, 10: S2214031X17300177.

[39] IWANOWYCZ S, WANG J, ALTOMARE D, et al. Emodin bi-directionally modulates macrophage polarization and epigenetically regulates macrophage memory [J]. J Biol Chem, 2016, 291 (22): 11491-11503.

[40] GAO Q, WANG F, GUO S, et al. Sonodynamic effect of an antiinflammatory agent–emodin on macrophages [J]. Ultrasound in Med Biol, 2011, 37 (9): 1478-1485.

[41] WANG J, HUANG J, WANG L, et al. Urban particulate matter triggers lung inflammation via the ROS-MAPK-NF-κB signaling pathway [J]. J Thorac Dis, 2017, 9 (11): 4398-4412.

[42] ZHAO J Y, WANG J Q, WU L, et al. Emodin attenuates cell injury and inflammation in pancreatic acinar AR42J cells [J]. JAsian Nat Prod Res, 2017, 21 (2): 186-195.

[43] HONG L, TIAN Y, HONG Z, et al. Emodin combined with nanosilver inhibited sepsis by anti–inflammatory protection [J]. Front Pharmacol, 2016, 7: 536.

[44] BLASER H, DOSTERT C, MAK T W, et al. TNF and ROS crosstalk in inflammation [J]. Trends Cell Biol, 2016, 26 (4): 249-261.

[45] BRYAN N, AHSWIN H, SMART N, et al. Reactive oxygen species (ROS) –a family of fate deciding molecules pivotal in constructive inflammation and wound healing [J]. Eur Cells Mater, 2012, 24 (7): 249.

[46] SONG C, LIU B, XIE J, et al. Comparative proteomic analysis of liver antioxidant mechanisms in Megalobrama amblycephala stimulated with dietary emodin [J]. Sci Rep, 2017, 7: 40356.

[47] CUI Y, LIU B, XIE J, et al. The effect of emodin on cytotoxicity, apoptosis and antioxidant capacity in the hepatic cells of grass carp (Ctenopharyngodon idellus) [J]. Fish Shellfish Immunol, 2014, 38 (1): 74-79.

[48] TIAN B, HUA Y. Concentration-dependence of prooxidant and antioxidant effects of aloin and aloe-emodin on DNA [J]. Food Chem, 2005, 91 (3): 413-418.

[49] QU K, SHEN N Y, XU X S, et al. Emodin induces human T cell apoptosis in vitro by ROS-mediated endoplasmic reticulum stress and mitochondrial dysfunction [J]. Acta Pharmacol Sin, 2013, 34 (9): 1217-1228.

[50] QIU F F, LIU H Z, LIANG C L, et al. A new immunosuppressive molecule emodin induces both CD4+ FoxP3+ and CD8+ CD122+ regulatory T cells and suppresses murine allograft rejection [J]. Front Immunol, 2017, 8: 1519.

[51] LIN S Z. Emodin inhibits the differentiation and maturation of dendritic cells and increases the production of regulatory T cells [J]. Int J Mol Med, 2012, 29 (2): 159-164.

[52] TONG H, CHEN K, CHEN H, et al. Emodin prolongs recipient survival time after orthotopic liver transplantation in rats by polarizing the Th1/Th2 paradigm to Th2 [J]. Anat Rec, 2011, 294 (3): 445-452.

[53] WU L, CHEN Y, LIU H, et al. Emodin-induced hepatotoxicity was exacerbated by probenecid through inhibiting UGTs and MRP2 [J]. Toxicol Appl Pharmacol, 2018, 359: 91-101.

[54] LUO T, LI N, HE Y, et al. Emodin inhibits human sperm functions by reducing sperm [Ca2+] i and tyrosine phosphorylation [J]. Adv Exp Med Biol, 2015, 51: 14-21.

[55] CHEN J, LI S, LIU M, et al. Bioconcentration and metabolism of emodin in zebrafish eleutheroembryos [J]. Front Pharmacol, 2017, 8 (2): 83-91.

[56] DANG Z, KEJI H E, GUANGWEI N A, et al. Therapeutically targeting autophagy enhances cytotoxicity of emodin in liver cancer cell lines [J]. J Chin Oncol, 2017, 3: 186-190.

[57] NESSLANY F, SIMAR-MEINTIèRES S, FICHEUX H, et al. Aloe-emodin-induced DNA fragmentation in the mouse in vivo comet assay [J]. Mutat Res, 2009, 678 (1): 13-19.

[58] UCHINO H, MATSUMURA Y, NEGISHI T, et al. Cisplatin-incorporating polymeric micelles (NC-6004) can reduce nephrotoxicity and neurotoxicity of cisplatin in rats [J]. Br J Cancer, 2005, 93 (6): 678-687.

[59] LI X, WANG H, WANG J, et al. Emodin enhances cisplatin-induced cytotoxicity in human bladder cancer cells through ROS elevation and MRP1 down-regulation [J]. BMC Cancer, 2016, 16 (1): 578.

[60] OSHIDA K, HIRAKATA M, MAEDA A, et al. Toxicological effect of emodin in mouse testicular gene expression profile [J]. J Appl Toxicol, 2011, 31 (8): 790-800.

[61] BRKANAC S R, GERICM, GAJSKI G, et al. Toxicity and antioxidant capacity of Frangula alnus Mill. bark and its active component emodin [J]. Regul Toxicol Pharmacol, 2015, 73 (3): 923-929.

[62] ZHANG L, LAU Y K, XI L, et al. Tyrosine kinase inhibitors, emodin and its derivative repress HER-2/neu-induced cellular transformation and metastasisassociated properties. Oncogene, 1998, 16 (22): 2855-2863.

[63] YAN Y Y, ZHENG L S, ZHANG X, et al. Blockade of Her2/neu binding to Hsp90 by emodin azide methyl anthraquinone derivative induces proteasomal degradation of Her2/neu [J]. Mol pharm, 2011, 8 (5): 1687-1697.

[64] YAN Y Y, SU X D, LIANG Y J, et al. Emodin azide methyl anthraquinone derivative triggers mitochondrial - dependent cell apoptosis involving in Caspase - 8 - mediated Bid cleavage [J]. Mol Cancer Ther, 2008, 7 (6): 1688-1697.

[65] YAN Y Y, FU L W, ZHANG W, et al. Emodin azide methyl anthraquinone derivative induced G0/G1 arrest in HER2/neu-overexpressing MDA-MB-453 breast cancer cells [J]. J BUON, 2014, 19 (3): 650-655.

[66] YIM H, LEE Y H, LEE C H, et al. Emodin, an anthraquinone derivative isolated from the rhizomes of Rheum palmatum, selectively inhibits the activity of casein kinase Ⅱ as a competitive inhibitor [J]. Planta Med, 1999, 65 (1): 9-13.

［67］AHN B H, MIN G, BAE Y S, et al. Phospholipase D is activated and phosphorylated by casein kinase-II in human U87 astroglioma cells ［J］. Exp Mol Med, 2006, 38 (1): 55-62.

［68］LIN S Y, LAI W W, HO C C, et al. Emodin induces apoptosis of human tongue squamous cancer SCC-4 cells through reactive oxygen species and mitochondria - dependent pathways ［J］. Anticancer Res, 2009, 29 (1): 327-335.

［69］LIN M L, LU Y C, CHUNG J G, et al. Down-regulation of MMP-2 through the p38 MAPK-NFkappaB-dependent pathway by aloe-emodin leads to inhibition of nasopharyngeal carcinoma cell invasion ［J］. Mol Carcinog, 2010, 49 (9): 783-797.

［70］LIU A, CHEN H, TONG H, et al. Emodin potentiates the antitumor effects of gemcitabine in pancreatic cancer cells via inhibition of nuclear factor-kB ［J］. Mol Med Report, 2011, 4 (2): 221-227.

［71］MENG G, LIU Y, LOU C, et al. Emodin suppresses lipopolysaccharide-induced pro-inflammatory responses and NF-kappaB activation by disrupting lipid rafts in CD14-negative endothelial cells ［J］. Br J Pharmacol, 2010, 161 (7): 1628-1644.

［72］KUO P L, LIN T C, LIN C C. The antiproliferative activity of aloe-emodin is through p53-dependent and p21-dependent apoptotic pathway in human hepatoma cell lines ［J］. Life Sci, 2002, 71 (16): 1879-1892.

［73］CHANG C J, ASHENDEL C L, GEAHLEN R L, et al. Oncogene signal transduction inhibitors from medicinal plants ［J］. In Vivo, 1996, 10 (2): 185-190.

［74］ZHANG Z, YAN J, CHANG Y, et al. Hypoxia inducible factor-1 as a target for neurodegenerative diseases ［J］. Curr Med Chem, 2011, 18 (28): 4335-4343.

［75］WANG R, ZHOU S, LI S. Cancer therapeutic agents targeting hypoxia- inducible factor - 1 ［J］. Curr Med Chem, 2011, 18 (21):

3168-3189.

　[76] YON J M, BAEK I J, LEE B J, et al. Emodin and [6] -gingerol lessen hypoxia-induced embryotoxicities in cultured mouse whole embryos via up-regulation of hypoxia - inducible factor 1alpha and intracellular superoxide dismutases [J] . Reprod Toxicol, 2011, 31 (4): 513-8.

　[77] HUANG X Z, WANG J, HUANG C, et al. Emodin enhances cytotox-icity of chemotherapeutic drugs in prostate cancer cells: The mechanisms involve ROS-mediated suppression of multidrug resistance and hypoxia inducible factor-1 [J] . Cancer Biol Ther, 2008, 7 (3): 468-475.

　[78] CHUNG J G, LI Y C, LEE Y M, et al. Aloe-emodin inhibited N-acetylation and DNA adduct of 2-aminofluorene and arylamine N-acetyltransferase gene expression in mouse leukemia L 1210 cells [J] . Leuk Res, 2003, 27 (9): 831-840.

　[79] LIN S Y, YANG J H, HSIA T C, et al. Effect of inhibition of aloe-emodin on N-acetyltransferase activity and gene expression in human malignant melanoma cells (A375. S2) [J] . Melanoma Res, 2005, 15 (6): 489-494.

　[80] WANG H H, CHUNG J G, HO C C, et al. Aloe-emodin effects on arylamine N-acetyltransferase activity in the bacterium Helicobacter pylori [J] . Planta Med, 1998, 64 (2): 176-8.

　[81] CHUNG J G, WANG H H, WU L T, et al. Inhibitory actions of emodin on arylamine N-acetyltransferase activity in strains of Helicobacter pylori from peptic ulcer patients [J] . Food Chem Toxicol, 1997, 35 (10 - 11): 1001-1007.

　[82] MASON E F, RATHMELL J C. Cell metabolism: an essential link be-tween cell growth and apoptosis [J] . Biochim Biophys Acta, 2011, 1813 (4): 645-654.

　[83] MEDEMA R H, MACUREK L. Checkpoint control and cancer [J] . Oncogene, 2012, 31 (21): 2601-2613.

　[84] BROWN M, BELLON M, NICOT C. Emodin and DHA potently

increase arsenic trioxide interferon‐alpha‐induced cell death of HTLV‐I‐transformed cells by generation of reactive oxygen species and inhibition of Akt and AP‐1 [J] . Blood, 2007, 109 (4): 1653‐1659.

[85] HSU C M, HSU Y A, TSAI Y, et al. Emodin inhibits the growth of hepatoma cells: Finding the common anti‐cancer pathway using Huh7, Hep3B, and HepG2 cells [J] . Biochem Biophys Res Commun, 2010, 392 (4): 473‐478.

[86] KWAK H J, PARK M J, PARK C M, et al. Emodin inhibits vascular endothelial growth factor‐A‐induced angiogenesis by blocking receptor‐2 (KDR/Flk‐1) phosphorylation [J] . Int J Cancer, 2006, 118 (11): 2711‐2720.

[87] WANG X, ZOU Y, SUN A, et al. Emodin induces growth arrest and death of human vascular smooth muscle cells through reactive oxygen species and p53 [J] . J Cardiovasc Pharmacol, 2007, 49 (5): 253‐260.

[88] CHEN H C, HSIEH W T, CHANG W C, et al. Aloe‐emodin induced in vitro G_2/M arrest of cell cycle in human promyelocytic leukemia HL‐60 cells [J] . Food Chem Toxicol, 2004, 42 (8): 1251‐1257

[89] GUO J M, XIAO B X, LIU Q, et al. Anticancer effect of aloe‐emodin on cervical cancer cells involves G2/M arrest and induction of differentiation [J] . Acta Pharmacol Sin, 2007, 28 (12): 1991‐1995.

[90] XIAO B, GUO J, LIU D, et al. Aloe‐emodin induces in vitro G_2/M arrest and alkaline phosphatase activation in human oral cancer KB cells [J] . Oral Oncol, 2007, 43 (9): 905‐10.

[91] LIN J G, CHEN G W, LI T M, et al. Aloe‐emodin induces apoptosis in T24 human bladder cancer cells through the p53 dependent apoptotic pathway [J] . J Urol, 2006, 175 (1): 343‐347.

[92] LIN M L, LU Y C, SU H L, et al. Destabilization of CARP mRNAs by aloe‐emodin contributes to Caspase‐8‐mediated p53‐independent apoptosis of human carcinoma cells [J] . J Cell Biochem, 2011, 112 (4): 1176‐1191.

[93] LIN M L, LU Y C, CHUNG J G, et al. Aloe‐emodin induces apoptosis

of human nasopharyngeal carcinoma cells via Caspase-8-mediated activation of the-mitochondrial death pathway ［J］. Cancer Lett, 2010, 291（1）: 46-58.

［94］LU G D, SHEN H M, ONG C N, et al. Anticancer effects of aloe-emodin on HepG2 cells: Cellular and proteomic studies ［J］. Proteomics Clin Appl, 2007, 1（4）: 410-419.

［95］LIU XN, ZHANG CY, JIN XD, et al. Inhibitory effect of schisandrin B on gastric cancer cells in vitro ［J］. World J Gastroenterol, 2007, 13（48）: 6506-6511.

［96］DIVE C, EVANS C A, WHETTON A D. Induction of apoptosisdnew targets for cancer chemotherapy ［J］. Semin Cancer Biol, 1992, 3（6）: 417-427.

［97］SEN S, D'INCALCI M. Apoptosis. Biochemical events and relevance to cancer chemotherapy ［J］. FEBS Lett, 1992, 307（1）: 122-127.

［98］JEON W, JEON Y K, NAM M J. Apoptosis by aloe-emodin is mediated through down-regulation of calpain-2 and ubiquitin-protein ligase E3A in human hepatoma Huh-7 cells ［J］. Cell Biol Int, 2012, 36（2）: 163-7.

［99］ALI B H, AL-SALAM S, AL-HUSSEINI I S, et al. Abrogation of cis-platin-induced nephrotoxicity by emodin in rats ［J］. Fundam Clin Pharmacol, 2013, 27（2）: 192-200.

［100］WANG W, SUN Y, LI X, et al. Emodin potentiates the anticancer effect of cisplatin on gallbladder cancer cells through the generation of reactive oxygen species and the inhibition of survivin expression ［J］. Oncol Rep, 2011, 26（5）: 1143-1148.

［101］WANG ZH, CHEN H, GUO HC, et al. Enhanced antitumor efficacy by the combination of emodin and gemcitabine against human pancreatic cancer cells via downregulation of the expression of XIAP in vitro and in vivo ［J］. Int J Oncol, 2011, 39（5）: 1123-1131.

［102］ZHOU X, WANG L, WANG M, et al. Emodin induced microglial apoptosis is associated with TRB3 induction ［J］. Immunopharmacol Immunotoxicol,

2011, 33 (4): 594-602.

[103] LAI J M, CHANG J T, WEN C L, et al. Emodin induces a reactive oxygen species-dependent and ATM-p53-Bax mediated cytotoxicity in lung cancer cells [J] . Eur J Pharmacol, 2009, 623 (1-3): 1-9.

[104] GUO Q, CHEN Y, ZHANG B, et al. Potentiation of the effect of gemcitabine by emodin in pancreatic cancer is associated with survivin inhibition [J] . Biochem Pharmacol, 2009, 77 (11): 1674-1683.

[105] HEO S K, YUN H J, PARK W H, et al. Emodin inhibits TNF-alpha-induced human aortic smooth-muscle cell proliferation via Caspase- and mitochondrial - dependent apoptosis [J] .J Cell Biochem, 2008, 105 (1): 70-80.

[106] WANG C, WU X, CHEN M, et al. Emodin induces apoptosis through Caspase 3-dependent pathway in HK-2 cells [J] .Toxicology, 2007, 231 (2-3): 120-128.

[107] YU C X, ZHANG X Q, KANG L D, et al. Emodin induces apoptosis in human prostate cancer cell LNCaP [J] . Asian J Androl, 2008, 10 (4): 625-634.

[108] WANG X D, GU L Q, WU J Y. Apoptosis-inducing activity of new pyrazole emodin derivatives in human hepatocellular carcinoma HepG2 cells [J] . Biol Pharm Bull, 2007, 30 (6): 1113-1116.

[109] YEH FT, WU CH, LEE HZ. Signaling pathway for aloe-emodin-induced apoptosis in human H460 lung nonsmall carcinoma cell [J] . Int J Cancer, 2003, 106 (1): 26-33.

[110] LEE H Z, HSU S L, LIU M C, et al. Effects and mechanisms of aloe-emodin on cell death in human lung squamous cell carcinoma [J] . Eur J Pharmacol, 2001, 431 (3): 287-295.

[111] LIN S Z, CHEN K J, TONG H F, et al. Emodin attenuates acute rejection of liver allografts by inhibiting hepatocellular apoptosis and modulating the Th1/Th2 balance in rats ['J] . Clin Exp Pharmacol Physiol, 2010, 37 (8):

790-794.

[112] LIU D L, BU H, LI H, et al. Emodin reverses gemcitabine resistance in pancreatic cancer cells via [J]. Int J Oncol, 2012, 40 (4): 1049-1057.

[113] RAZA H. Dual localization of glutathione S-transferase in the cytosol and mitochondria: implications in oxidative stress, toxicity and disease [J]. FEBS J, 2011, 278 (22): 4243-4251.

[114] BHABAK K P, MUGESH G. Functional mimics of glutathione peroxidase: Bioinspired synthetic antioxidants [J]. Acc Chem Res, 2010, 43 (11): 1408-1419.

[115] LUBOS E, LOSCALZO J, HANDY D E. Glutathione peroxidase-1 in health and disease: From molecular mechanisms to therapeutic opportunities [J]. Antioxid Redox Signal, 2011, 15 (7): 1957-1997.

[116] BRIGELIUS-FLOHE R, KIPP A. Glutathione peroxidases in different stages of carcinogenesis [J]. Biochim Biophys Acta, 2009, 1790 (11): 1555-1568.

[117] KALININA E V, CHERNOV N N, ALEUD R, et al. Current views on antioxidative activity of glutathione and glutathione-depending enzymes [J]. Vestn Ross Akad Med Nauk, 2010, 3: 46-54.

[118] LEE B H, HUANG Y Y, DUH P D, et al. Hepatoprotection of emodin and Polygonum multiflorum against CCl (4) -induced liver injury [J]. Pharm Biol, 2012, 50 (3): 351-359.

[119] SINGH K B, TRIGUN S K. Apoptosis of Dalton's lymphoma due to in vivo treatment with emodin is associated with modulations of hydrogen peroxide metabolizing antioxidant enzymes [J]. Cell Biochem Biophys, 2013, 67 (2): 439-449.

[120] DU Y, KO K M. Effects of emodin treatment on mitochondrial ATP generation capacity and antioxidant components as well as susceptibility to ischemia-reperfusion injury in rat hearts: single versus multiple doses and gender difference [J]. Life Sci, 2005, 77 (22): 2770-2782.

［121］CHIU P Y, MAK D H, POON M K, et al. In vivo antioxidant action of a lignan－enriched extract of Schisandra fruit and an anthraquinone－containing extract of Polygonum root in comparison with schisandrin B and emodin ［J］. Planta Med, 2002, 68 (11): 951-956.

［122］YIM T K, WU W K, MAK D H, et al. Myocardial protective effect of an anthraquinone－containing extract of Polygonum multiflorum ex vivo ［J］. Planta Med, 1998, 64 (7): 607-611.

［123］CHANG L C, SHEU H M, HUANG Y S, et al. A novel function of emodin: Enhancement of the nucleotide excision repair of UV－ and cisplatin－induced DNA damage in human cells ［J］. Biochem Pharmacol, 1999, 58 (1): 49-57.

［124］CHEN Y Y, CHIANG S Y, LIN J G, et al. Emodin, aloe－emodin and rhein induced DNA damage and inhibited DNA repair gene expression in SCC-4 human tongue cancer cells ［J］. Anticancer Res, 2010, 30 (3): 945-951.

［125］SU H Y, CHERNG S H, CHEN C C, et al. Emodin inhibits the mutagenicity and DNA adducts induced by 1－nitropyrene ［J］. Mutat Res, 1995, 329 (2): 205-212.

［126］Huang Z, Chen G, Shi P. Effects of emodin on the gene expression profiling of human breast carcinoma cells ［J］. Cancer Detect Prev, 2009, 32 (4): 286-291.

［127］SUI F, HUO H R, ZHANG C B, et al. Emodin down－regulates expression of TRPV1 mRNA and its function in DRG neurons in vitro ［J］. Am J Chin Med, 2010, 38 (4): 789-800.

［128］KO J C, SU Y J, LIN S T, et al. Suppression of ERCC1 and Rad51 expression through ERK1/2 inactivation is essential in emodin - mediated cytotoxicity in human non－small cell lung cancer cells ［J］. Biochem. Pharmacol, 2010, 79 (4): 655-664.

［129］OSHIDA K, HIRAKATA M, MAEDA A, et al. Toxicological effect of emodin in mouse testicular gene expression profile ［J］. J Appl Toxicol, 2011,

31 (8): 790-800.

[130] HARHAJI L, MIJATOVIC S, MAKSIMOVIC-IVANIC D, et al. Aloe emodin inhibits the cytotoxic action of tumor necrosis factor [J] . Eur J Pharmacol, 2007, 568 (1-3): 248-259.

[131] CHEN Y Y, CHIANG S Y, LIN J G, et al. Emodin, aloe-emodin and rhein inhibit migration and invasion in human tongue cancer SCC - 4 cells through the inhibition of gene expression of matrix metalloproteinase-9 [J] . Int J Oncol, 2010, 6 (5): 1113-1120.

[132] TEW K D, MANEVICH Y, GREK C, et al. The role of glutathione S-transferase P in signaling pathways and S-glutathionylation in cancer [J] . Free Radic Biol. Med, 2011, 51 (2): 299-313.

[133] TEW K D, TOWNSEND D M. Regulatory functions of glutathione S-transferase P1 - 1 unrelated to detoxification [J] . Drug Metab Rev, 2011, 43 (2): 179-193.

[134] LIU T, JIN H, SUN Q R, et al. Neuroprotective effects of emodin in rat cortical neurons against beta-amyloid- induced neurotoxicity [J] . Brain Res, 2010, 1347: 149-160.

[135] SU YT, CHANG H L, SHYUE S K, et al. Emodin induces apoptosis in human lung adenocarcinoma cells through a reactive oxygen species-dependent mitochondrial signaling pathway [J] . Biochem Pharmacol, 2005, 70 (2): 229-241.

[136] HUANG Q, SHEN H M, ONG C N. Inhibitory effect of emodin on tumor invasion through suppression of activator protein - 1 and nuclear factor - kappaB [J] . Biochem Pharmacol, 2004, 68 (2): 361-371.

[137] FOLKMAN J. Angiogenesis in cancer, vascular, rheumatoid and other disease [J] . Nat Med, 1995, 1 (1): 27-31.

[138] CAO Y. Antiangiogenic cancer therapy [J] . Semin Cancer Biol, 2004, 14: 139-145.

[139] KANESHIRO T, MORIOKA T, INAMINE, et al. Anthraquinone de-

rivative emodin inhibits tumor – associated angiogenesis through inhibition of extra-cellular signal – regulated kinase 1/2 phosphorylation [J]. Eur J Pharmacol, 2006, 553 (1-3): 46-53.

[140] HE Z H, HE M F, MA S C, et al. Anti-angiogenic effects of rhubarb and its anthraquinone derivatives [J]. J Ethnopharmacol, 2009, 121 (2): 313-317.

[141] CARDENAS C, QUESADA A R, MEDINA M A. Evaluation of the anti-angiogenic effect of aloe-emodin [J]. Cell Mol Life Sci, 2006, 63 (24): 3083-3089.

[142] WANG X H, WU S Y, ZHEN Y S. Inhibitory effects of emodin on an-giogenesis [J]. Yao Xue Xue Bao, 2004, 39 (4): 254-258.

[143] LU Y Y, ZHANG J L, QIAN J M. The effect of emodin on VEGF re-ceptors in human colon cancer cells [J]. Cancer Biother Radiopharm, 2008, 23 (2): 222-228.

[144] Radha KS, Madhyastha HK, Nakajima Y, et al. Emodin upregulates urokinase plasminogen activator, plasminogen activator inhibitor-1 and promotes wound healing in human fibroblasts [J]. Vascul Pharmacol, 2008, 48 (4-6): 184-190.

[145] LIU A, CHEN H, WEI W, et al. Antiproliferative and antimetastatic effects of emodin on human pancreatic cancer [J]. Oncol Rep, 2011, 26 (1): 81-89.

[146] LU H F, LAI K C, HSU S C, et al. Involvement of matrix metallopro-teinases on the inhibition of cells invasion and migration by emodin in human neuro-blastoma SH-SY5Y cells [J]. Neurochem Res, 2009, 34 (9): 1575-1583.

[147] WESOLOWSKA O. Interaction of phenothiazines, stilbenes and flavonoids with multidrug resistance – associated transporters, P – glycoprotein and MRP1 [J]. Acta Biochim Pol, 2011, 58 (4): 433-448.

[148] GARG A K, BUCHHOLZ T A, AGGARWAL B B. Chemosensitization and radiosensitization of tumors by plant polyphenols [J]. Antioxid Redox Signal,

2005, 7 (11-12): 1630-1647.

[149] KUO T C, YANG J S, LIN M W, et al. Emodin has cytotoxic and protective effects in rat C6 glioma cells: roles of Mdr1a and nuclear factor kappaB in cell survival [J] . J Pharmacol Exp Ther, 2009, 330 (3): 736-744.

[150] WANG W, SUN Y P, HUANG X Z, et al. Emodin enhances sensitivity of gallbladder cancer cells to platinum drugs via glutathion depletion and MRP1 downregulation [J] . Biochem Pharmacol, 2010, 79 (8): 1134-1140.

第六章 鸦胆子

第一节 鸦胆子药理作用概述

鸦胆子是鸦胆子科（Simaroubaceae）的成熟果实，最早见于 16 世纪出版的《本草纲目》[1]。它主要分布在中国的热带和亚热带地区，包括广东、广西、云南和福建。鸦胆子科植物的果实的特征是卵形，坚硬，在顶端有少许细尖，大约长 6~10mm，直径 4~7mm。它被突起的网状物覆盖，成熟时通常变为黑色或棕色。一般，在秋季收获果实，去除杂质后晾干。

实际上，鸦胆子被认为是寒性、苦性的，这为鸦胆子的多种药理特性奠定了基础。鸦胆子在中药中具有清热解毒的特点，广泛用于治疗肺癌、前列腺癌和胃肠道癌，具有强抗疟、抗炎及抗病毒等作用，毒性低。现代药理学研究表明，四环类三萜类化合物是鸦胆子中的活性成分[2,3]，其抗肿瘤作用的潜在机制在于通过降低 *Bcl*-2 基因的表达，诱导细胞凋亡，减少细胞增殖。鸦胆子还能增强免疫功能[4]。

鸦胆子具有多种药理作用，其中最显著的是其抗肿瘤活性。鸦胆子提取物对 S180 细胞有较强的抗肿瘤作用，高剂量可抑制细胞增殖 24.6%，而中、低剂量可使荷瘤小鼠的寿命延长约 20%[5]。鸦胆子通过调控细胞形态和细胞周期、调控凋亡基因表达和改变细胞免疫等过程抑制细胞增殖[4]。鸦胆子可以通过改变细胞膜上的 P-gp 来逆转肿瘤细胞的耐药性。例如，当耐药卵巢癌细胞暴露于含有鸦胆子的油性乳剂中时，耐药细胞的数量就会显著减少[6]。鸦胆子还能抑制拓扑异构酶 II 的活性，从而影响 DNA 合成，导致细胞周期阻滞和凋亡，如鸦胆子油诱导肝癌细胞的 G_0/G_1 细胞周期阻滞[7]。此外，鸦胆子油处理人 SGC-7901 胃癌细胞后，细胞周期阻滞，DNA 合成受到抑制，提示细胞凋亡[8]。同时，最近的一项研究也提供了强有力的证据证明鸦胆子可以通过激活 Caspase-8 和调控凋亡相关蛋白诱导人急性髓系白血病细胞凋亡[9]。一般来说，癌症患者在接受化疗药物治疗后有免疫损害的风险。然而，当与鸦胆子联合使用时，化疗药物的安全性和有效性得到了改善，主要通过增加 T 细胞和自然杀伤 NK 细胞水平，提高了晚期肺癌患者的免疫功能和生活质量[10]。

第二节　鸦胆子抗肿瘤活性

一、消化系统肿瘤

鸦胆子最常用于治疗消化道恶性肿瘤，如食道癌、胃癌、胰腺癌、肝癌和结直肠癌等。Yue 等[11]比较了同期放化疗加鸦胆子与单独放化疗治疗食管癌的疗效。对照组 1、2 和 3 年总生存率（87.0%、72.0% 和 55.0%）明显优于对照组（74.0%、57.0% 和 43.0%，$P<0.05$）。在 Liu 等人的研究中[12]，鸦胆子联合化疗对进展期胃癌患者的有效率（65.0% *vs.* 39.5%，$P<0.05$）和不良事件发生率（骨髓抑制：37.5% *vs.* 73.7%，$P<0.05$）均明显优于单纯化疗。Xu 等人也得出了同样的结论[13]，鸦胆子联合叶酸、氟尿嘧啶和奥沙利铂（FOLFOX）治疗结直肠癌比 FOLFOX 单独治疗效果好。

鸦胆子不仅可以通过静脉注射，在某些情况下也可以通过动脉输注。

Zhu 等[14]鸦胆子联合碘油经肝动脉栓塞治疗肝细胞癌。1，2，3 年生存率分别为 77.4%、41.9% 和 25.8%。Li 等人[15]报道，肝动脉灌注鸦胆子联合碘油治疗原发性肝癌的疗效（有效率：33.3% *vs.* 32.9%，*P*>0.05）与常规肝动脉化疗栓塞（TACE）相似，且副反应更有利。

二、肺　癌

Yu 等[16]基于 Meta 分析晚期非小细胞肺癌，评价了鸦胆子注射液与铂类联合用药的临床疗效和安全性。尽管鸦胆子和化疗结合的优越性相对于单独化疗并没有凸显出来，但对基础状态好的患者更有利［风险率（RR）= 2.29，95%CI：1.74~3.02）］。在联合治疗的患者，嗜中性粒细胞减少症的发病率和严重程度（RR=0.66，95%CI：0.53~0.83）以及消化道不良事件（RR=0.76，95%CI：0.59~0.98）显著减少。更值得注意的是，使用鸦胆子后，CD3$^+$CD4$^+$的百分比，NK 细胞显著增加。推测鸦胆子具有造血保护功能和免疫调节活性。

三、泌尿系统恶性肿瘤

Wang 等[17]研究运用膀胱内灌注鸦胆子治疗膀胱癌。结果表明，鸦胆子的抗肿瘤作用与丝裂霉素 c 相似[18]。报告称，与丝裂霉素或卡介苗疫苗相比，10% 鸦胆子膀胱灌注预防原发性浅表膀胱癌术后复发更有效（年复发率：14.0% 比 34.9%，18.2%，*P*<0.05），毒性更小（不良事件发生率：12.3% 比 43.9%，83.6%，*P*<0.01）。另一项对晚期前列腺癌的研究表明，促性腺激素释放激素类似物（GnRH）雷公肽与鸦胆子联用较单用雷公肽明显增强疗效[19]。

四、颅内恶性肿瘤

Chen 等[20]鸦胆子治疗了 24 例转移性脑癌患者（其中大部分患者在脑放

射治疗后病情恶化），经过 6 周治疗，1 例完全缓解，1 例部分缓解，18 例病情稳定，疾病控制率为 70.8%。在另一项恶性胶质瘤治疗的研究中[21]，鸦胆子联合放射治疗效果相同（有效率：70.1% 比 61.5%，$P>0.05$）。提示鸦胆子可穿透血脑屏障，对颅内恶性肿瘤具有抗增殖作用。然而，另一组来自 Liu[22] 和 Ge 等[23] 的数据显示，鸦胆子联合放疗的疗效与单纯放疗治疗转移性脑癌无显著差异（$P>0.05$）。

五、骨肿瘤

Wu 等[24] 揭示了鸦胆子联合放疗治疗转移性骨恶性肿瘤的优势。结果显示，联合放疗组的完全缓解、部分缓解和病情稳定的临床获益率为 70.0%，单独放疗组为 46.7%（$P<0.01$）。在 Li 等人的研究中[25]，放疗中加入鸦胆子，骨转移灶疼痛明显减轻（有效率：91.2% *vs.* 65.6%，$P<0.05$），这与影像学检查评价的客观疗效无关。

六、恶性胸腔积液

在治疗癌性空腔积液方面，鸦胆子也表现出良好的疗效。Wu 等人[26] 研究显示鸦胆子联合顺铂治疗恶性胸腔积液与单纯顺铂治疗恶性胸腔积液相比，联合治疗完全缓解率明显更好（57.4% *vs.* 29.1%，$P<0.05$）。另一项研究显示，鸦胆子胸膜注射联合伽马刀治疗肺癌伴胸腔积液优于顺铂胸膜注射联合伽马刀（积液控制率：95.0% *vs.* 88.9%，$P<0.05$）[27]。此外，鸦胆子也被用于治疗癌症相关的腹水[28]。

七、药品不良反应

应注意鸦胆子相关药物不良反应（ADRs）。根据 Song 等人的文献分析[29]，鸦胆子最常见的不良反应为过敏反应，占所有不良反应的 45.0%，其次是消化系统反应（22.9%）、神经系统反应（8.4%）、心血管反应

（6.9%）和肝肾损伤（6.9%）。皮肤损害和呼吸系统疾病是罕见的不良反应。但是，在所有接受鸦胆子治疗的人群中，这些不良反应的发生率尚不清楚。

第三节　鸦胆子抗肿瘤机制

一、细胞凋亡诱导

细胞凋亡过程受多种细胞信号的控制，细胞信号可分为两大类，外在信号通路和内在信号通路。内源性通路的启动是线粒体膜电位的丧失，然后细胞色素 C 从线粒体释放到细胞溶胶中，并与适配器蛋白凋亡蛋白酶激活因子 1 （Apaf-1）结合。Caspase-9（内在通路 Caspase 的启动子）的激活导致 Caspase-3（效应子 Caspase）的激活。另一方面，外源性途径是由细胞表面的死亡受体介导的，如 Fas 和肿瘤坏死因子（TNF）受体。这些死亡受体的激活可以启动半胱天冬蛋白酶（Caspase）级联反应。Fas 与其配体（FasL）的相互作用触发了死亡诱导信号复合物的形成，其中包括关键接头分子 Fas 相关死亡域（FADD），FADD 反过来又招募前 Caspase-8。前 Caspase-8 经过自蛋白水解裂解，形成活化的 Caspase-8，活化其他前 Caspase，如前 Caspase-3。最后，前 Caspase-3 经历自催化作用形成活性 Caspase-3[30]。外在和内在途径效应因子在 Caspase-3 水平汇合，从而实现凋亡细胞典型的形态和生化变化[31]。同时，参与这些过程的蛋白与许多其他分子密切相互作用，如由促凋亡和抗凋亡成员组成的 Bcl-2 家族。这些分子之间复杂的相互作用最终导致了细胞生存和死亡的相对平衡。已经证实凋亡缺陷和细胞无限增殖是导致癌症发生的原因之一，因此，诱导细胞凋亡是对抗癌症的重要途径[32-34]。更详细的研究表明，线粒体和死亡受体通路都参与了鸦胆子诱导的凋亡，通过上调细胞凋亡刺激因素，如 Caspase-3、Caspase-8、Caspase-9 和 Fas 等，下调细胞凋亡抑制因子，如 c-FLIP、Mcl1、Bcl-2 和细胞凋亡抑制蛋白（XI-AP）[35-40]。此外，一些研究人员发现，外源性和内源性途径都与鸦胆子促进的 p38 丝裂原活化蛋白激酶（MAPK）磷酸化有关[36]。但也有人提出，鸦胆子诱导细胞凋亡部分依赖于 p53 表达的增强[41]。这些分子可能都参与了鸦胆子诱导细胞凋亡的过程。然而，它们之间的确切关系尚不清楚。

二、对细胞周期的作用

调控细胞周期被证实是鸦胆子杀伤癌细胞的分子机制之一。许多实验都得出了相同的结论。鸦胆子减少了 S 期细胞，增加了 G_0/ G_1 期细胞或 sub-G_1 阶段的细胞[42-44]。然而，细胞周期阻滞可能是一系列分子事件的结果，其具体机制可能非常复杂，值得进一步研究。

三、逆转耐药

另一种机制涉及鸦胆子诱导的癌细胞死亡，这可能解释了该药同时给予化疗的协同作用。以卵巢癌 A2780/DDP 细胞和胃癌 MKN28/VCR 细胞为例[45, 46]，耐药逆转可能与鸦胆子降低多药耐药（MDR）mRNA 表达有关[47]。此外，鸦胆子介导的顺铂增敏被证实是核因子 E2 相关因子 2（Nrf2）依赖的，Nrf2 是一种调节细胞防御反应的转录因子，有助于化疗耐药[48]。

四、诱导细胞分化

鸦胆子 A、鸦胆子 D 等都可诱导 HL-60 细胞分化[49]。研究表明，鸦胆子苦醇（brusatol）可诱导慢性髓系白血病细胞株 K562 和 BV173 的分化，急性淋巴细胞细胞株 SUPB13 和 RS4 的分化[50]。

五、其他机制

在一项研究中，经静脉给予的磷脂乳化后的鸦胆子对Ⅱ型拓扑异构酶（TOPOⅡ）活性有明显的抑制作用。在 2.5 g/L 浓度下，鸦胆子对 TOPOⅡ的活性完全抑制[51]。研究还发现，鸦胆子具有抑制血管内皮生长因子（VEGF）mRNA 表达和分泌的能力[52, 53]，下调 c-myc 的表达，抑制环氧化酶-2（COX-2）的表达[54]。此外，鸦胆子还能通过抑制基质金属蛋白酶 2（MMP-2）和上调组织金属蛋白抑制剂 2（TMP-2）抑制肿瘤转移[55]。此外，一些研究人员观察到鸦胆子对癌细胞比正常细胞具有相对选择性的细胞毒性。因此，推测鸦胆子以恶性细胞为靶点，并在癌细胞中停留较长时间。然而，这些结论是由个别研究得出的，因此，进一步的研究是很有必要的。

几个世纪以来，中国执业医师一直以经验为依据使用鸦胆子作为抗癌药物。目前，它主要作为一个整体来使用。在大多数情况下，鸦胆子与现有的抗肿瘤方案（化疗或放疗）合用表现出良好的协同作用。已分离鉴定了数十种单一的鸦胆子化合物，并通过实验获得了一些分子机制的初步发现。然而，鉴于其极其复杂的成分，这些结果远远不能令人满意。随着现代生物技术的发展，需要进一步研究鸦胆子调控基因表达和信号转导通路的机制，鉴定最有效的活性成分，从而为鸦胆子的抗肿瘤特性提供重要的认识，进而推动鸦胆子的临床应用。

参考文献

[1] WEI Y J, QI L W, LI P, et al. Improved quality control method for Fufang Danshen preparations through simultaneous determination of phenolic acids, saponins and diterpenoid quinones by HPLC coupled with diode array and evaporative light scattering detectors [J]. J Pharm Biomed Anal, 2007, 45 (5): 775-784.

[2] LAU S T, LIN Z X, ZHAO M, et al. Brucea javanica fruit induces cyto-

toxicity and apoptosis in pancreatic adenocarcinoma cell lines [J] . Phytother Res, 2008, 22 (4): 477-486.

[3] LOU G G, YAO H P, XIE L P. Brucea javanica oil induces apoptosis in T24 bladder cancer cells via upregulation of Caspase-3, Caspase-9, and inhibition of NF-kappaB and COX-2 expressions [J] . Am J Chin Med, 2010, 38 (3): 613-624.

[4] YANG L H, SHI W J, ZHAO X Q. Research progress on the anti-tumor effect of Brucea [J] . J Mudanjiang Univ, 2010, 31 (5): 65-67.

[5] TIAN G Y, XIE R H. Experimental study on the anticancer effect of extract of brucea javanica on mice of S180 [J] . Anti-tumor Pharmacy, 2011, 1 (3): 220-222.

[6] CHEN D, CHEN P, ZHU M, et al. Reverse effect of brucea javanica oil emulsion on drug resistant human ovarian carcinoma cell A2780/DDP [J] . J Emergency Trad Chin Med, 2009, 18 (4): 598-599.

[7] TIAN C T, HAN L Y. Inhibition of Brucea javanica oil emulsion on the pro-liferation of human liver cancer cell SMMC-7721 cells in vitro [J] . Modern Oncology, 2010, 18 (4): 654-655.

[8] SUN B, WU Y N, WANG S N, et al. Preliminary studies on anti-proliferative effect of Brucea javanica on the human gastric cancer cell SGC-7901 [J] . Shanghai Med J, 2001, 24 (8): 481-483.

[9] ZHANG H, YANG J Y, ZHOU F, et al. Seed oil of brucea javanica induces apoptotic death of acute myeloid leukemia cells via both the death recep-tors and the mitochondrial-related pathways [J] . Evid Based Complement Alternat Med, 2011, 2011: 965016.

[10] HU M W, YAO Y W, WANG H Q. Chemotherapy efficacy and immune func-tion of Brucea oil emulsion on 43 cases of lung cancer [J] . J Pract Oncol, 2011, 26 (3): 306-308.

[11] YUE Y R, SUN Q M, LIANG H, et al. Clincal research of brucea javanica oil emulsion combined with concurrent radiotherapy in esophageal cancer

treatment [J]. Chin J Tradit Chin Med (Chin), 2010, 22: 18-20.

[12] LIU H J, XU H, NING S Q. Treatment of advanced gastric cancer with DX chemotherapy and bruceolic oil emulsion [J]. Pract J Clin Med (Chin), 2010, 7: 76-77.

[13] XU M M, WU X, ZHUANG Y Z. Application of bruceolic oil emulsion in patients accepted postoperative chemotherapy of colorectal cancer [J]. Med J West China (Chin), 2010, 22: 2068-2069.

[14] ZHU H F, REN Q L, WANG L Q, et al. Oleum of brucea javanica used in liver intervention to treat carcinoma [J]. J Med Imaging (Chin), 2010, 20: 712-714.

[15] LI X Z, JIANG S L, WANG Y, et al. The clinical observation of hepatic artery infusion with brucea javanica oil emulsion combined with transcatheter arterial embolization with lipiodol in the treatment of primary liver cancer [J]. J Basic Clin Oncol (Chin), 2010, 23: 146-148.

[16] YU H M, WANG H Q, CAI H J. Combined brucea javanica oil emulsion injection and third generation chemotherapy regimen containing platinum for advanced non-small cell lung cancer: A meta-analysis [J]. J Chin PLA Postgrad Med Sch (Chin), 2011, 32: 1099-1102.

[17] WANG H, ZHANG B, WU G J, et al. Effects of brucea javanica oil emulsion intravesical instillation for the treatment of bladder cancer in mice [J]. J Fourth Mil Med Univ (Chin), 2001, 22: 1886-1891.

[18] WANG F, QIN W, ZHANG G, et al. Prospective clinical studies at the efficacy of brucea javanica oil, mitomycin and BCG for preventing postoperative relapse of superficial bladder cancer through perfusion [J]. Chin-German J Clin Oncol, 2011, 4: 228-231.

[19] YANG X H, CHEN J, FANG M Z. Clinical study on patients with advanced prostate cancer treated by combination of triptorelin and bruceolic oil emulsion [J]. Modern Oncol (Chin), 2011, 19: 122-124.

[20] CHEN H H, YANG L P. Treating metastatic brain cancer with brucea

javanica oil emulsion: A report of 24 cases [J] . J N Chin Med (Chin), 2011, 43: 45-46.

[21] WU S Q, JIA Y S, LU S L, et al. Clinical outcomes of brucea javanica oil emulsion combined with radiation in patients with malignant glioma [J] . China J Chin Mater Med (Chin), 2006, 31: 1282-1283.

[22] LIU Y M, LIU Q F, WANG H, et al. Observation of the effect of Javanica Oil Injection combined with radiotherapy on brain metastases [J] . J Henan Med Coll Staff Workers (Chin), 2011, 23: 145-147.

[23] GE C Z, XU Y H, ZHANG D F, et al. Treating metastatic brain cancer with Brucea javanica Oil Emulsion in combination with radiotherapy: A report of 41 cases [J] . Guiding J Tradit Chin Med Pharmacy (Chin), 2012, 18: 29-30.

[24] WU H, YE Y L. The effects of combination of brucea javanica oil emulsion injection and radiotherapy in patients with metastatic bone malignancy: A report of 30 cases [J] . Jiangxi J Tradit Chin Med (Chin), 2010; 41: 42-43.

[25] LI Z Y, YU H Y, NING S Q, et al. Metastatic bone tumor pain treated with brucea javanica oil emulsion combined with radiotherapy [J] . Chin J Pain Med (Chin), 2012, 18: 35-37.

[26] WU S H, RUI L, HONG Y C. Efficacy and safety of pleural injection of the Yadanzi grease combined with diamminedichloroplatinum (DDP) in the treatment of the malignant pleural effusion [J] . Hainan Med J (Chin), 2009, 20: 14-15.

[27] CHEN C H, LI H B, LI Y C, et al. The effect of Java brucea oil young inoculation fluid combined with gamma knife in the treatment of cancerous hydrothorax [J] . Modern Oncol (Chin), 2009, 17: 1092-1093.

[28] MU H C, DONG L J. Clinical efficacy of cisplatin hyperthermic intraperitoneal perfusion chemotherapy combined with brucea javanica Oil Emulsion for malignant ascites [J] . J Dig Oncol (Chin), 2012, 4: 232-235.

[29] SONG X Y, LIU Y X, YANG L, et al. Literature analysis of the ad-

verse drug reactions of brucea javanica oil emulsion injection [J] . China Pharmacist (Chin), 2011, 14: 557-558.

[30] JIN Z, EL-DEIRY W S. Overview of cell death signaling pathways [J] . Cancer Biol Ther, 2005, 4: 139-163.

[31] FULDA S, DEBATIN K M. Extrinsic versus intrinsic apoptosis pathways in anticancer chemotherapy [J] . Oncogene, 2006, 25: 4798-4811.

[32] SHI L, YUE Y, WANG Z R. Suppression of human hepatocellular cancer cell line HepG2 by brucea liposome in vitro or in vivo [J] . J Xi´an Jiaotong Univ (Med Sci, Chin), 2011, 32: 772-777.

[33] WANG X N, MA L, AN C L, et al. Brucea javanica oil emulsion inhibits proliferation of cervical cancer SiHa cells [J] . China J Biother (Chin), 2009, 16: 494-497.

[34] WANG F, CAO Y, LIU H Y, et al. Experimental studies on the apoptosis of HL-60 cells induced by Brucea javanica oil emulsion [J] . China J Chin Mater Med (Chin), 2003, 28: 759-762.

[35] LAU S T, LIN Z X, ZHAO M, et al. Brucea javanica fruit induces cytotoxicity and apoptosis in pancreatic adenocarcinoma cell lines [J] . Phytother Res, 2008, 22: 477-486.

[36] LAU S T, LIN Z X, LIAO Y, et al. Bruceine D induces apoptosis in pancreatic adenocarcinoma cell line PANC-1 through the activation of p38-mitogen activated protein kinase [J] . Cancer Lett, 2009, 281: 42-52.

[37] LOU G G, YAO H P, XIE L P. Brucea javanica Oil induces apoptosis in T24 bladder cancer cells via up-regulation of Caspase-3, Caspase-9, and inhibition of NF-kappa B and COX-2 expressions [J] . Am J Chin Med, 2010, 38: 613-624.

[38] LU F, WANG H, QIN W J. Bladder cancer J82 cells apoptosis induced by Brucea javanica oil emulsion and the mechanism [J] . Chin J Rehabil Theory Pract (Chin), 2007, 13: 432-433.

[39] LAU F Y, CHUI C H, GAMBARI R, et al. Antiproliferative and apop-

tosis-inducing activity of brucea javanica extract on human carcinoma cells [J].
Int J Mol Med, 2005, 16: 1157-1162.

[40] LI Y, LI Y, ZHANG L Y, et al. Experimental study of brucea javanica oil emulsion induces K562 cell apoptosis and its mechanism [J]. J Int Oncol (Chin), 2006; 33: 637-639.

[41] GAO H, LAMUSTA J, ZHANG W F, et al. Tumor cell selective cytotoxicity and apoptosis induction by an herbal preparation from brucea javanica [J]. N Am J Med Sci (Boston), 2011, 4: 62-66.

[42] MA L, ZHANG Y N. Effects of seminal oil emulsion of brucea javanica on apoptosis and apoptosis-related genes in human hepatocellular carcinoma cells [J]. World Chin J Digestol (Chin), 2004, 12: 559-562.

[43] YIN X J, LUAN H Z, AN C L, et al. Inhibitory effect of brucea javanica oil emulsion against cervical caner cell line Hela and its mechanism [J]. Chin J Cancer Biother (Chin), 2008, 15: 393-395.

[44] YANG L H, SHI W J, ZHAO X Q. The inhibitory effect of brucea javanica oil emulsion on glioma SKMG-4 cells [J]. Chin J Neurosurg Dis Res (Chin), 2011, 10: 38-40.

[45] CHEN D, CHEN P, ZHU M, et al. Reverse effect of brucea javanica oil emulsion on drug resistant human ovarian carcinoma cells A2780/DDP [J]. J Emerg Tradit Chin Med (Chin), 2009, 18: 598-599.

[46] YU L F, WU Y L, ZHANG Y P. Reversal of drug resistance in the vincristine-resistant human gastric cancer cell lines MKN28/VCR by emulsion of seminal oil of Brucea javanica [J]. World Chin J Digestol (Chin), 2001, 9: 376-378.

[47] JI C L, XIE Y Y, SUN D X. Reversal of drug resistance in the K562/ADM cell line by Brucea javanica Oil Emulsion and the mechanism [J]. Zhejiang J Tradit Chin Med (Chin), 2010, 45: 458-459.

[48] REN D, VILLENEUVE N F, JIANG T, et al. Brusatol enhances the efficacy of chemotherapy by inhibiting the Nrf2-mediated defense mechanism [J].

Proc Natl Acad Sci USA, 2011, 108: 1433-1438.

[49] CUENDET M, GILLS J J, PEZZUTO J M. Brusatol-induced HL-60 cell differentiation involves NF-kappa B activation [J]. Cancer Lett, 2004, 206: 43-50.

[50] ATA-GREENWOOD E, CUENDET M, SHER D, et al. Brusatol-mediated induction of leukemic cell differentiation and G_1 arrest is associated with down-regulation of c-myc [J]. Leukemia, 2002, 16: 2275-2284.

[51] TANG T, MENG L H, CHEN L J, et al. Reversal of multidrug resistance and inhibition of DNA topoisomerase II by emulsion of seed oil of Brucea javanica [J]. Chin Pharmacol Bull (Chin), 2001, 17: 534-539.

[52] XU X, XU D H, JIANG B, et al. Effects of brucea javanica oil emulsion on expression of vascular endothelial growth factor in A549 cell line [J]. China J Chin Mater Med (Chin), 2008, 33: 2517-2520.

[53] JIANG B, XU D H, XU X, et al. Effect of brucea javanica oil emulsion on apoptosis and vascular endothelial growth factor secretion of A549 cells [J]. Chin Pharm J (Chin), 2009, 44: 1387-1391.

[54] CUENDET M, PEZZUTO J M. Antitumor activity of bruceantin: An old drug with new promise [J]. J Nat Prod, 2004, 67: 269-272.

[55] SHU Q J, WANG T X, WANG B B, et al. The MMP-2 and TMP-2 levels in blood serum of patients with NSCLC in different TNM staging and regulation of brucea javanica oil emulsion [J]. Chin Arch Tradit Chin Med (Chin), 2007, 25: 1621-1623.

第七章　强心苷类药物

第一节　强心苷药理作用概述

强心苷（cardiac glycosides，CGS）主要分布于玄参科、夹竹桃科、百合科、萝藦科、十字花科、卫矛科、豆科、桑科、毛茛科、梧桐科及大戟科等植物中。动物中至今尚未发现有强心苷类存在，而蟾蜍皮下腺分泌物中所含强心成分为蟾毒配基类（bufogenins）及其酯类（称蟾毒类，bufotoxins），而非苷类成分。哥伦比亚箭毒蛙中所含的强心成分 batrachotoxin A 则是一种生物碱。GCS 是具有强心作用的一类甾体苷类化合物，是由强心苷元（cardiac aglycones）与糖结合而成的苷，可有选择性地作用于心脏，加强心肌收缩性，临床上主要用于治疗充血性心力衰竭及房颤，代表性药物有地高辛（digoxin）、洋地黄毒苷（digitoxin）和毒毛花苷（ouabain）等。

CGS 用于治疗肿瘤，最早可追溯到 8 世纪的阿拉伯国家[1]。有文献报道，强心苷药物，如地高辛、洋地黄毒苷和毒毛花苷能够预防和治疗恶性肿瘤[1-2]。随后的研究发现，强心苷能够选择性抑制人类肿瘤细胞的增殖，并诱导其凋亡，但对正常细胞无明显影响[3]。因此，CGS 很有可能成为一类新型的肿瘤治疗药物。为了进一步证实 CGS 抗肿瘤治疗的临床价值，经美国 FDA 批准，正在进行小规模的 I 期和 II 期临床试验，结果尚未完全公布。本文旨在介绍 CGS 的抗肿瘤作用及机制，同时总结 CGS 的临床研究现状。

中国古代的医生亦用蟾蜍提取的蟾酥治疗肿瘤[4]，后来证明其具有抑制多种肿瘤细胞增殖的作用[5]。医师们真正开始尝试使用 CGS 治疗恶性肿瘤始于 20 世纪 60 年代[6-7]，但由于对其作用机制不清楚及担心其不良反应而终止。直到近期 Stenkvist 等[8]对 175 例乳腺癌患者（其中，32 例患者由于心脏疾病长期服用地高辛）进行了 22 年的随访研究，发现接受地高辛治疗的患者病死率为 6%，而不接受地高辛治疗的患者病死率为 34%，并且未接受地高辛治疗的患者复发率是接受地高辛治疗患者的 9.6 倍，接着又对 9 271 例患心脏疾病长期服用地高辛的患者进行随访研究，发现该类患者患白血病、淋巴瘤的概率低于对照人群。此后，再次激发起科学家们对 CGS 药物的兴趣。

第二节　强心苷在预防和治疗肿瘤中的作用

一、CGS 对肿瘤的预防作用

许多关于 CGS 的研究主要集中在治疗已经形成的肿瘤，而 Afaq 等[9]认为 CGS 还可能具有化学防癌作用。他们发现夹竹桃苷用于 CD-1 鼠可以中和对苯二甲酸（terephthalic acid，TPA）的致瘤作用。TPA 是一种皮肤肿瘤的催化剂，局部用于大鼠皮肤或上皮细胞可以引起多种生化、细胞内功能和组织学改变，诱导表皮肿瘤发生。Afaq 等[9]在 TPA 之前应用夹竹桃苷，显著抑制了 TPA 诱导的皮肤水肿、增生，炎性介质的产生和肿瘤增长，由此提出夹竹桃苷可以有效治疗或预防皮肤癌。

（一）诱导肿瘤细胞的凋亡

近 10 年来，已有大量的研究表明，CGS 可以抑制肿瘤细胞的增殖。蟾蟾灵可使子宫内膜癌细胞 Bcl-2、Bcl-xL 表达降低，以及 p21 和 Bax 表达升高，促进 Caspase-9 活化，使肿瘤细胞停滞在 G_0/G_1 期，并诱导其发生凋亡[10]。毒毛花苷作用于乳腺癌细胞 MDA-MB-435 后，可以通过阻滞细胞周期以及活化 ERK1/2，使细胞周期抑制因子 p21 表达增加，介导细胞的周期阻滞和凋亡。另外，夹竹桃苷还能特异性激活淋巴瘤细胞株中 Fas 的表达而诱导凋亡发生，而正常细胞中 Fas 不受夹竹桃苷影响。蟾蜍灵诱导的细胞凋亡与持续性 MAPK 信号通路活化和 JNK 信号通路相关[11]。夹竹桃苷可促进黑素瘤细胞中活性氧分子的形成而使线粒体释放细胞色素 C 而诱发凋亡。在前列腺细胞株 PC-3 和 DU145 中，夹竹桃苷还可通过激活凋亡信号调节激酶-1，活化 Caspase-3、Caspase-8、Caspase-9 及促进细胞色素 c 的释放，诱导细胞凋亡[3]。

（二）放疗增敏作用

许多研究报道，CGS 可以增强肿瘤患者的放疗敏感性。Lawrence[12]通过研究 A549 人肺腺癌细胞发现，毒毛花苷可以增强其放疗敏感性。Verheye-Dua 和 Böhm[13]研究发现，毒毛花苷可以增加某些肿瘤细胞的放疗损伤，而对正常细胞不产生放疗增敏作用。Nasu 等[14]发现，从欧洲夹竹桃苷提取的 CGS 增强了人前列腺 PC-3 肿瘤细胞的放疗敏感性。

二、CGS 抑制肿瘤的机制

（一）抑制 Na^+/K^+-ATP 酶的活性

Na^+/K^+-ATP 酶是 CGS 发挥抗癌作用的主要靶点。研究发现，Na^+/K^+-ATP 酶在调节细胞增殖和基因表达方面均具有一定作用，如毒毛花苷 G 与 Na^+/K^+-ATP 酶结合后，可激活 Ras 和 MAPK 途径，增加线粒体活性氧（reactive oxygen species，ROS）的表达，导致线粒体继发性损伤、功能丧失，进而诱导肿瘤细胞的凋亡[1]。

（二）诱导细胞周期阻滞

细胞周期是一个有序的过程，在真核细胞中存在两个主要的监测点：G_1/S 期和 G_2/M 期。细胞只有在接到相应的信号，或通过与邻近细胞相互作用才能分裂，这种机制对于维持各种组织的平衡是非常必要的。如果上述环节出现异常，将使细胞恶性转化。细胞周期的调控是肿瘤治疗的重要切入点，现已有研究证实，CGS 可通过调节细胞周期而抑制肿瘤细胞的增殖与分化。研究发现，在较低浓度下，蟾蜍灵可使卵巢子宫内膜异位囊肿细胞停滞在 G_0/G_1 期，使人白血病细胞 MLl 与一些前列腺肿瘤停滞在 G_2/M 期[10]。在卵巢子宫内膜异位囊肿细胞中，蟾蜍灵（10 nm/L）可使细胞周期调节蛋白 A（cyclin A）表达降低。在 MLl 细胞株中，蟾蜍灵（10 nm/L）可引起细胞周期蛋白依赖性蛋白激酶 2（Cdk-2）与 Cdk 抑制蛋白 CKI 发生变化，这些因素可以阻滞细胞从 G_2 期进入 M 期。另外，也有报道地高辛可以使非细胞周期依赖性 Cdk-5 以及 p25 构象发生变化而引起细胞周期停滞，诱导细胞凋亡[15]。

（三）抑制 NF-κB 和 FGF-2 的分泌

非小细胞肺癌 A549 是一种高表达 NF-κB 的肿瘤细胞。NF-κB 是一类与细胞增殖、分化、凋亡密切相关的转录因子。在正常细胞的细胞质中，NF-κB 保持失活状态，在肿瘤细胞中，NF-κB 被激活并转移至细胞核内，激活靶基因的转录，阻断细胞凋亡，促进细胞增殖。UNBS1450 是以非洲植物大牛角瓜提取物为原料，经半人工合成的一种新型 CGS，其抗肿瘤谱与洋地黄毒苷类似，但其抗肿瘤能力更强。UNBS1450 可影响 A549 细胞中 NF-κB 信号通路的不同组分，降低 NF-κB 转录活性，解除其对肿瘤细胞的保护作用[16]。成纤维细胞生长因子-2（fibroblast growth factor-2，FGF-2）可参与细胞增殖或肿瘤细胞的形成[17]。CGS 可通过抑制 FGF-2 的分泌，从而抑制肿瘤细胞的增殖[18]。

（四）诱导细胞自噬

研究发现，UNBS1450 诱导肿瘤细胞死亡与细胞自噬作用有关。研究者用 UNBS1450 处理恶性胶质瘤后，发现细胞内囊状细胞器酸性程度升高，而且微管相关蛋白 1 轻链 3 与自噬相关基因 *beclin*-1 这两个特异性自噬标志物表达增加，说明肿瘤细胞自噬作用增加[19]，此时细胞增殖受到抑制。

（五）抑制拓扑异构酶的活性

毒毛花苷 G、地高辛以及原海葱苷 A 可通过抑制拓扑异构酶-2 的活性，抑制人乳腺癌细胞系 MCF-7 的增殖[20]。

（六）细胞内酸化作用

根据体外细胞研究与肿瘤原位光谱学研究结果显示，肿瘤细胞内呈弱碱性（pH 为 7.12~7.65，正常组织细胞 pH 为 6.99~7.20），肿瘤细胞外间质 pH 为 6.2~6.9（正常 pH 为 7.3~7.4）[21]。肿瘤细胞内碱性环境对产生恶性克隆，维持恶性增殖具有重要的作用。CGS 可抑制 Na^+/K^+-ATP 酶，激活 Na^+-H^+ 交换器，使肿瘤细胞内 H^+ 浓度升高，从而改变肿瘤细胞内的碱性环境，促使细胞凋亡[22]。

（七）降低细胞内糖酵解

CGS 可降低肿瘤细胞内糖酵解程度，发挥选择性杀伤肿瘤细胞的作用。肿瘤细胞增殖使活性氧释放增加，产生大量 H_2O_2。H_2O_2 是肿瘤细胞凋亡的有效诱导因素之一。肿瘤细胞可通过提高糖酵解水平，使 H_2O_2 保持在细胞毒性浓度之下，其机制包括：糖酵解的活化以及丙酮酸盐的蓄积会阻止 H_2O_2 诱导的凋亡[23]；糖酵解的活化激活戊糖磷酸化途径，增加了 NADPH 的生成，NADPH 是维持谷胱甘肽过氧化物酶/还原酶与硫氧还原蛋白活性必需的物质，这两种物质对消除 H_2O_2 有重要作用。CGS 可抑制肿瘤细胞内糖酵解程度，减少 H_2O_2 的清除，使 H_2O_2 水平升高，进而诱导肿瘤细胞凋亡。正常细胞并不产生高水平的 H_2O_2，因此，肿瘤细胞对糖酵解的抑制更为敏感，因此 CGS 只会促进肿瘤细胞的凋亡，而对正常细胞无明显影响[24]。

（八）抑制缺氧诱导因子-1 的表达

研究发现，缺氧诱导因子-1（hypoxia inducible factor-1，HIF-1）也是

CGS 治疗肿瘤的重要靶点。目前，已明确在多种人类肿瘤组织中，HIF-1α 表达水平增加[25]。在实验模型中观察到 HIF-1 是肿瘤生长的正向调节剂，HIF-1 表达增加意味着肿瘤患者的预后不良[26]。HIF-1 的发现者 Semenza 等[27]研究认为，HIF-1 活性升高将促进其靶基因，如血管内皮细胞生长因子（VEGF）、促红细胞生成素（EPO）、葡萄糖转运蛋白（GLUT）1 和 3、血红素氧化酶 l（HO-1）、诱生型一氧化氮合酶（iNOS）、运铁蛋白、酪氨酸羟化酶和糖酵解酶等表达增加，从而促进肿瘤生长、血管再生、肿瘤转移，导致肿瘤细胞生物学特性发生改变。Zhang 等[28]从 3 120 种药物中筛选 HIF-1 的抑制剂，结果发现 11 种为 CGS，包括地高辛、毒毛花苷 G、海葱次苷 A 等，它们均能抑制肿瘤细胞 HIF-1α 蛋白的合成和靶基因的表达。Zhang 等[28]将人类前列腺癌 PC-3 细胞在正常条件和缺氧条件下分别进行体外培养，并用 100 nmol/L 地高辛干预 3 d，结果发现，这些肿瘤细胞生长明显减慢，细胞数量明显减少，而对照组肿瘤细胞数明显增加。此外，在小鼠荷瘤模型中，治疗组给予 2 mg/kg 地高辛预处理 3 d，结果发现，皮下肿瘤直到第 15~28 天才被发现，而对照组的肿瘤 9 d 之内生长迅速，治疗组肿瘤组织活检 HIF-1α 蛋白表达明显低于对照组。因此，研究认为地高辛是通过抑制 HIF-1α 转录而减少蛋白质合成的，这一作用不依赖哺乳动物雷帕霉素靶蛋白（mammalian target of rapamycin，mTOR）途径，确切机制尚不清楚。该研究同时揭示，地高辛对 HIF-1α 的抑制并非由 Na^+/K^+-ATP 酶介导，也否定了由拓扑异构酶介导的可能性。Lin 和 Carducci[29]进一步研究证实，虽然地高辛和雷帕霉素都能抑制 HIF-1α 蛋白表达，但作用机制却不同。雷帕霉素通过抑制 mTOR 以阻止 HIF-1α 蛋白合成，而地高辛抑制 HIF-1α 蛋白合成却不影响 mTOR 的活性。

（九）抑制 IL-8 的生成

研究发现，急性粒细胞白血病、B 细胞性慢性淋巴细胞白血病、乳腺癌、结肠癌、脑肿瘤、肺癌等多种肿瘤细胞均持续高表达 IL-8。IL-8 对肿瘤进展过程包括抑制肿瘤细胞凋亡、肿瘤内血管生成及转移均起到促进作用。最近有研究报道，证实 CGS 可抑制 IL-8 的分泌。研究结果显示，有心脏疾病的患者服用洋地黄毒苷后，体内 IL-8 的浓度下降至 0.9 nmol/L，而未服用洋地黄毒苷的患者 IL-8 浓度为 27.1 nmol/L，提示洋地黄毒苷可通过抑制 IL-8 的生成而阻碍肿瘤的发生[30]。

（十）通过激活 c-Src 影响肿瘤细胞的增殖和转移

Na^+-K^+-ATP 在细胞与细胞、细胞与基质之间的黏附调节中有着无可替代的重要作用。作为 Na^+-K^+-ATP 的特异型配体，CGS 与 Na^+-K^+-ATP 的结合可引发一系列磷酰化改变，如通过活化 c-Src 激活蛋白酪氨酸激酶（PTK）和 ERK1/2，恢复紧密连接和黏附连接细胞黏附分子的表达，从而抑制肿瘤细胞的增殖和转移[31]。

三、CGS 治疗肿瘤的临床研究

随着人类对 CGS 抗肿瘤作用认识的深入，有部分 CGS 已经进入了临床试验阶段。2000 年 4 月，美国 FDA 批准第一个强心苷类抗肿瘤药物 Anvirzel 进入 I 期临床试验[32]。试验确定了药物的最大耐受剂量（MTD）和安全性。所有的患者至少完成一个疗程的治疗，药物的耐受性较好，确定 MTD 为 0.8 ml/（m^2·d）。但试验没有观察到 Anvirzel 有明显的抗肿瘤作用，有专家认为，药物无效的一个重要原因在于入选的受试者缺乏选择性。除此之外，地高辛与新一代靶向性抗肿瘤药物表皮生长因子受体酪氨酸激酶抑制剂联合应用治疗肿瘤的两个临床研究正在进行中：一项 II 期临床试验旨在评价厄洛替尼（erlotinib）和地高辛联合用药对非小细胞肺癌的疗效；一项 I 期临床试验旨在评价拉帕替尼（lapatinib）与地高辛联合用药治疗 HER-2 阳性乳腺癌患者的安全性和疗效。初步研究结果表明，肿瘤患者病死率的提高与 HIF-1α 表达的增加密切相关[33]，地高辛能够抑制 HIF-1α 的表达，将地高辛与表皮生长因子受体抑制剂联合应用在理论上是一个合理的组合。

目前，越来越多的研究证实 CGS 具有抗肿瘤的作用。但是，较高浓度的 CGS 具有明显抗肿瘤活性的同时，也具有心脏不良反应，故安全性问题成为其投入抗癌临床应用的最大障碍。目前，已经开发出半人工合成的 CGS 类似物 UNBS1450，其抗肿瘤能力优于天然的 CGS 衍生物（如洋地黄毒苷、夹竹桃苷或蟾蜍灵等），而且心脏不良反应更小，这就为 CGS 药物的开发提供了新的思路。

参考文献

［1］PATEL S. Plant-derived cardiac glycosides：Role in heart ailments and cancer management ［J］. Biomed Pharmacother, 2016, 84：1036-1041.

［2］SVENSSON A, AZARBAYJANI F, BäCKMAN U, et al. Digoxin in hibits neuroblastoma tumor growth in mice ［J］. Anticancer Res, 2005, 25 (1A)：207-212.

［3］DIMAS K, PAPADOPOULOU N, BASKAKIS C, et al. Steroidal cardiac Na^+/K^+ ATPase inhibitors exhibit strong anti- cancer potential in vitro and in prostate and lung cancer xenografts in vivo ［J］. Anticancer Agents Med Chem, 2014, 14 (5)：762-770.

［4］WATABE M, MASUDA Y, NAKAJO S, et al. The cooperative interaction of two different signaling pathways in response to bufalin induces apoptosis in human leukemia U937 cells ［J］. J Biol Chem, 1996, 271 (24)：14067-14072.

［5］LIU X, XIAO X Y, SHOU Q Y, et al. Bufalin inhibits pancreatic cancer by inducing cell cycle arrest via the c-Myc/NF-κB pathway ［J］. J Ethnopharmacol, 2016, 193：538-545.

［6］HARTWELL J L, ABBOTT B J. Antineoplastic principles in plants：recent developments in the field ［J］. Adv Pharmacol, 1969, 7：117-209.

［7］SHIRATORI O. Growth inhibitory effect of cardiac glycosides and aglycones on neoplastic cells：in vitro and in vivo studies ［J］. Gan, 1967, 58 (6)：521-528.

［8］STENKVIST B. Cardenolides and cancer ［J］. Anticancer Drugs, 2001, 12 (7)：635-638.

[9] AFAQ F, SALEEM M, KRUEGER C G, et al. Anthocyanin- and hydrolyzable tannin- rich pomegranate fruit extract modulates MAPK and NF-kappaB pathways and inhibits skin tumorigenesis in CD- 1 mice [J]. Int J Cancer, 2005, 113 (3): 423-433.

[10] LI A, QU X, LI Z, et al. Secreted protein acidic and rich in cysteine antagonizes bufalin- induced apoptosis in gastric cancer cells [J]. Mol Med Rep, 2015, 12 (2): 2926-2932.

[11] GARCIA D G, DE CASTRO-FARIA-NETO H C, DA SILVA C I, et al. Na/K-ATPase as a target for anticancer drugs: Studies with perillyl alcohol [J]. Mol Cancer, 2015, 14: 105.

[12] LAWRENCE T S. Ouabain sensitizes tumor cells but not nomal cells to radiation [J]. Int J Radiat Oncol Biol Phys, 1988, 15 (4): 953-958.

[13] VERHEYE-DUA F A, BöHM L. Influence of apoptosis on the enhancement of radiotoxicity by ouabain [J]. Strahlenther Onkol, 2000, 176 (4): 186-191.

[14] NASU S, MILAS L, KAWABE S, et al. Enhancement of radiotherapy by oleandrin is a Caspase-3 dependent process [J]. Cancer Lett, 2002, 185 (2): 145-151.

[15] LIN H, JUANG J L, WANG P S. Involvement of Cdk5/p25 in digoxin-triggered prostate cancer cell apoptosis [J]. J BiolChem, 2004, 279 (28): 29302-29307.

[16] NOLTE E, SOBEL A, WACH S, et al. The new semisynthetic cardenolide analog 3β- [2- (1-Amantadine) -1-on-ethylamine] -digitoxigenin (AMANTADIG) efficiently suppresses cell growth in human leukemia and urological tumor cell lines [J]. Anticancer Res, 2015, 35 (10): 5271-5275.

[17] FENG X Q, WANG J H, XU X N, et al. Anti- glioma effect of combination of bFGF-siRNA and Vpr in nude mice [J]. Zhonghua Zhong Liu Za Zhi, 2010, 32 (10): 725-728.

[18] KAUSHIK V, YAKISICH J S, AZAD N, et al. Anti-tumor effects of

cardiac glycosides on human lung cancer cells and lung tumorspheres [J] . J Cell Physiol, 2017, 232 (9): 2497-2507.

[19] MIJATOVIC T, JUNGWIRTH U, HEFFETER P, et al. The Na^+/K^+-ATPase is the Achilles heel of multi-drug-resistant cancer cells [J] . Cancer Lett, 2009, 282 (1): 30-34.

[20] BIELAWSKI K, WINNICKA K, BIELAWSKA A. Inhibition of DNA topoisomerases I and II, and growth inhibition of breast cancer MCF-7 cells by ouabain, digoxin and proscillaridin A [J] . Biol Pharm Bull, 2006, 29 (7): 1493-1497.

[21] AMITH S R, FONG S, BAKSH S, et al. Na (+) /H (+) exchange in the tumour microenvironment: does NHE1 drive breast cancer carcinogenesis? [J] . Int J Dev Biol, 2015, 59 (7-9): 367-377.

[22] MATSUYAMA S, LLOPIS J, DEVERAUX Q L, et al. Changes in intramitochondrial and cytosolic pH: Early events that modulate caspase activation during apoptosis [J] . Nat Cell Biol, 2000, 2 (6): 318-325.

[23] KELTS J L, CALI J J, DUELLMAN S J, et al. Altered cytotoxicity of ROS-inducing compounds by sodium pyruvate in cell culture medium depends on the location of ROS generation [J] . Springerplus, 2015, 4: 269.

[24] JELLUMA N, YANG X, STOKOE D, et al. Glucose withdrawal induces oxidative stress followed by apoptosis in glioblastoma cells but not in normal human astrocytes [J] . Mol Cancer Res, 2006, 4 (5): 319-330.

[25] TAKASAKI C, KOBAYASHI M, ISHIBASHI H, et al. Expression of hypoxia-inducible factor-1α affects tumor proliferation and antiapoptosis in surgically resected lung cancer [J] . Mol Clin Oncol, 2016, 5 (2): 295-300.

[26] TRINER D, XUE X, SCHWARTZ A J, et al. Epithelial hypoxia-inducible factor 2α facilitates the progression of colon tumors through recruiting neutrophils [J] . Mol Cell Biol, 2017, 37 (5): e00481-16

[27] SEMENZA G L. Evaluation of HIF-1 inhibitors as anticancer agents [J] . Drug Discov Today, 2007, 12 (19-20): 853-859.

[28] ZHANG H, QIAN D Z, TAN Y S, et al. Digoxin and other cardiac glycosides inhibit HIF-1alpha synthesis and block tumor growth [J]. Proc Natl Acad Sci U S A, 2008, 105 (50): 19579-19586.

[29] LIN J, CARDUCCI M A. HIF-1alpha inhibition as a novel mechanism of cardiac glycosides in cancer therapeutics [J]. Expert Opin Investig Drugs, 2009, 18 (2): 241-243.

[30] LóPEZ-LáZARO M, PASTOR N, AZRAK S S, et al. Digitoxin inhibits the growth of cancer cell lines at concentrations commonly found in cardiac patients [J]. J Nat Prod, 2005, 68 (11): 1642-1645.

[31] PELTONEN S, RIEHOKAINEN J, PUMMI K, et al. Tight junction-components occludin, ZO-1, and claudin-1, -4 and -5 in active and healing psoriasis [J]. Br J Dermatol, 2007, 156 (3): 466-472.

[32] MEKHAIL T, KAUR H, GANAPATHI R, et al. Phase 1 trial of Anvirzel in patients with refractory solid tumors [J]. Invest New Drugs, 2006, 24 (5): 423-427.

[33] KOUKOURAKIS M I, KAKOURATOS C, KALAMIDA D, et al. Hypoxia-inducible proteins HIF1α and lactate dehydrogenase LDH5, key markers of anaerobic metabolism, relate withstem cell markers and poor post-radiotherapy outcome in bladder cancer [J]. Int J Radiat Biol, 2016, 92 (7): 353-363.

第八章　海洋药物

第一节　海洋药物概述

海洋药物学是应用现代化学和生物学技术从海洋生物中研究和开发新的药物的一门新兴的交叉应用学科，是药学研究和新药开发的一个新领域。海洋药物学经过半个多世纪的发展，已逐渐发展成为一个较完整的学科体系，其研究领域及水平在不断拓展提高。其涉及药物化学、药理学、分支生物学、基因工程、遗传学、生物资源学和临床医学等众多相关学科。对海洋药物的研究，不仅可以发现新的海洋生物种类以及结构新颖、生物活性和作用机制独特的化合物，还可推动提取分离和化学结构鉴定技术的提高，以及有机合成化学、有机化学理论、生物技术和生命科学的发展。

一、海洋药物的发展历史

海洋约占地球表面积 71.2%，占生物圈（biosphere）体积的 95%，是迄今所知最大的生物栖息地。海洋生态环境造就了海洋生物的多样性、复杂性和特殊性，生物种类达 30 多门，生物总量占地球总生物量（biomass）的 87%，生物种类超过 40 万种。但与对陆生植物的研究相比，人们对海洋生物的认识还相当有限，利用率仅在 1% 左右。

海洋药物学的发展大致可分为 4 个阶段：1960 年前为孕育期；20 世纪六七十年代为形成期；1980 年进入快速发展期；2000 年以后的成熟期。海洋药物的研究可以追溯到 20 世纪 30 年代，少数科学家如 Emerson 和 Bergman 等注意到了海洋天然产物的潜力，但由于当时正值合成药物和抗生素的黄金时代，海洋药物的研究一直没有引起科学界的重视。随着合成药物暴露出来的问题，特别是"反应停事件"的出现，在世界范围内掀起了回归自然的热潮。20 世纪 60 年代初，河豚毒素（tetrodotoxin，TTX）的结构鉴定完成，以从海绵中分离的尿嘧啶核苷 spongothymidine 为模板合成的阿糖胞苷被批准在临床用于治疗各种白血病；20 世纪 60 年代末，从柳珊瑚中得到高含量前列腺素（15R）-PGA$_2$，改变了以往人们认为前列腺素只存在于哺乳动物的传统认识。这些发现提高了人们对海洋天然产物的认识水平，特别是在 1967 年举办的第一届海洋天然产物会议上提出了"向海洋要药（drugs from the sea）"的口号，从而全面揭开了海洋药物研究与开发的帷幕。20 世纪 60 年代末至 70 年代初，出现了研究海洋药物的一个小高潮。20 世纪 70 年代以后，众多天然含卤化合物的发现改变了对卤代有机物的片面认识。随着分离技术的进步、结构鉴定技术（如二维核磁技术和软电离质谱技术等）的应用，海洋药物的研究迅速发展起来。一些结构比较复杂的海洋天然产物［如短裸甲藻毒素（brevetoxin，1981）、大田软海绵酸（okadaic acid，1981）、苔藓虫素（bryostatin，1982）、岩沙海葵毒素（palytoxin，1982）和软海绵素（halichondrin，1985）］相继被分离并完成结构鉴定。进入 20 世纪 90 年代，代表着现代结构鉴定技术在天然药物化学结构研究最高应用水平的刺尾鱼毒素（maitotoxin，1993）完成了结构鉴定。进入 21 世纪，海洋药物研究在新药开发方面已逐步进入收获期，已有 7 种创新药物经 FDA 或 EMA（European Medicine Agency，欧洲药品管理局）批准上市用于慢性疼痛、肿瘤等多种疾病的治疗，有数十种化合物处于各期临床研究中，以及各种海洋活性化合物处于成药性评价和临床前研究中。目前，每年有上千篇海洋天然产物的文献报道，新结构的海洋天然产物以超过 1 000 个/年的速度递增，并不断发现具有新型化学结构和显著生物活性的先导化合物，为海洋新药的研制提供了坚实的物质基础。当前，国内外海洋药物研究的热点领域主要包括：扩大海洋生物的化学研究仍将是海洋活性物质研究的主要课题；组合化学技术以及基因工程、细胞工程、蛋白质工程、发酵工程等生物技术与海洋药物研究紧密结合，从多方面解决海洋创新药物研制中遭到的难题；对海洋微生物资源的研发形成热潮；逐步对深海、极地海洋生物开展探索性研究。

二、海洋药物的研究特点

海洋药物研究与开发拥有三大优势：海洋生物的多样性、海洋天然产物的化学多样性和海洋天然产物的生物活性多样性。当然，也存在较多困难因素，相比起陆地来源的天然药物研发来说的三大劣势：药源难以解决、提取分离困难、结构鉴定困难。

（一）生物多样性

据不完全统计，在生物医学中可能具有重要开发潜力的海洋生物多达 15 万种以上，生物多样性远远超过陆地生物。而且，海洋生物生活在具有一定水压、较高盐度、较小温差、有限溶解氧、有限光照和低营养的海水化学缓冲体系中，生长环境与陆生生物迥然不同，造成其生存繁殖方式、适应机制和新陈代谢等的复杂性和特殊性。例如，海洋生物间存在各种共生现象，并广泛存在着生存竞争，海洋生物具有很强的再生能力、防御能力和识别能力，以防范天敌的进攻和有害微生物的附着，并维持物种之间的信息传递，而这些独特的功能往往与其体内的次生代谢产物密不可分。

（二）化学多样性

海洋生物的多样性、复杂性和特殊性决定了海洋天然产物的化学多样性以及结构复杂性、新颖性。海洋生物体内存在的代谢产物结构类型丰富，不仅包含了陆地生物天然产物几乎所有的类型，还包含许多与陆地生物生源不同、结构特殊、生理活性明显的海洋天然产物，包括大环内酯类、聚醚类、特殊肽类（直链肽、环肽、肽类毒素及其他肽类等）、C_{15}乙酸原化合物、前列腺素类似物、皂苷类及有机卤化合物（特别是溴化物）等。

（三）生物活性多样性

海洋天然产物的多样性、复杂性和新颖性造成其生物活性的多样性，包括抗炎、抗过敏、抗菌、抗病毒、治疗心脑血管疾病、神经系统活性及抗肿瘤等。而且，由于海洋生物物种之间的生态作用远比陆地生物负责和广泛，而这些作用多通过物种间的化学作用物质（如信息素、种间激素和拒食剂等）来实现，导致这些生物活性物质的活性常比陆生生物活性物质要强，并常产生一些独特的生理和药理作用。因此，海洋生物资源已成为拓展天然药用资源的新空间和创新药物发现的重要源泉。

（四）药源问题

海洋生物开发的一个重要瓶颈是药源问题。造成海洋药物药源难以解决的原因主要包括：海洋生物分布范围广泛，从潮间带到深海均有存在，且种类繁多，某些品种的分布密度极低，目前对海洋生物的认识和研究仍相当有限，大量采集非常困难，或会造成对海洋生态不可逆的破坏；海洋生物活性物质的含量大多较低，在经人工采集、处理、运输和贮存过程中又会损失部分有效成分，因此对样品的采集量又有较高要求；目前，研究较广泛的多为海洋动物，动物样品采集后易腐败变质，会影响活性成分的研究；海洋活性化合物的结构大多比较复杂，合成困难或成本过高，难以通过化学手段解决药源问题；海洋生物特别是一些低等海洋生物的养殖非常困难，多数在目前条件下无法实现。

目前，各国科学家正积极研究海洋药物药源问题的解决办法，各种探索途径包括：海水养殖（如草苔虫的养殖）、细胞培养（如海绵细胞的培养）、基因工程技术（用于一些海洋微生物以及肽类、蛋白质活性成分的研究）、化学合成（如一些活性甾体、肽类的合成和修饰）等。但是，距离问题的完全解决尚需时日。

（五）提取分离问题

海洋药物提取分离的困难在于：许多活性成分在生物体内含量极微（例

如，西加毒素在鱼体内的含量只有 $1 \times 10^{-9} \sim 10 \times 10^{-9}$，因此，即使能够完全提取，也只能从 1 000 kg 鱼肉中获得几毫克的西加毒素样品）；结构和理化物质极其类似的化合物常共存于同一生物体内，难以分开；海洋生物研究较多的为动物样品，与植物样品相比，杂质多，分离程序差异大，分离困难。目前的解决办法主要依赖于多种先进的色谱分离手段，但成本较高。此外，也可直接制备活性部位用于新药开发而不分离成单体，但创新度不足，较难获得国际公认。

（六）结构鉴定问题

海洋天然产物大多结构极其复杂，结构鉴定较为困难。但随着各种先进波谱技术，如 FAB-MS、ESI-MS、1D-NMR、2D-NMR、3D-NMR、CD 和 X-ray 单晶衍射等以及化学沟通技术的日新月异，目前结构鉴定问题已难以阻滞海洋药物的研发进程。

三、海洋药物的来源

几乎所有海洋生物都能够产生具有生物活性的次生代谢产物。其中，海洋植物主要为各种藻类，而生长于潮间带的红树林植物也是较有特色的海洋植物，其代谢产物具有较丰富的结构多样性和生物活性多样性。海洋动物一直以来都是海洋药物学研究的主要对象，特别是多孔动物门（海绵动物门，Porifera）、腔肠动物门（Coelenterata）、软体动物门（Mollusca）、棘皮动物门（Echinodermata）和苔藓动物门（Bryozoa）等海洋低等无脊椎动物以及脊索动物门的被囊动物亚门（Tunicata）等，目前依然是海洋天然产物的主要来源。海洋微生物则是近年来海洋药物研究领域的热点之一。从海洋药物开发的角度对目前研究较多的海洋生物类别简介如下。

（一）藻 类

海洋藻类（algae, seaweeds）是低等隐花植物，按生活习性可分为漂浮生活和附着生活两大类，是海洋中的初级生产者，承担着食物链的基础环节，海洋动物的许多活性物质直接或者间接地来源于藻类。藻类资源丰富，全世界藻类有 30 000 余种，根据其光合色素的类型分为绿藻、褐藻和红藻等。多数海藻的代谢产物相对于其他海洋生物较为简单，以萜类为主，最大特点是富含卤素。但也有一些附着生活的红藻和褐藻的次生代谢产物具有丰富的结构多样性，如网地藻科（Dictyotaceae）的褐藻。此外，卤素取代的酚类化合物也是藻类的一类特征成分，特别是溴酚类。

（二）海　绵

海绵（sponge）是一类原始而奇特的最简单的多细胞生物。海绵种类繁多，资源极为丰富，约占海洋生物总量的 1/15，已知有 15 000 多种，分布极为广泛。与海藻、珊瑚及其他脊椎动物相比，海绵孕育着结构新颖的次生代谢产物，是发现新化合物的主要原料，其中萜类化合物约占 37%，含氮化合物约占 41%。海绵与微生物在长期的进化过程中形成了密切的共生关系（symbiosis），海绵中的微生物可占海绵本体干重的 30%~70%，因此，许多从海绵中获得的天然产物可能是其共生的微生物，如共生菌（symbiotic bacteria）的次生代谢产物。

（三）腔肠动物

腔肠动物（coelenterate）包括海葵、珊瑚和水母等，研究较多的是珊瑚（coral）。珊瑚是海洋低等无脊椎动物，全球有 7 000 多种，有"海洋中的热带雨林"之称。其代谢产物主要有脂类、萜类、甾体和前列腺素类化合物，其中，萜类化合物约占 85%，且多具有抗肿瘤活性。

（四）软体动物

软体动物（molluscs）研究较多的是海兔（sea hare），它以海藻为食，并可以储藏海藻中的化学成分。对海兔中生物活性物质的研究已导致多个创新药物的上市或进入临床试验。

（五）囊动物

被囊动物（tunicate, ascidian）在进化地位上十分特殊，处于脊椎动物和无脊椎动物之间，约有 2 000 种。其中，海鞘类占绝大多数，从中发现了许多功能独特的新结构化合物，特别是含氮化合物，约占 89%。如从加勒比海被囊动物红树海鞘中分离出来的 ecteinascidin 743（Et-743）是一个广受关注的抗癌药物，目前已经上市用于软组织肉瘤和卵巢癌的治疗。

（六）棘皮动物

棘皮动物（echinoderm）是具有特殊水管系统的一大类无脊椎动物，已知约 7 000 种，常见的有海参、海星和海胆等。棘皮动物产生的甾体或三萜皂苷是其体内常见的毒素，多具有抗肿瘤活性。

（七）海洋苔藓动物

海洋苔藓动物（marine bryozoan）俗称苔藓虫，有 4 000 余种。从草苔虫中分离的 bryostatins 大环内酯类抗癌活性成分是苔藓动物具有代表性的代谢产物，其他的代谢产物还包括生物碱、甾醇和脑苷脂等。

（八）海洋微生物

海洋微生物（marine microorganism）包括细菌、真菌和放线菌等，微藻也常被看作海洋微生物。海洋微生物产生结构特殊的大环内酯类、肽类、聚醚类和生物碱类等代谢产物。海洋微生物由于其次生代谢产物丰富、可重复发酵、采集中对海洋生态破坏小等特点，已成为海洋新天然产物的重要来源。目前，约 1/3 的海洋新化合物来源于海洋微生物，是海洋生物活性物质研究的热点之一。

第二节　海洋天然产物抗肿瘤作用探索

目前，从海洋生物中发现的天然产物超过 30 000 种。海洋天然产物结构千差万别，按照化学结构分类主要有：大环内酯类、聚醚类、肽类、生物碱类、C_{15}乙酸原类、前列腺素类、萜类、甾体及其苷类及多糖类等。

一、大环内酯类

大环内酯类（macrolides）是海洋生物中常见的一类具有多种生物活性特别是抗肿瘤活性的化合物，结构中含有内酯环，环的大小差别较大，从十元环到六十元环均有。

从海绵 *Theonel swinhoei* 中分离得到的具有广谱抗肿瘤活性和抗真菌活性的大环内酯化合物 swinholide A-C 等均属大环内酯类化合物，在其环上存在不同大小的含氧环。

从美国南加州的海洋苔藓动物总合草苔虫 *Bugula neritina* 中分离得到的 bryostatins 类化合物，为内酯环高度氧化成分，对治疗白血病、淋巴癌、黑色素瘤及其他肿瘤具有较好的疗效，目前已经确定结构的该类化合物达 24 个。由于该类化合物具有较高的抗肿瘤活性和较低的毒性，是较有发展前途的一种抗肿瘤活性物质。Bryostatin 1 还具有免疫增强、诱导分化和增强其他细胞毒药物活性等作用，正处于 II 期临床研究阶段。

海洋中的大环内酯类化合物是活性最广的化合物类型之一，结构特征也复杂多样。除上述介绍的化合物外，在海洋天然药物中经常可以见到内酯环含有氢化吡喃螺环的化合物，如从海绵 *Hyrtios altum* 中分离得到的 altohyrtins A、B、C，从海绵 *Cinachyra sp.* 中分离获得的 cinachyrolide A 等。NCI 研究证明，该类化合物抗肿瘤谱特殊，细胞毒活性高，IC_{50}可达 0.03 μmol/L，是目前发现的细胞毒活性的类别之一。

从被囊动物红树海鞘（*Ecteinascidia turbinata*）中分离得到的 ecteinascidin 743（Et-743），其作用机制与一般烷化剂不同。该化合物作用于 DNA 双螺旋间的沟槽，与组成 DNA 的鸟嘌呤结合，使 DNA 构象发生变化，Et-743 的第三个环又与蛋白结合，从而表现出特殊的抗肿瘤作用机制。目前，该化合物完成 III 期临床试验，对晚期软组织肿瘤（如直肠癌、乳腺癌、肺癌、黑色素瘤和间皮癌等）显示有好的疗效，已经上市。Et-743 能够抑制产生多药耐

药基因 *MDR*1，因此，与一般化疗药物比较不易产生多药耐药。

此外，从海洋微生物 *Nostoc linckia* 中分离得到的 borophycin 是含有硼原子的大环内酯化合物，对人 KB 细胞和 LoVo 肿瘤具有明显的抑制作用。

二、聚醚类化合物

有的聚醚类化合物可以首尾相连，形成大环内酯，如扇贝毒素 2（pectenotoxin-2，PTX2）；有的聚醚局部形成大环，如从海绵 *Halichondrai okadai* 中分离得到的软海绵素 B（halichondrin B）对 B-16 黑色素瘤细胞的 IC_{50} 为 0.093ng/mL 左右，5.0 μg/kg 剂量的软海绵素 B 对接种了 B-16 黑色素瘤细胞的 P388 白血病细胞小鼠的生命延长率（T/C）分别高达 244% 和 236%。

三、肽类化合物

海兔毒素（dolastatins）是一类从耳状截尾海兔（*Dolabella auricularia*）中分离到的抗癌活性肽，主要是直链肽，也有少数环肽（如 dolastatin3）。如 Dolastatin10 和 dolastatin15，这两种直链肽的合成衍生物 TZT-1027 和 tasidotin（synthadotin，ILX-651）分别进入Ⅲ期和Ⅱ期临床试验，用于治疗非小细胞肺癌等肿瘤，但因严重毒副作用等原因而使临床研究处于停滞状态，开发前景尚需进一步明确。不过，以 dolastatin10 的衍生物 monomefhyl auristatinE 位主要成分的免疫偶联物制剂泊仁妥西布凡多汀（brentuximab vedotin，SGN-35）已于 2011 年被美国 FDA 批准上市（商品名 Adcetris©），用于间变性大细胞系统性恶性淋巴瘤和霍奇金淋巴瘤的治疗。同样以 dolastatins 类直链肽为主要成分的免疫偶联物制剂还有 glembatumumab vedotin（CDX-011）和 SGN-75，分别处于Ⅱ期和Ⅰ期临床研究阶段。

环肽类化合物主要来源于海鞘、海兔、海绵和海藻（主要是微藻）等类海洋生物，较之于陆地生物来源的环肽，其结构更为独特和丰富。膜海鞘素 B（didemnin B）是早在 1984 年就经 FDA 批准进入临床研究的一个环肽化合物，从加勒比海膜海鞘 *Trididemnum solidum* 中分离得到，但未能开发成功。

从该中海鞘中发现的脱氢膜海鞘素（dehydrodidemnin B）亦从另一种地中海海鞘 *Aplidium albicans* 中分离得到，又命名为 plitidepsin 或 Aplidine©，在分子结构上与膜海鞘素 B 仅相差 2 个氢原子，对多种肿瘤有效并部分克服了膜海鞘素 B 的较强毒副作用。该环肽被欧委会（European Commission，EC）和 FDA 作为孤儿药用于多发性骨髓瘤的治疗，已于 2012 年 12 月由西班牙 PharmaMar 公司启动Ⅲ期临床研究。

从海兔 *Elysia rufescens* 中分离得到的环肽 kahalalide F 对结核杆菌具有较高的抑制活性。PharmaMar 公司合成了该化合物的类似物 elisidepsin（PM02734），已作为抗癌药物进入Ⅱ期临床试验。

四、生物碱类化合物

生物碱（alkaloids）是海洋生物的第二大类次生代谢产物，主要来自海绵，其次是海鞘和海洋微生物等，大多有抗肿瘤、抗菌、抗病毒和抗炎等活性，而且结构复杂多变。根据生物碱类化合物的结构，可分为有氨基酸衍化而成的生物碱、甾体和萜类生物碱、肽类生物碱、含有喹啉环的生物碱、含有异喹啉环的生物碱和其他类型生物碱。

（一）甾体和萜类生物碱

甾体和萜类生物碱在海洋生物中也有存在。如从白斑角鲨 *Squalus acanthias* 中获得的一种甾体生物碱 squalamine，为有效的内皮细胞增殖抑制剂，目前，作为治疗老年性黄斑变性药物已进入Ⅱ期临床试验，作为新生血管抑制剂类抗癌药物已完成Ⅱ期临床研究

（二）肽类生物碱

从被囊动物 *Lissoclinum patella* 中获得的含有噻唑环的亲脂性环肽 ulithia-cyclamide 对 L-1210 和人 T 细胞白血病 ALL 细胞的 ED_{50} 分别为 $0.35\mu g/mL$ 和 $0.01\mu g/mL$。

（三）含有喹啉环的生物碱

Methyl-penicinoline 和 penicinoline 是从海洋真菌 *Penicillium* sp. 的代谢物中分离到的生物碱，也具有一定的细胞毒性，抑制肝癌细胞的 IC 50分为 11.3 μmol/L 和 13.2 μmol/L。

（四）含有异喹啉环的生物碱

从裸鳃类 *Jorunna funebris* 中得到的 jorumycin 具有抗肿瘤和抗菌的活性。从海洋细菌中得到的含有异喹啉环的生物碱 saframycin C 亦具有抗肿瘤活性。

（五）其他类型生物碱

其他类型生物碱还包括嘌呤苷、脲苷、核苷、脑苷脂以及各种复杂生物碱，当然，因为生物碱的定义至今尚无一个令人满意的表述，对其中的部分类别是否归属于生物碱尚存争议。从 *Mycale* 属海绵中分离得到的 mycalisine A 是一种修饰的核苷，可强烈抑制海星受精卵的分裂，ED_{50} 为 0.5 μg/mL。从日本海绵 *Agelas mauritiamus* 中分离得到的一类神经酰胺苷（脑苷脂）类化合物 agelasphins，体外试验无细胞毒性，但对荷瘤小鼠的体内试验表明其为有效的抗肿瘤剂，可激活巨噬细胞和自然杀伤细胞，从而发挥抗肿瘤作用。其合成的衍生物 KRN 7000 目前已进入 Ⅱ 期临床研究。从海绵 *Stelletta* sp. 中提取得到的吡啶-吡咯杂环生物碱（S）-stellettamide A 和（S）-stellettamide B 具有诱导海鞘类动物幼虫变态的作用。

五、前列腺素类似物

从海洋生物中分离得到的前列腺素类化合物还具有一定的抗肿瘤活性，特别是一些含卤素取代的化合物。如从八放珊瑚 *Clavularia viridis* 中分离到的含溴前列腺素 bromovulone Ⅲ 对前列腺癌细胞 PC-3 和结肠癌细胞 HT-29 的 IC_{50} 均为 0.5 μmol/L。

六、甾体及其苷类

甾体（steroids）是海洋生物中含有的一类重要的生物活性成分。与陆生植物所含甾体的结构相比，除具有基本的环戊烷骈多氢菲甾核外，海洋甾体化合物具有更为丰富的结构骨架和支链结构，如分子高度氧化且伴有碳键断裂而形成开环甾体结构等。根据其结构差异，可分为简单甾体化合物、开环甾体化合物和甾体苷类等类型。

（一）简单甾体化合物

海洋中的简单甾体化合物具有基本的环戊烷骈多氢菲甾核，但其取代基类型和存在形式比陆生植物甾体更为新颖和多样。Agosterol A 是从 *Spongia* 属海绵中分离得到的多羟基乙酰化甾醇，研究表明，该化合物能够完全逆转 2 种细胞膜糖蛋白过度表达引起的人肿瘤细胞多药耐药性（MDR），分子结构中各基团均为活性必需基团。从 *Axinyssa* 属海绵中分离获得的 9（11）- dehydroaxinysterol 对人卵巢癌、肺癌、胸腺癌、前列腺癌、胃癌、黑色瘤等肿瘤细胞具有强的生长抑制活性，IC_{50} 均小于 1.0 $\mu g/mL$。从软珊瑚 *Litophyton viridis* 中分离得到的 litosterol 为 19-羟基甾醇，具有显著的抗结核活性，对结核杆菌的 MIC 为 3.13 $\mu g/mL$。从 Crella 属海绵中分离得到的 crellastatin A 是 2 个甾醇通过侧链相互连接，结构非常罕见，具有一定的细胞毒活性。

（二）开环甾体化合物

开环甾体化化合物主要存在于海绵、柳珊瑚、软珊瑚等海洋生物中，按照开环的位置又可分为 6 类：5，6-、9，10-、8，14-、9，11-和 13，17-开环甾体化合物，其中，9，11-开环甾体为主要结构类型。从 *Muricella* 属柳珊瑚中分离获得的 calicoferols F-I 对人白血病 K562 细胞具有显著的细胞毒活性。Blancasterol 从 *Pleraplysilla* 属海绵中分离获得，对小鼠白血病细胞、敏感和耐药的人胸腺癌细胞有较强的细胞毒活性，EC_{50} 均小于 10 $\mu g/mL$。

（三）体苷类

尽管从其他海洋生物得到的甾体化合物中也发现少数以糖苷的形式存在，但海星（starfish）无疑是甾体苷类化合物最丰富的来源。

七、萜类化合物

萜类（terpenodis）是海洋生物活性物质的重要组成部分，广泛分布于海藻、珊瑚、海绵和软体动物等海洋生物中。海洋来源的萜类化合物以单萜、倍半萜、二萜和二倍半萜为主，三萜和四萜的种类和数量都较少。由于海洋生物的生存环境与陆地生物显著不同，海洋生物次生代谢产物中含有许多陆地生物中未曾发现过的具有新结构类型和特殊生物活性的萜类化合物。

（一）单萜和倍半萜类

从红藻 *Plocamium cartilagineum* 与 *Laurencia nidifica* 中分离得到多个卤素取代的开链或成环单萜及倍半萜。海绵中的倍半萜数量和种类都很多，新的碳骨架层出不穷。例如，从一种 *Hyrtios* 海绵中得到的 15-oxopuupehenol，具有显著的抗肿瘤和抗疟疾活性。

（二）二萜类

海绵、腔肠动物、红藻、绿藻和褐藻类海洋生物等都含有二萜类化合物，结构比较独特的如边缘列子藻（*Stoechospermum marginnatum*）中的 spatane 型二萜 17, 18 - epoxy - 5R, 16 - dihydroxyspata - 13 - ene；厚缘藻 *Dilophus okamurai* 中的开环 spatane 型二萜 dilkamural；同属舌形厚缘藻 *D. ligulatu* 中的 xenicane 型二萜 dilopholide，xenicane 型二萜是褐藻次生代谢产物的特征化合物类型，具有抗肿瘤活性；褐藻 *Callopycus serratus* 中的韩偶苯甲酰基的溴代大环内酯二萜 bromophycolide H，其对乳腺癌细胞 DU4475 有较强的抑制作用；软珊瑚 *Sarcophyton crassocaule* 中具有细胞毒活性的西松烷型（cembrane）大环二萜 sarcocrassolides A 和 B；柳珊瑚 *Dichotella gemmacea*

中的 briarane 型二萜 gemmacolide Y，对肿瘤细胞 A549 和 MG63 具有显著的细胞毒性，IC 50 均小于 0.3 μmol/L，briarane 型二萜的结构特殊，近年来在珊瑚中有大量发现。

（三）二倍半萜类

二倍半萜类化合物在海洋生物中比陆地生物中少，但在海绵中有较多发现，多有抗菌活性，如从土耳其海绵（*Ircinia variabilis*）中分离得到的 variabilin 等。从 *Fasciospongia cavernosa* 中分离得到的 cacospongionolide F 则具有强的细胞毒性。从红海海绵（*Diacarnus erythraeanus*）中分离得到的 13，14-epoxymuqublin A 含有一个六元过氧环，对多种胶质瘤细胞和恶性上皮肿瘤细胞具有显著抑制作用。Alotaketals A 和 B 从海绵（*Hamigera* sp.）中分离得到，具有独特的 alotane 结构，能够激活 cAMP 分子信号通路，EC_{50} 分别为 18 nmol/L 和 240 nmol/L。

（四）三萜类

从海洋生物中分离得到的游离三萜化合物并不多，仅部分海藻和海绵中含有，属于角鲨烯衍生物的聚醚类化合物。多数情况下含两个环系，即环氧庚烷-环烷烃骨架。Auriol、teurilene 和 intricatetraol 等化合物是从红藻（*Laurencia intricata*）中分离得到的聚醚三萜，表现出较强的细胞毒活性，对 HeLa S_3 细胞的 IC_{50} 为 4.3 μg/mL。化合物 sipholenone B、sipholenol 和 sipholenone A 则是从红海海绵（*Siphonochalina siphonella*）中分离得到的，具有抗结核作用。

另外，从海绵和海参中发现有羊毛脂烷型三萜皂苷。其中，以海参皂苷的存在更为广泛，目前已分离到近 300 种，具有抗肿瘤、抗真菌、抗毒病和溶血等多种生理和药理活性。例如，从方柱五角瓜参（*Pentacta quadrangulasis*）中分离得到的海参皂苷 philinopside A 对 11 种人肿瘤细胞显示显著的细胞毒活性，同时还能抑制肿瘤新生血管的生成，动物体内实验结果表明其对小鼠 S180 肉瘤的抑制率为 59.4%；从二色桌片参（*Mensamaria intercedens*）中分离得到的海参皂苷 intercendenside A 对人肺癌 A549 等 10 种

肿瘤细胞株的 IC_{50} 为 0.96~4.0 μg/mL。

第三节　海洋药物抗肿瘤活性应用实例

海洋生物活性物质是指海洋生物体内含有的对生命现象具有影响的微量或少量物质，包括海洋药用物质、生物信息物质、海洋生物毒素和生物功能材料等。

对海洋抗肿瘤活性物质的研究，主要集中在无脊椎动物（如海鞘、海绵、海兔、软珊瑚等海洋生物）的研究，化合物类型主要是大环内酯、生物碱和多肽等。半个世纪以来，从海洋生物中分离得到了数千种在体外试验中显示较强肿瘤细胞毒性的化合物，其中，数百种成分经动物体内试验显示显著的抗肿瘤作用，有数十种化合物已进入临床研究阶段或已经上市。

除前文中已有论述的化合物外，普利纳布林是分离自海洋曲霉菌 *Aspergillus* sp. 的低分子环二肽的合成衍生物，可选择性作用于内皮微管蛋白中秋水仙碱合位点，抑制微管蛋白聚合，阻断微管装配。PM00104（Zalypsis©）是分离自被囊类裸鳃动物 *Joruna funebris* 的一种生物碱，是经化学合成而得到的结构类似物，它能与 DNA 形成化合物从而导致 DNA 双链断裂，使细胞分裂停止在 S 期，从而诱导肿瘤细胞死亡。玛丽佐米于 2003 年分离自海洋放线菌 *Salinispora tropica*，是第二代可逆性的蛋白酶体阻滞剂。discoderemolide 为多羟基内酯，分子中含有六元内酯环，该化合物还具有免疫抑制活性。

介类（testacean）中药，是中医古籍中按照自然属性分类列出的一类药物，大多为动物的甲壳，如龟板、鳖甲、牡蛎、石决明、瓦楞子、海蛤粉及珍珠母等。

鳖甲为鳖科的动物鳖（trionycis carapax）的背甲。又名上甲、团鱼甲，性味咸、微寒，归肝、肾经。始载于《神农本草经》，列为中品，具有滋阴潜阳、软坚散结、退热除蒸等功能，用于阴虚发热、劳热骨蒸、虚风内动、经闭、癥瘕、久疟及疟母。鳖甲含碳酸钙、磷酸钙、骨胶原、中华鳖多糖以及天冬氨酸、丝氨酸、甘氨酸等17种氨基酸。其中，脯氨酸含量最高，占氨基酸总量的27%左右。其次是甘氨酸，占氨基酸总量的17%左右。还含有铁、铜、锌、镁、磷等10多种微量元素[1]。

鳖甲具有抗肝纤维化、肺纤维化、肾纤维化以及抗肿瘤和调节免疫等作用，现代药理研究也多集中在这些方面[2]，多用于治疗肝硬化腹水以及肝硬化、肺纤维化、慢性肝炎、肺结核性发热[3]。高建蓉等[4]研究表明，鳖甲对肝星状细胞增殖有抑制作用。鳖甲煎丸可改善肝微循环，提高肝脏血流量，减轻了门静脉压力，抑制贮脂细胞的活性，促进肝内胶原的分解代谢，同时与修复受损肝细胞功能有关[5]。陈进文等[6]对鳖甲抗肝纤维化的活性物质进行了初步研究，认为氨基酸为鳖甲抗肝纤维化活性物质。此外，鳖甲煎丸可通过抑制荷瘤小鼠肿瘤的血管生成、抑制肿瘤 VEGF、PCNA 的表达，来抑制肿瘤生成。王惠铭等[7]在鳖甲多糖抗肿瘤免疫调节作用及其机理的研究中，提出抗肿瘤机制可能为：鳖甲多糖能明显抑制 S180 荷瘤小鼠肿瘤的生长，其机理可能是通过增强荷瘤小鼠的特异性免疫功能和非特异性免疫功能。王惠铭等[8]在鳖甲多糖对小鼠免疫调节作用的研究中，提出免疫机制可能为：鳖甲多糖能明显增加免疫抑制小鼠的胸腺指数和脾脏指数，改善被羊红细胞致敏的免疫抑制小鼠半数溶血值（HC_{50}），明显提高免疫，抑制小鼠 T 淋巴细胞转化功能的作用，提高由环磷酰胺降低了的外周血 T 淋巴细胞 CD4 亚群的比例。

参考文献

[1] 温欣，周洪雷. 鳖甲化学成分和药理药效研究进展 [J]. 西北药学杂志，2008，23（2）：122-124.

[2] 李彬，郭力城. 鳖甲的化学成分和药理作用研究概况 [J]. 中医药信息，2009，26（1）：25-27.

[3] 李彬，郭力城. 鳖甲临床应用研究概况 [J]. 云南中医中药杂志，

2009, 30 (1): 66-67.

[4] 高建蓉, 张赤志, 邵志华, 等. 鳖甲对肝星状细胞增殖影响的研究 [J]. 实用医学杂志, 2007, 23 (11): 1618-1620.

[5] 张秋英, 张再康, 金淑琴. 鳖甲煎丸的现代临床应用和实验研究进展 [J]. 河北中医药学报, 2006, 21 (1): 35-37.

[6] 陈进文, 高建蓉, 邵志华, 等. 鳖甲抗肝纤维化活性物质的氨基酸分析 [J]. 氨基酸和生物资源, 2008, 30 (3): 79-80.

[7] 王慧铭, 孙炜, 黄素霞, 等. 鳖甲多糖抗肿瘤免疫调节作用及其机理的研究 [J]. 浙江中医药大学学报, 2006, 30 (4): 347-349.

[8] 王慧铭, 孙炜, 项伟岚, 等. 鳖甲多糖对小鼠免疫调节作用的研究 [J]. 中国中药杂志, 2007, 32 (12): 1245-1247.

第九章 常 山

中药常山为虎科落叶小灌木草本植物，主要产于我国长江以南各省[1]。早在 2000 多年前常山就被用作抗疟疾药物。常山酮是从中药常山中提取的一种喹唑啉酮生物碱，为白色或者淡灰色粉末状晶体，无臭，味苦，难溶于水、甲醇及二甲亚砜，不易降解。以往，常山酮主要用于家畜、家禽等动物治疗，预防球虫病、抗疟疾[2]。近期研究者发现，常山酮具有独特生物活性，在疟疾、纤维化疾病、肿瘤和自身免疫病中都展现出明确的治疗效果。具体活性概况如下。

一、关节炎

关节炎病因复杂，主要与炎症、自身免疫反应、感染、代谢紊乱、创伤和退行性病变等多种因素有关，常山酮对临床上常见的骨性关节炎和风湿性关节炎有显著疗效。

（一）骨性关节炎

骨性关节炎病理特征为进行性的关节软骨损伤，软骨下骨硬化和关节周围骨赘形成。Cui 等[3]通过对 C57BL/6J 野生型小鼠和 Lewis 大鼠进行实验，发现常山酮可以抑制关节软骨退变和软骨下骨的破坏，从而大大降低 OARSI 评分。常山酮一方面抑制 Th17 细胞的产生，使白细胞介素（IL）17 生成减少，核因子-κB 受体活化因子的配体（RANKL）表达减少，发挥抑制破骨细胞骨吸收的作用；另一方面，阻断 Smad2/3 依赖 TGF-β 信号，进一步将骨髓间充质干细胞（MSCs）重新诱导至骨吸收表面的耦合骨骨吸收凹坑，而不在骨髓中形成异常骨样的小岛，恢复耦合骨重塑，同时抑制异位骨岛的形成。此外，被阻断的 TGF-β 信号也减轻了软骨下骨过度血管生成。常山酮也能通过抑制裂解Ⅳ型胶原纤维的基质金属蛋白酶（MMP-2）的活性，发挥诱导抗血管生成作用。Cui 等也提出，常山酮亦可诱导软骨下骨中形成"H"型血管、减弱关节炎[3]。

（二）类风湿性关节炎

类风湿性关节炎主要症状在于异常的免疫反应和由破骨细胞介导的骨破坏。常山酮不仅在骨破坏中起缓解作用，也在免疫反应中协调 Th17 和 Treg 细胞之间的平衡。在免疫反应中，Mi-Kyung Park 等研究表明，常山酮抑制 Th17 细胞而激活 Foxp3 Treg 细胞。常山酮对 Th17 分化的这些作用涉及增加 ERK 的信号传导和减少 STAT-3 和 NF-ATc1 的表达。此外，常山酮诱导吲哚胺 2，3-双加氧酶（IDO）在树突状细胞中的表达，同样导致 Th17 细胞的产生减少。在骨破坏中，常山酮通过抑制转录因子（例如，活化蛋白 1 和 NF-ATc1）阻止 RANKL 介导的破骨细胞的分化，并通过编码细胞周期蛋白 D1 的 Ccnd1 的表达抑制破骨细胞进入 S 期，造成细胞周期停滞[4]。

二、硬皮病

硬皮病是一种以皮肤炎性、变性、增厚和纤维化进而硬化和萎缩为特征的结缔组织病，此病可以引起多系统损害。动物模型常用 cGVHD 和 TSK 共同反映临床病理变化。常山酮对于 cGVHD 和硬皮病的主要治疗机制为影响胶原蛋白的合成以及 Th17 细胞的分化两个方面。早在 1996 年，Levi-Schaffer 等研究发现，通过小剂量（1μg／只）给 cGVHD 小鼠和硬皮病小鼠注射常山酮，可以在不影响小鼠体重的情况下抑制胶原蛋白在纤维化皮肤中的沉积。随后进一步的研究显示，常山酮实质为Ⅰ型胶原蛋白的抑制剂。Mcgaha 等通过实验发现，常山酮对纤维细胞胶原合成的抑制作用在于常山酮可以干扰 TGF-β 诱导的胶原蛋白的上调和 α_2（Ⅰ）胶原启动子的活性[5]。对于常山

酮干扰 α_2（Ⅰ）胶原启动子活性的机制，McGaha 等经过进一步探究发现，c-Jun可以强烈下调Ⅰ型胶原蛋白启动子活性。c-Jun 的磷酸化导致更大的转录活性。而常山酮可诱导基底状态的 c-Jun 丝氨酸磷酸化并与 TGFβ1，PDGF 和 PMA 协同作用以大大增加 c-Jun 磷酸化，从而下调Ⅰ型胶原蛋白启动子[6]。同时，常山酮也能抑制纤维细胞向纤维母细胞的转化[7]。Elizabeth 等研究表明，常山酮通过显著减少 TGF-β 诱导的纤连蛋白、α-SMA 和Ⅰ型胶原的表达和应激纤维组装的形成达到降低纤维化标记物和 ECM 蛋白表达的效果[7]。对于介导 TGF-β 诱导纤维化的关键性信号分子 Smad3，Mcgaha 等通过实验提出，常山酮阻碍 Smad3 的磷酸化调节下游转录水平；而 Nelson 等则通过实验提出，常山酮下调 Smad3 蛋白表达而与其磷酸化无关的不同理论[8]。Velden 等已证明，连接子区域中的 Smad3 磷酸化和 Smad 转录活性被 c-Jun N 末端激酶（JNK）直接或间接控制。说明 c-Jun 亦可通过间接控制 Smad3 对纤维化机制起作用[9]。

在 Cheng 等单独的 GVHD 实验中检测到小鼠外周血中 CD4$^+$IL-17$^+$细胞数量的减少和 CD4$^+$IFN-γ 细胞数量的增多[10]。CD4$^+$IL-17$^+$细胞和 CD4$^+$IFN-γ 细胞之间的这种转变通过调节细胞因子而达成（即通过 IFN-γ，TNF-α 和 IL-6 的显著升高），由此推测常山酮通过抑制 Th17 细胞分化减缓慢性移植物抗宿主病。

三、中枢神经系统自身免疫病

多发性硬化（Multiple sclerosis，MS）是针对髓磷脂抗原的自身免疫性细胞免疫引发的炎症，是以神经功能障碍为主要表现的中枢神经系统自身免疫病[11]。实验性变态反应性脑脊髓炎（experimental allergy encephalomyelitis，EAE），其免疫发病机制和病损与 MS 相似，研究实验中常以 EAE 作为人类多发性硬化病的模型[12]。研究表明，EAE 为 Th1 和 Th17 细胞介导的中枢神经系统免疫病，其中，Th17 细胞在自身免疫性 CNS 炎症中发挥重要作用，可能主要在疾病的初始阶段[13]。2009 年，Sundrud 证明常山酮通过激活细胞保护信号传导途径——氨基酸饥饿反应（AAR）来选择性地抑制小鼠和人的

Th17 细胞分化[14]。Carlson 认为：脯氨酰-tRNA 合成酶抑制剂卤夫酮通过激活 AAR 途径，阻断 IL-23 诱导的 Stat3 磷酸化和 IL-23 依赖性促炎细胞因子在内源性 CCR6+Th17 细胞中的表达[15]。机制上，AAR 激活通过选择性转录后抑制 Stat3 蛋白水平来损害多种细胞因子受体下游的 Stat3 应答，从而直接或者间接抑制 Th17 分化所需的 GCN2 激酶。因此发挥缓解中枢系统自身免疫病的作用。

四、肾病

常山酮对炎症相关性肾病的作用分为以下 2 种，即糖尿病肾病和狼疮性肾病。

（一）糖尿病肾病

糖尿病肾病（diabetic nephropathy，DN）是糖尿病全身微血管病性较常见的并发症，也是导致终末期肾病（end-stage renal disease，ESRD）的主要原因[16]。其特征在于由肾结节异常引起的肾小球硬化，包括肾肥大、肾小球基底膜（GBM）增厚和肾小球中细胞外基质（ECM）的积累。Sato 等在 2009 年的实验中使用 db/db 小鼠作为模型，证实了常山酮通过对 TGF-β 促进的 I 型胶原和纤连蛋白表达的抑制作用，抑制肾脏中肾小球系膜扩张和纤连蛋白过表达的能力而防止细胞外基质沉积，从而抑制糖尿病肾病的进展[17]。在 TGF-β 信号从细胞表面受体传导至细胞核的过程中，SMADs 家族蛋白起到关键性作用，且不同的 Smad 介导不同的 TGF-β 的信号转导。此外，实验中还发现，经 HF 治疗小鼠尿液中 8-OHdG 水平降低，这表明常山酮还可减少糖尿病小鼠的氧化应激水平[17]。氧化应激增强则是糖尿病肾病持续的一个重要因素。一方面，氧化应激可通过 NADPH 氧化酶和血管内皮生长因子通路在糖尿病肾病的发展中起重要作用；另一方面，高血糖症不仅产生活性氧（ROS），还通过清除酶的糖化减弱抗氧化机制。Assis 等在体外实验中进一步分析了细胞中 Smad2 的磷酸化，观察到常山酮减少血管内皮生长因子（VEGF）分泌和 Smad2 磷酸化，从而阻断 TGF-β$_1$ 信号[18]。

（二）狼疮性肾病

狼疮性肾病是系统性红斑狼疮最常见和最严重的并发症，系统性红斑狼疮是慢性自身免疫炎症病原体的原型，其特征在于对自身抗原产生的免疫复合物沉积，导致有害的炎症和多器官伤害[19]。它可能导致永久性肾损伤和慢性肾脏疾病[20]。Keller 等发现，常山酮可以通过抑制脯氨酰-tRNA 合酶激活 GCN2[21]，即常山酮为 GCN2 的激动剂。而 GCN2 信号传导可作为驱动子来回应抗体损伤的自噬[22]，进而由自噬影响多种免疫细胞的功能和免疫应答。常山酮可通过激动 GCN2 上调自噬反应而达到缓解狼疮性肾病的效果。

五、其他自身免疫病

（一）免疫性肝纤维化

肝纤维化是各种慢性肝病最重要的病理特征，是发生肝硬化的病理基础，也是原发性肝癌发病的危险因素之一[23]。伴刀豆球蛋白 A（ConA）诱导的肝损伤是一种公认的由免疫介导肝损伤的大鼠模型，其特征在于激活 T 细胞，以免疫细胞介导肝损伤，引起肝纤维化，更加接近临床人类慢性病毒性肝炎或自身免疫引起的临床肝纤维化表现[24]。

2013 年，Liang 等以 Con-A 诱导肝损伤小鼠为对象的研究结果表明，口服常山酮（10 mg/L）将通过抑制 I 型胶原蛋白的合成和炎症介导的肝损伤来减弱肝纤维化[25]。他们同时提出，常山酮可能通过下调 TGF-β_1/Smad3 信号通路发挥抑制纤维化作用，以及通过降低促炎细胞因子（包括 TNF-α，IL-1β 和 IL-6）分泌和血清中的转录因子 NF-κB 来发挥抗炎作用。2014年，Liang 等进一步对抗炎机制进行研究提出常山酮通过抑制 Th17 细胞分化以及细胞因子 IL-17 的分泌发挥抗炎作用[26]。

（二）免疫性血小板减少性紫癜

免疫性血小板减少性紫癜（immune thrombocytopenic purpura，ITP）又称

为特发性血小板减少性紫癜，因 ITP 患者体内产生抗血小板自身抗体，导致单核巨噬系统破坏过多血小板[27]。2012 年，金成强等就提出 T 细胞亚群的失调分化可能在 ITP 的病理过程中起重要作用[28]。随后他们证实了常山酮可以对 ITP 小鼠产生治疗效果。研究表明，常山酮可通过促进 Th1 细胞分化和减弱 Th2 细胞分化而增加血小板计数；同时，他们进一步表明，常山酮通过转录因子（T-bet，GATA-3）途径减弱 Th2 分化[29]。

（三）炎症性肠病

炎症性肠病简称 IBD，主要包括克罗恩病（Crohn´s disease，克罗思病）和溃疡性结肠炎（UC）。克罗恩病特征是增加编码胶原 I，III 和 V 的信使 RNA（mRNA）水平，使纤维状胶原的过度沉积和肌层的过度生长，而导致透壁的肉芽肿炎症和肠壁的增厚[30]。溃疡性结肠炎病因不明，与免疫有关。Karakoyun 等实验证明，腹腔注射常山酮可以治疗克罗恩病。并认为常山酮不仅可以通过抑制组织胶原产生来发挥抗纤维化作用，也可以通过抑制嗜中性粒细胞积聚，保护内源性谷胱甘肽和抑制 ROS 的产生来发挥抗炎作用[31]。Liu 等的实验也显示出常山酮对炎症性肠病的治疗作用，并提出常山酮可能通过降低结肠组织中低氧诱导因子（HIF-1α）和酰基肉碱的水平发挥抗炎作用[32]。

六、抗肿瘤活性

肿瘤是一种严重威胁人类和动物健康甚至危及生命的疾病。研究表明，常山碱对小鼠癌性腹水作用一段时间后，癌细胞的死亡率可达 80% 以上。常山酮（halofuginone）对 Lewis 肺癌具有显著的放疗增敏效果，联合放疗不但可以抑制原位肿瘤的生长，而且能够抑制肝肺转移[33]。常山酮的抗癌机理是抑制了胶原过度产生，进而抑制肿瘤血管生成、细胞增殖和迁移等[34]。目前，国外有关机构正在开展应用常山酮治疗包括膀胱、前列腺、乳腺、皮肤和肺部肿瘤在内的多种癌症的研究[35,36]。近期研究发现，常山酮对结直肠癌 HCT-15/FU 细胞有强大的抗癌活性[37]。

七、抗球虫活性

鸡球虫病是一种全球流行、无季节性、高发病率和高死亡率的寄生虫病。常山酮是常山碱的卤代衍生物，对多种动物球虫病有良好的抑杀活性，其作用机理是对球虫子孢子、第1代裂殖体和第2代裂殖体有明显的抑制作用[38]。然而，常山酮作为一种化学合成药，国外只有法国一家公司生产（商品名为速丹），国内目前尚无常山酮工业化的报道，产品主要依靠进口，价格昂贵。常山或含有常山的复方具有良好的抗球虫效果，研究证实，常山碱是其中主要抗虫成分[39]。纯度为 0.24% 的常山碱按照 0.05 g/kg 饲料添加给药对人工感染鸡柔嫩艾美耳球虫（E. tenella）具有良好的治疗效果，抗球虫指数为 169.01。毒理学试验表明，常山碱粗提物毒性较低，临床用药比较安全[40]。常山碱还可显著促进小鼠脾淋巴细胞增殖和 NO 的分泌。另外，有学者对常山碱结构进行改造，获得 8 个含甲氧基、有良好抗球虫活性的常山碱衍生物[41,42]。

八、抗瘢痕活性

瘢痕是皮肤损伤后异常愈合所形成的一类临床常见疾病，严重影响患者美观、功能活动和生活质量。常山酮可以预防肝纤维化、肺纤维化、硬皮病等以 I 型胶原合成过多为特征的疾病[43,44]。研究表明，常山酮的抗瘢痕机理是抑制了人瘢痕成纤维细胞的 I 型胶原合成，从而对伤口愈合和瘢痕形成有明显的抑制作用[45]。试验发现，每天注射 40 mg/kg 剂量的常山酮，可以明显缩小试验动物伤口的面积和缩短伤口愈合的时间。

九、抗疟疾活性

常山碱具有良好的抗疟疾活性，但因其毒性大、催吐性强而限制了在临床中的应用[46]。目前，常山碱的抗疟作用仍被人们重视，通过结构修饰和化学合成获得高效低毒的常山碱衍生物是未来的研究方向。研究表明，常山碱经过化学修饰后，得到一系列具有良好抗疟活性的衍生物；构效关系分析发现，在喹唑酮环的 5，6，7 和 8 位上加入 Cl 和 Br，既可保持化合物的抗疟活性，又可降低化合物的细胞毒性，而改变哌啶环则会使抗疟活性降低[47]。另外，有学者从直链修饰着手，合成出一系列常山碱类似物，体内外试验证实其具有良好的抗恶性疟原虫和抗伯氏疟原虫效果[48]。

十、其他生物学活性

常山碱及其衍生物具有广泛的生物学活性，近年来逐渐被人们发现。常山碱对猪附红细胞体病有良好的治疗效果，用药 3d 后红细胞的感染率下降至 50%~60%[49]。常山碱对酒精依赖患者治疗后发现，患者实际饮酒量明显下降[50]。常山碱对结肠小袋纤毛虫有较好的治疗效果，LC_{50} 低于青蒿[51,52]。常山碱体外抗阴道毛滴虫试验发现，给药后虫体超微结构发生明显损伤[53]。常山碱衍生物可抑制脯氨酰-tRNA 合成酶、促炎因子 IL-1β 和 IL-6 的活性，进而发挥抗炎作用[54]。常山酮通过介导炎症因子 IL-17 的分泌，促进成骨细胞的再生，对女性更年期后的骨质疏松症有较好的治疗效果[55]。

参考文献

[1] 李燕，刘明川，金林红，等. 常山化学成分及生物活性研究进展 [J]. 广州化工，2011, 39 (9)：7-9.

[2] ZHU S, CHANDRASHEKAR G, LI M, et al. Febrifugine analogue compounds：Synthesis and antimalarial evaluation [J]. Bioorg Med Chem, 2012, 20 (2)：927-932.

[3] CUI Z, CRANE J, HUI X, et al. Halofuginone attenuates osteoarthritis by inhibition of TGF-β activity and H-type vessel formation in subchondral bone [J]. Ann Rheum Dis, 2016, 75 (9)：1714-1721.

[4] PARK M K, PARK J S, PARK E M. Halofuginone ameliorates autoim-

mune arthritis in mice by regulating the balance between TH17 and treg cells and inhibiting osteoclastogenesis ［J］. Arthritis Rheumatol, 2014, 66（5）: 1195- 1207.

［5］MCGAHA T L, PHELPS R G, SPIERA H, et al. Halofuginone, an inhibitor of type-Ⅰ collagen synthesis and skin sclerosis, blocks transforming-growth-factor-beta-mediated Smad3 activation in fibroblasts ［J］. J Invest Dermatol, 2002, 118（3）: 461-470.

［6］MCGAHA T L, KODERA T, SPIERA H, et al. Halofuginone inhibition of COL1A2 promoter activity via a c-Jun-dependent mechanism ［J］. Arthritis Rheum, 2014, 46（10）: 2748-2761.

［7］SHEFFER Y, LEON O, PINTHUS J H, et al. Inhibition of fibroblast to myofibroblast transition by halofuginone contributes to the chemotherapy-mediated antitumoral effect ［J］. Mol Cancer Ther, 2007, 6（2）: 570-577.

［8］NELSON E F, HUANG C W, EWEL J M, et al. Halofuginone down-regulates Smad3 expression and inhibits the TGFbeta-induced expression of fibrotic markers in human corneal fibroblasts ［J］. Mol Vis, 2012, 72（52）: 479-487.

［9］VELDEN J L J V D, YE Y, NOLIN J D, et al. JNK inhibition reduces lung remodeling and pulmonary fibrotic systemic markers ［J］. Clin Transl Med, 2016, 5（1）: 36.

［10］CHENG H, TIAN J, ZENG L Y, et al. Halofugine prevents cutaneous graft versus host disease by suppression of Th17 differentiation ［J］. Hematology, 2012, 17（5）: 261-267.

［11］KARUSSIS D. The diagnosis of multiple sclerosis and the various related demyelinating syndromes: A critical review ［J］. J Autoimmun, 2014, 48-49: 134-142.

［12］CONSTANTINESCU C S, FAROOQI N, O′BRIEN K, et al. Experimental autoimmune encephalomyelitis（EAE）as a model for multiple sclerosis （MS）［J］. Brit J Pharmacol, 2011, 164（4）: 1079-1106.

［13］ROSTAMI A, CIRIC B. Role of Th17 cells in the pathogenesis of CNS inflammatory demyelination ［J］．J Neurol Sci, 2013, 333 (1-2)：76-87.

［14］SUNDRUD M S, KORALOV S B, FEUERER M, et al. Halofuginone inhibits th17 cell differentiation by activating the amino acid starvation response ［J］．Science, 2009, 324 (5932)：1334-1338.

［15］CARLSON T J, PELLERIN A, DJURETIC I M, et al. Halofuginone-induced amino acid starvation regulates Stat3-dependent Th17 effector function and reduces established autoimmune inflammation ［J］．J Immunol, 2014, 192 (5)：2167-2176.

［16］ALVAREZ M L, DISTEFANO J K. The role of non-coding RNAs in diabetic nephropathy：Potential applications as biomarkers for disease development and progression ［J］．Diabetes Res Clin Pract, 2013, 99 (1)：1-11.

［17］SATO S, KAWAMURA H, TAKEMOTO M, et al. Halofuginone prevents extracellular matrix deposition in diabetic nephropathy ［J］．Biochem Biophys Res Commun, 2009, 379 (2)：411-416.

［18］ASSIS P A, FIGUEIREDO-PONTES LORENA L D, LIMA A S G, et al. Halofuginone inhibits phosphorylation of SMAD - 2 reducing angiogenesis and leukemia burden in an acute promyelocytic leukemia mouse model ［J］．J Exp Clin Cancer Res, 2015, 34 (1)：65.

［19］LECH M, ANDERS H J. The pathogenesis of lupus nephritis ［J］．J Am Soc Nephrol, 2013, 24 (9)：1357-1366.

［20］MAROZ N, SEGAL M S. Lupus nephritis and end-stage kidney disease ［J］．Am J Med Sci, 2013, 346 (4)：319-323.

［21］KELLER T L, ZOCCO D, SUNDRUD M S, et al. Halofuginone and other febrifugine derivatives inhibit prolyl-tRNA synthetase ［J］．Nature Chem Biol, 2011, 8 (3)：311-317.

［22］CHAUDHARY K, SHINDE R, LIU H Y, et al. Amino acid metabolism inhibits antibody-driven kidney injury by inducing autophagy ［J］．J Immunol, 2015, 194 (12)：5713-5724.

［23］夏海珊, 陈少茹, 钟月春, 等. 肝纤维化的发病机制和药物治疗现

况 [J]. 中国医药导报, 2014, 18: 162-165.

[24] 李鸿立, 田聆, 魏于全, 等. 刀豆素蛋白 A 诱导小鼠肝纤维化模型的建立 [J]. 免疫学杂志, 2004, 5: 390-392.

[25] LIANG J, ZHANG B, SHEN R W, et al. Preventive effect of halofuginone on concanavalin a - induced liver fibrosis [J]. Plos One, 2013, 8 (12): e82232.

[26] LIANG J, ZHANG B, SHEN R W, et al. The effect of antifibrotic drug halofugine on TH17 cells in concanavalin a-induced liver fibrosis [J]. Scand J Immunol, 2014, 79 (3): 163-172.

[27] GERNSHEIMER T. Epidemiology and pathophysiology of immune thrombocytopenic purpura [J]. Eur J Haematol, 2010, 80 (s69): 3-8.

[28] JIN C Q, LIU F, DONG H X, et al. Type 2 polarized immune response holds a major position in Epstein-Barr virus-related idiopathic thrombocytopenic purpura (EBV-ITP) [J]. Int J Lab Hematol, 2012, 34 (2): 164-171.

[29] JIN C, JIA Y, JIN C, et al. Therapeutic effect of halofuginone on ITP mice by regulating the differentiation of Th cell subsets [J]. Int Immunopharmacol, 2014, 18 (2): 213-216.

[30] MAZAL J. Crohn disease: Pathophysiology, diagnosis, and treatment [J]. Radiol Technol, 2014, 85 (3): 297-316.

[31] KARAKOYUN B, YüKSEL M, ERCAN F, et al. Halofuginone, a specific inhibitor of collagen type 1 synthesis, ameliorates oxidant colonic damage in rats with experimental colitis [J]. Dig Dis Sci, 2010, 55 (3): 607-16.

[32] LIU J, XIAO H T, WANG H S, et al. Halofuginone reduces the inflammatory responses of DSS - induced colitis through metabolic reprogramming [J]. Mol Biosyst, 2016, 12 (7): 2296-2303.

[33] 伊帅. 常山酮增强 Lewis 肺癌放疗效果研究 [D]. 天津: 天津医科大学, 2011.

[34] JONGE M J A D, DUMEZ H, VERWEIJ J, et al. Phase I and pharmacokinetic study of halofuginone, an oral quinazolinone derivative in patients with

advanced solid tumours [J]. Eur J Cancer, 2006, 42 (12)：1768-1774.

[35] GAVISH Z, PINTHUS JH, BARAK V, et al. Growth inhibition of prostate cancer xenografts by halofuginone [J]. Prostate, 2002, 51 (2)：73-83.

[36] 闫燕艳, 周雯敏, 吴孟华, 等. 常山酮通过 Wnt/β-catenin 信号通路抑制人乳腺癌 MDA-MB-231 细胞增殖、侵袭和迁移 [J]. 中药材, 2021, 44 (11)：2698-2701.

[37] WANG C, ZHU J B, YAN Y Y, et al. Halofuginone inhibits tumorigenic progression of 5-FU-resistant human colorectal cancer HCT-15/FU cells by targeting miR-132-3p in vitro [J]. Oncol Lett, 2020, 20：385.

[38] 王贤玉. 抗球虫药氢溴酸常山酮的研究进展 [J]. 养禽与禽病防治, 2012, 1：39-40.

[39] 刘佳, 郭莉, 刘建伟. 中药复方对鸡柔嫩艾美尔球虫病的疗效观察 [J]. 中国兽药大会动物药品学暨中国畜牧兽医学会动物药品学分会学术年会, 2008.

[40] 郭志廷, 韦旭斌, 梁剑平, 等. 常山总碱的亚急性毒性试验 [J]. 中国兽医学报, 2012, 32 (8)：1207-1211.

[41] 叶长文, 游军辉, 李肖锋, 等. 新型常山碱类似物的合成 [J]. 化学研究与应用, 2009, 3：427-431.

[42] 杜爱芳. 中草药复方制剂对鸡柔嫩艾美耳球虫的疗效研究 [J]. 中兽医医药杂志, 2001, 20 (3)：9-11.

[43] NOWAK RA. Drug therapies for uterine fibroids：A new approach to an old problem [J]. Drug Dis Today Ther Strat, 2004, 1 (2)：237-242.

[44] 张恒术, 薛斌, 黄崇本. 常山酮对人瘢痕成纤维细胞 I 型胶原合成的影响 [J]. 中国组织工程研究, 2005, 9 (22)：134-135.

[45] SPIRA G, MAWASI N, PAIZI M, et al. Halofuginone, a collagen type I inhibitor improves liver regeneration in cirrhotic rats [J]. J Hepatol, 2002, 37 (3)：331-339.

[46] KAUR K, JAIN M, KAUR T, et al. Antimalarials from nature [J].

Bioorg Med Chem, 2009, 17 (9): 3229-3256.

[47] DERBYSHIRE E R, MAZITSCHEK R, CLARDY J. Characterization of plasmodium liver stage inhibition by halofuginone [J]. ChemMedChem, 2012, 7 (5): 844-849.

[48] ZHU S, WANG J, CHANDRASHEKAR G, et al. Synthesis and evaluation of 4-quinazolinone compounds as potential antimalarial agents [J]. Eur J Med Chem, 2010, 45 (9): 3864-3869.

[49] 刘有斌. 三种中草药提取物对猪附红细胞体病的药效研究 [D]. 兰州: 甘肃农业大学, 2010.

[50] 卢桂华, 王世锴, 郭萍. 中药常山治疗酒精依赖患者30例临床研究 [J]. 中医杂志, 2011, 52 (8): 679-682.

[51] 张梦, 于杜鹃, 贾川川, 等. 常山与青蒿抗结肠小袋纤毛虫的效果比较 [J]. 湖北畜牧兽医, 2011, 10: 6-8.

[52] 杨沛沛, 王天奇, 闫文朝, 等. 四种中药对结肠小袋虫半数致死浓度的测定 [J]. 动物医学进展, 2011, 32 (11): 61-64.

[53] 赵建玲, 屈明, 李海林. 中药常山体外抗阴道毛滴虫的超微结构观察 [J]. 山东医药, 2007, 47 (10): 76.

[54] SUN Y P, PARK G Y, KO W S, et al. Dichroa febrifuga Lour. inhibits the production of IL-1beta and IL-6 through blocking NF-kappaB, MAPK and Akt activation in macrophages [J]. J Ethnopharmacol, 2009, 125 (2): 246-251.

[55] DESELM C J, ZOU W, TEITELBAUM S L. Halofuginone prevents estrogen-deficient osteoporosis in mice [J]. J Cell Biochem, 2012, 113 (10): 3086-3092.

第十章　紫　草

紫草是紫草科紫草属多年生长的草本植物，高可达到 90 cm。根茎直立，呈圆柱形，略有弯曲，常分歧生长，外皮暗红紫色。紫草耐寒，怕水浸泡，在石灰质壤、砂质壤土、黏壤土等壤土上生长最优质。由于这种特殊的生长环境要求，我国紫草大部分生长于西南部和西北部，而在东南部、东北部地区较少。朝鲜、日本的有些地区也有生长分布。紫草的化学成分十分的复杂，主要是由萘醌类、单萜苯酚及苯醌类、酚酸及其盐类、生物碱类、脂肪族及酯类化合物等多种成分构成[1]。近些年从紫草中提取的紫草素、紫草多糖及萘醌类化合物合成的紫草素衍生物研究逐步深入。

紫草始载于《神农本草经》，而且历代医家本草论中均有详细的记载。紫草性寒，味甘、咸，归心、肝经，具有止血凉血之功效。可以治疗血热毒盛、斑疹紫黑、麻疹不透、热病斑疹、湿疹、尿血、血淋、血痢、热结便秘、疮疡、丹毒、烧伤、恶疮、癣等多种病症[2-3]。根据紫草的化学成分研究可知，紫草具有很高的药用价值和多种药理作用，主要有抑菌、抗炎、抗癌、抗病毒、保肝、抗氧化、抗肿瘤和免疫调节等多种作用。

紫草抗肿瘤作用

紫草的应用历史悠久，作用广泛。近年来，人们在紫草化学成分及药理作用方面的研究取得了一定成果并逐步深入，其中以紫草提取物以及以此为先导化合物合成的抗癌药物用于体外抗癌作用的研究报道最引人注目。紫草可能会成为抗癌药物中的主要研究对象，但是紫草提取物的抗肿瘤研究现在仍处于体外或动物实验水平，尚未有紫草提取物或天然紫草提取物的衍生物应用于临床实践。由于抗癌药物的有效剂量都比较大，所以紫草未经提纯对癌细胞的作用研究鲜见。

紫草具有很高的药理作用，其中很多成分都有较好的抗肿瘤的作用。紫草的有效成分紫草素及其衍生物对多种肿瘤都有抑制作用，如对小鼠胶质瘤细胞 C6、小鼠腹腔积液肉瘤 S180、自发性乳腺肿瘤、恶性葡萄胎、人宫颈癌细胞等多种肿瘤均有抑制作用。从紫草中提取的天然萘醌类化学成分也具有一定的抗肿瘤作用。国外学者研究表明，萘醌类化学物质具有抗肿瘤的作用[4]，但作用的程度还需探索。国内学者邵振俊等[5-6]研究表明，紫草天然化学成分甲基丙烯酰紫草素在体内外的抗肿瘤作用较好，且呈明显的量效和时效关系。甲基丙烯酰紫草素的体内外抗肿瘤作用可能与诱导细胞凋亡和抑制 NF-κB P50 的活性有关。研究表明，去氧紫草素、β-二甲基丙烯酰紫草素、紫草素、甲基紫草素远强于阳性对照药物氨氯顺铂的抗肿瘤活性[7]。陈菊英[8-9]等研究表明，天然萘醌类化合物还具有抗癌活性的功效，其活性强于某些合成类的抗癌药物。但是，关于紫草没有经过提纯以原药材形式入药对癌症的治疗作用还未见报道。探究以紫草为新药的复方制剂也具有一定的现实意义。紫草提取物具有抗癌活性的功效，为人们发现、发明抗癌药物开辟了新思路、新方法。通过在药物某些特定位置上引入新的活性基团，是优化药物治疗效果、减少药物毒副作用的有效方法。黄河等[10]研究表明，阿卡宁衍生物比天然化合物抗癌活性强很多。这种抗癌活性的强弱可能与合成过程中所引入基团的活性和亲核反应的位置有关。

从分子水平和细胞水平研究药物的药理作用，能够提高中药的研究水平，促进新药的研发，治愈更多的患者。近年来，有人从分子水平和细胞水平深入研究了紫草提取物的药理作用，但不是很普遍，研究者甚少。有研究证明，紫草素能够激活蛋白酶来诱导肿瘤细胞凋亡，激活促细胞分裂原，激活蛋白激酶，抑制蛋白酪氨酸激酶的活性，从而对肿瘤细胞的代谢、增殖、分化、信号传递、基因表达等多种复杂的过程都有影响，最终可以达到抑制肿瘤细胞生长的目的[11]。吴海强[12]通过从细胞水平和分子水平对紫草萘醌类物质抗肿瘤活性机制的研究，提出紫草萘醌类物质抗肿瘤活性的作用机制可能是抑制活性氧自由基。

参考文献

[1] 詹志来, 胡峻, 刘谈德, 等. 紫草化学成分与药理活性研究进展 [J]. 中国中药杂志, 2015, 40 (21): 4127-4135.

[2] 马琴国, 李天庆. 紫草化学成分及药理作用研究进展 [J]. 甘肃中医学院学报, 2013, 30 (2): 78-80.

[3] 孙培杰. 紫草的药理作用与临床应用研究进展 [J]. 中医药信息, 2002, 19 (4): 19.

[4] 黄志纾. 天然紫草萘醌类物质与亲核试剂反应机理及其生理意义 [D]. 广州: 中山大学, 1999.

[5] 邵振俊, 伍怡颖, 郑小卫, 等. 甲基丙烯酰紫草素的抗肿瘤作用及其机制的研究 [J]. 华西学杂志, 2009, 24 (3): 241-243.

[6] KONG A N, YU R, CHEN C, et al. Signal transduction events elicited by natural products: Role of MAPK and caspase pathways in homeostatic response and induction of apoptosis [J]. Arch Pharm Res, 23 (1): 1-16.

[7] 韩洁, 翁新楚, 毕开顺. 紫草中活性成分的体外抗癌作用 [J]. 精细化工, 2007, 24 (5): 473-476.

[8] 陈菊英, 刘朝纯, 曾智, 等. 紫草素通过 PI3K/Akt 通路促进人乳腺癌 mcf-7 细胞自噬 [J]. 中国药理学通报, 2013, 29 (2): 194-198.

[9] LU D, QIAN J, LI W, et al. β-hydroxyisovaleryl-shikonin induces human cervical cancer cell apoptosis via PI3K/ AKT/mTOR signaling [J]. Oncol lett, 2015, 10 (6): 3434-3442.

[10] 黄河, 谢冰芬, 朱孝峰, 等. 紫草素衍生物 SYUNZ-7 的抗肿瘤作用及其机制的初步研究 [J]. 癌症, 2005, 24 (12): 1453-1458.

[11] 吴振, 吴立军, 田代真一, 等. 紫草素诱导 A375-S2 细胞凋亡的分子机制研究 [J]. 中国药理学通报, 2005, 21 (2): 202-205.

[12] 吴海强. 紫草萘醌类化合物的合成、生物活性和抗肿瘤作用机理研究 [D]. 广州: 中山大学, 2005.

第十一章 甘 草

甘草为豆科多年生草本植物，是临床常用、不可或缺的中药材。因其能调和百药、解百毒，故有"国老"之称。甘草初载于《神农本草经》，被称为美草、密甘，列为上品，认为其主五脏六腑寒热邪气、坚筋骨、长肌肉、倍力、金疮肿、解毒[1]。甘草主要用于治疗炎症、心脑血管疾病、氧化衰老及肿瘤等，这些与甘草提取物活性成分的药理作用密不可分。甘草提取物主要活性成分包括甘草皂苷类的甘草皂苷、甘草酸、甘草次酸，甘草黄酮类的甘草总黄酮、甘草苷、异甘草素、光甘草定，以及甘草多糖。以下是按照甘草的活性成分对其抗肿瘤作用做——介绍。

一、甘草皂苷类

（一）甘草酸

核因子 κB（NF-κB）高表达可诱导肿瘤的发生，李松[2]研究发现，甘草酸可通过抑制 NF-κB 表达，来抑制细胞增殖及诱导细胞凋亡，为治疗胶质瘤的临床药物研究提供依据。此外，甘草酸还能有效地抑制人红系白血病细胞（TF-1）的迁移和侵袭。更值得关注的是，甘草酸对 TF-1 细胞的作用可能是通 AKT/mTOR/STAT3 信号通路介导的[3]。

（二）甘草次酸

18β-甘草次酸通过诱导肝癌细胞内质网应激激活转录因子 4/CCAAT 增

强子结合蛋白同源蛋白（ATF4/CHOP）和肌醇需求蛋白/X 盒结合蛋白 1（IRE1α/XBP1s）通路，减轻肝癌细胞内质网（ER）负荷，提示甘草次酸可以通过介导 ATF4/CHOP 信号通路诱导肝癌细胞凋亡[4]。此外，陈福等[5]研究发现，甘草次酸对前列腺癌细胞（PC3 细胞）的增殖、侵袭和迁移具有抑制作用，对 PC3 细胞的凋亡具有促进作用，前者与降低 Bloom 综合征（BLM）解旋酶表达有关，后者与升高细胞凋亡因子 Caspase-3 表达有关。

二、甘草黄酮类

（一）甘草总黄酮

Jiang 等[6]通过建立乳腺肿瘤原位移植模型，探讨甘草总黄酮是否通过激活 iNOS 信号通路发挥抗肿瘤作用。结果表明，甘草总黄酮能有效阻断 LPS/干扰素-γ（IFN-γ）诱导的 NO 生成和 iNOS 表达，无细胞毒性，可达到抗肿瘤功效。赵世元等[7]建立 S180 小鼠肉瘤和 H22 肝癌腹水瘤模型，研究甘草总黄酮体内抗肿瘤作用，结果证实了甘草总黄酮通过提高 H22 腹水瘤小鼠的生命延长率，增加肉瘤小鼠的胸腺指数，降低 S180 小鼠肉瘤的脾指数，来抑制体内肿瘤生长。

（二）甘草苷

陈晶晶等[8]通过 H_2O_2 肝癌细胞 SH-EP1 细胞株氧化应激损伤模型，研究甘草苷对模型细胞的活力值及线粒体凋亡分子、抗氧化分子含量的影响。结果表明，甘草苷能显著上调细胞活力值以及 X 连锁凋亡抑制蛋白（XIAP）、Bcl-2、Bax、超氧化物歧化酶（SOD）、核因子 NF-E2 相关因子（Nrf2）、抗氧化反应元件（ARE）、谷胱甘肽过氧化物酶（GSH-Px）、儿茶酚-1（HO-1）含量，下调 Bax、Caspase-3 水平，并呈剂量依赖性。所以甘草苷可抑制氧化应激导致的细胞凋亡。此外，甘草苷还可应用于 UVB 照射后氧化应激导致的皮肤损伤，提示其可以作为一种有效的光化学预防候选物[9]。

（三）光甘草定

研究表明，光甘草定对肝癌细胞 Huh7 和 Sk-Hep-1 的迁移/侵袭能力有明显的抑制作用，一方面抑制 IκB 的磷酸化，下调原癌基因蛋白 c-Jun 和 c-Fos 的表达，进而干扰 NF-κB 和 AP-1DNA 的结合活性，最终导致基质金属蛋白酶 9（MMP-9）表达的下调和转移的抑制；另一方面还通过上调金属蛋白酶-1（TIMP-1）的表达和抑制 ERK1/2 和 JNK1/2 的磷酸化来抑制肝癌细胞的侵袭和迁移[10]。提示光甘草定有可能成为肿瘤转移的预防和治疗药物。Huang 等[11]研究了光甘草定对急性髓细胞白血病（AML）细胞的抗癌作用分子机制。结果表明，光甘草定以剂量和时间依赖的方式增加 ERK1/2、p38MAPK 和 JNK1/2 的磷酸化，进而激活 Caspase-3、Caspase-8 和 Caspase-9 和 PARP 的切割作用，诱导 AML 细胞凋亡，提示光甘草定可作为一种有效治疗 AML 的化疗药物。

三、甘草多糖

Ayeka 等[12]研究了甘草多糖在 CT-26 荷瘤 BALB/c 小鼠体内的肿瘤发生和免疫调节差异抗癌活性。结果显示，甘草多糖，特别是低分子量多糖，可显著升高 IL-2、IL-6、IL-7 水平，降低 TNF-α 水平，从而显著抑制肿瘤生长，提高免疫器官指数。甘草多糖还可通过刺激肠上皮细胞株（IEC-6）直接分泌 IL-7 和上调结肠癌细胞株（CT-26）中 IL-7 因子的表达，使细胞具有免疫调节能力，所以推测甘草多糖具有直接的抗癌作用[13]。

参考文献

［1］陈保华，高颖．甘草及其制品在牙膏中的应用［J］．口腔护理用品工业，2017，27（6）：6-8.

［2］李松．甘草酸对人胶质瘤 U251 细胞的作用及其机制的研究［D］．广州：南方医科大学，2014.

［3］HE S Q, GAO M, FU Y F, et al. Glycyrrhizic acid inhibits leukemia cell growth and migration via blocking AKT/mTOR/STAT3signaling ［J］. Int J Clin Exp Pathol, 2015, 8 (5)：5175-5181.

［4］CHEN J, ZHANG Z Q, SONG J, et al. 18β-Glycyrrhetinic-acid-mediated unfolded protein response induces autophagy and apoptosis in hepatocellular carcinoma ［J］. Sci Rep, 2018, 8：9365.

［5］陈福, 许厚强, 段志强, 等. 甘草次酸下调 Bloom 综合征解旋酶的表达及 PC3 细胞的增殖凋亡和侵袭迁移 ［J］. 中国药学杂志2018, 53 (5)：346-352.

［6］JIANG Y X, DAI Y Y, PAN Y F, et al. Total flavonoids from radix glycyrrhiza exert anti-inflammatory and antitumorigenic effects by inactivating iNOS signaling pathways ［J］. Evid Based Complement Alternat Med, 2018：6714282.

［7］赵世元, 农智新, 钟振国. 甘草总黄酮体内抗肿瘤作用的实验研究 ［J］. 广西医学, 2006, 28 (9)：1348-1350.

［8］陈晶晶, 李向进. 甘草苷对 H_2O_2 所致 SH-EP1 细胞株氧化应激损伤中细胞活力值及细胞中线粒体凋亡分子、抗氧化分子含量的影响 ［J］. 中医药信息, 2018, 35 (3)：36-39.

［9］LI X Q, CAI L M, LIU J, et al. Liquiritin suppresses UVB-induced skin injury through prevention of inflammation, oxidative stress and apoptosis through the TLR4/MyD88/ NF-κB and MAPK/caspase signaling pathways ［J］. Int J Mol Med, 2018, 42 (3)：1445-1459.

［10］HSIEH M J, LIN C W, YANG S F, et al. Glabridin inhibits migration and invasion by transcriptional inhibition of matrix metalloproteinase 9 through modulation of NF-κB and AP-1 activity in human liver cancer cells ［J］. Br J Pharmacol, 2014, 171 (12)：3037-3050.

［11］HUANG H L, HSIEH M J, CHIEN M H, et al. Glabridin mediate caspases activation and induces apoptosis through JNK1/2 and p38 MAPK pathway in human promyelocytic leukemia cells ［J］. PLoS One, 2014, 9 (6)：e98943.

［12］AYEKA P A, BIAN Y H, GITHAIGA P M, et al. The immunomodulatory activities of licorice polysaccharides (Glycyrrhiza uralensis Fisch.) in CT 26 tumor-bearing mice [J] . BMC Complement Altern Med, 2017, 17 (1): 536.

[13] AYEKA P A, BIAN Y H, MWITARI P G, et al. Immunomodulatory and anticancer potential of Gan cao (Glycyrrhiza uralensis Fisch.) polysaccharides by CT-26 colon carcinoma cell growth inhibition and cytokine IL-7 upregulation in vitro [J] . BMC Complement Altern Med, 2016, 16: 206.

第十二章　黄　芩

黄芩是一味常见中药，具有抗菌、抗炎、抗病毒、抗过敏、抗氧化、抗肿瘤等多种作用，在医药领域拥有十分广泛的开发和应用前景。随着中医药国际化，人们对黄芩等中药的研究越来越重视。目前我国对于黄芩药理作用的研究已经具有一定的成果，不过更深入的研究仍在进行。

一、黄芩的特点和主要应用

黄芩本名"芩"，也称作芩草，又名山茶根、土金茶根，属多年生草本植物，为唇形科黄芩属植物黄芩（*Scutellaria baicalensis*）的干燥根[1-3]。主要产自我国黑龙江、内蒙古、河北、甘肃等地。具有清热燥湿，泻火解毒，止血，安胎的功效。主治湿温，暑湿，胸闷呕恶，湿热痞满，黄疸泻痢，肺热咳嗽，高热烦渴，血热吐衄，胎动不安[4-5]。黄芩属于四十种大宗药材之一，为最常用的中药品种之一。黄芩中的主要药效成分为黄酮类化合物，如黄芩苷、黄芩素及汉黄芩苷、汉黄芩素等[6-7]。在临床用药中，黄芩常与其他药物联合应用，例如，与茯苓、白蔻仁、滑石合用治疗胸闷、发热、口渴不欲饮；与栀子、茵陈、淡竹叶合用治疗湿热蕴结型黄疸；与知母、桑白皮合用治疗肺热咳嗽；与白芍、甘草、葛根合用治疗腹痛、湿热泻痢；与竹茹、白术合用治疗胎动不安；与生地、牡丹皮、侧柏叶合用治疗血热妄行；与金银花、连翘合用治疗热毒疮疡。

二、黄芩抗肿瘤作用

近年来，随着人们对中药黄芩药理作用研究的不断深入，发现在抗肿瘤方面具有一定的作用。在韦小白等人[8]的研究中发现，黄芩中的黄芩苷可体外抑制人肺腺癌 LTEP-A2 细胞株，并通过下调 MMP-2、MMP-9 的表达起到抑制肺癌增殖和侵袭的作用。在王婷等人[9]的研究中发现，黄芩中的黄芩苷和黄芩素这两种提取物均具有诱导乳腺癌细胞凋亡的作用，且两者联合作用效果更佳。在董明等人的研究中发现，黄芩中的黄芩苷可上调 Caspase-3 及下调 Cyclin D1 的表达，从而起到抑制癌细胞增殖、促进癌细胞凋亡的作用。在 Huang 等人[10]的研究中发现，黄芩中的黄芩苷可下调 P13K/Akt 信号通路，从而起到抑制人骨髓瘤细胞生长、诱发人骨髓瘤细胞凋亡的作用。董明等[11]发现，黄芩苷可能通过下调 CyclinD1 的表达和上调 Caspase-3 的表达来抑制瘤体增殖并促进其凋亡。

参考文献

[1] ISLAM M N, DOWNEY F, NG C K. Comparative analysis of bioactive phytochemicals from Scutellaria baiealensis, Scutellaria lateriflora, Scutellaria racemosa, ScuteUaria tomentosa and Scutellaria wrightii by LC-DAD-MS [J]. Metabolomics, 2011, 7 (3): 446-453.

[2] 辛文妤，宋俊科，何国荣，等. 黄芩素和黄芩苷的药理作用及机制研究进展 [J]. 中国新药杂志, 2013, 22 (6): 647- 659.

[3] 王雅芳，李婷，唐正海，等. 中药黄芩的化学成分及药理研究进展 [J]. 中华中医药学刊, 2015, 33 (1): 206-211.

[4] DING Y, DOU J, TENG Z, et al. Antiviral activity of baicalin agains tinfluenza A (H1N/H3N2) virus in cell culture and in mice and its inhibition of neuraminidase [J]. ArchVirol, 2014, 159 (12): 3269-3278.

[5] 潘晓影，李继昌，柳颖，等. 慢呼抗口服液中黄芩贰的含量测定

［J］. 东北农业大学学报, 2008, 39（1）: 104-106.

　　［6］王孟华, 曲玮, 梁敬钰. 黄芩的研究进展［J］. 海峡药学, 2013, 25（9）: 6-13.

　　［7］刘金欣, 孟繁蕴, 张胜海, 等. UPLC 同时测定黄芩中黄芩苷、黄芩素、汉黄芩苷、汉黄芩素、千层纸素 A［J］. 中草药, 2014, 45（10）: 1477-1480.

　　［8］韦小白, 董竞成. 黄芩苷对人肺腺癌 LTEP-A2 细胞的抑制作用及机制研究［J］. 世界中医药, 2014, 9（2）: 213-217.

　　［9］王婷, 黄立中, 肖玉洁, 等. 黄芩苷联合黄芩素诱导乳腺癌细胞凋亡的机制研究［J］. 湖南中医药大学学报, 2014, 34（5）: 23-27.

　　［10］HUANG Y, HU J, ZHENG J, et al. Down-regulation of the PI3K/Akt signaling pathway and induction of apoptosis in CA46 Burkitt lymphoma cells by baicalin［J］. J Exp Clin Cancer Res, 2012, 31: 48.

　　［11］董明, 侯俊明, 高美花, 等. 黄芩苷对肝癌细胞株 SMMC-7721 裸鼠移植瘤生长抑制作用及其机制［J］. 现代肿瘤医学, 2014, 22（2）: 256-258.

第十三章 中药网络药理学研究中存在的问题

近年来，网络药理学已经成为中药药理基础与作用机制研究的热门工具。以"网络药理学"为题名或关键词在维普网进行检索，仅在 2009 到 2019 年（截至 2019 年 10 月 11 日）就搜索到 680 篇文章，特别是 2018 和 2019 年呈"井喷"之势，占论文发表总数的近三分之二，已然成了研究热点。基于对以往"一药一靶一病"导致新药临床失败率高的思考，Hopkins[1-2] 于 2007 年提出了"网络药理学"的概念，其基本思想是基于疾病-基因-靶点-药物相互作用网络，分析药物对疾病网络的干预与影响，帮助人们更全面地了解疾病病理基础与药物治疗作用。网络药理学具有整体性和系统性的特点，可以将单个靶点或多个靶点在整个生物网络进行定位，加速药物靶点的发现和确认，从而提高新药研发效率。网络药理学还可以对联合用药或多组分药物可能产生的不良作用进行分析，确保药物的安全性。

中医药从临床证候到方剂使用均体现了复杂网络的特质，网络药理学概念提出后很快便被中医药界接受并广泛应用，其整体性优势为研究复杂中药体系提供了新思路。李梢课题组[3] 通过多年研究，提出"网络靶标"的概念，其方法和概念的核心是将方药、病症映射于生物分子网络，以网络为基础建立方药与病症的关联机制，用网络和系统的思想来理解并处理方剂化学体系与机体生物系统的复杂性。Li 等[4] 将网络靶标方法应用于确定中药方剂葛根芩连汤治疗 2 型糖尿病的活性成分和作用机制，并取得了较好的预测结果。Ru 等[5] 建立了中药系统药理学平台（TCMSP），该平台基于系统药理学研究方法，整合了中药活性成分、潜在靶标、相关疾病以及药动学数据，为阐明中药作用靶标、研究中药作用机制、发现中药活性物质提供了基础，并得到了广泛应用。本文就中药网络药理学的研究现状、存在问题、发展方向和应关注的核心问题进行探讨，为将来中药方剂用于抗肿瘤的开发、应用及机制研究打下基础。

一、中药网络药理学的研究现状

中药网络药理学的出现提供了对中药组方的分子复杂性和中药成分与复杂疾病间的分子关联进行系统探索的机会，网络药理学的发展也给中医药多组分作用基础给出细化的阐释，进而为传统中医药理论与现代医学发现的"链接"提供有力的手段。网络药理学在中药研究中的应用主要集中在以下 4 个方面[6-10]。

1. 阐释中药多成分、多靶点的作用机制

此类研究一般基于中药成分数据库及其与靶点、疾病之间的相关信息构建药材-成分-靶点-疾病网络模型，挖掘网络中的关键节点来阐释中药可能的作用机制，为解决中药有效成分不清、作用机制不明等问题提供思路。陈亚红等[11]通过对丹参饮进行网络药理学研究发现多个活性成分均作用于多个靶点，呈现出多成分、多靶点、整合调节作用特点。

2. 筛选中药活性成分

通过整合多种类型的数据，综合运用靶点预测、网络分析等工具，筛选得到中药可能发挥药效的活性成分，促进中药新药的发现。Wang 等[12]通过网络药理学研究发现，血塞通的主要活性成分为三七皂苷 R1 与人参皂苷 Rg1、Rb1、Rd 和 Re。

3. 老药新用（药物重定位）

基于靶点-药物-疾病互作网络，分析中药成分的药理机制，发现新的适应证，主要研究策略包括基于配体相似性、配体-受体反向对接、药物-靶点拓扑相似性等。Luo 等[13]通过研究发现，热毒宁注射液除了具有抗流感作用外，还可用于肺结核、糖尿病、心血管疾病的临床治疗。

4. 诠释中药方剂主成分与配伍关系

通过对中药多成分相互作用进行网络药理学研究，分析药物对疾病靶点网络的影响，揭示中药方剂的配伍特征，促进中药的现代化。Tao 等[14]基于网络药理学方法对郁金方治疗心脑血管疾病的活性成分和组分关系进行研究，指出郁金是其发挥药效的主要组分，栀子、麝香和冰片均起到协同增效作用。

二、中药网络药理学研究存在的问题

（一）中药不是化学成分的简单加和

当前中药网络药理学研究中多把方剂组成药材中已发现的化学成分作为研究对象，这种方法的优点是化学成分明确、结构清楚，并且有现成的、通用的分子表征工具，利于后续基于结构的研究工作，但中药不同于化学成分单一的化学药，作为中医发挥治疗作用的重要形式——中药方剂更不是一群化学成分的简单集合。一种药材往往含有多种化学成分，方剂中各药材的作用并不是化学分子的简单加和，特别是某一药材针对不同病症发挥作用的成分可能不一样，因此有效成分的确定在网络药理学研究中就显得尤为重要。除了基于文献和实验研究可获得药材的某些有效成分外，还可以通过筛选条件确定有效成分，较为常用的是对来源于中药综合数据库（TCMIP）、中药系统药理学数据库和分析平台（TCMSP）和 TCM 等数据库的中药成分进行基于吸收、分布、代谢、排泄（ADME）等规则的筛选，而筛选条件会直接影响筛选结果。以三七为例，田会东等[15]以口服生物利用度（OB）≥30%且类药性（DL）≥0.15 作为筛选条件获得 10 个主要活性成分；而黄桂锋等[16]则以 OB≥30%且 DL≥0.18 作为筛选条件获得 5 个主要活性成分。同样对于复方丹参方，袁文峰等[17]对丹参、三七、冰片中的化学成分进行Lipinski 规则筛选，得到满足筛选条件的 216 个复方成分；吴芳等[18]通过对TCMSP 检索得到的 202 个丹参成分根据 OB≥30%和 DL≥0.18 条件筛选出 65个活性成分。除 OB 和 DL 外，还有很多其他性质也会影响药物活性，在确定有效成分时需全面考虑这些影响因素。Yang 等[19]通过最大限度地耦合重要的 ADME 性质，筛选出热毒宁注射液的活性成分，筛选条件包括水溶性

（logS）、油水分配系数（logP）、血浆蛋白结合率（PPB）、P-糖蛋白（P-gp）、P450 酶代谢产物（2C6、2D9、3A4）和药物半衰期。中药血清药物化学认为通过分析口服给药后血清中的成分，可以确定中药及其复方的体内直接作用物质，研究血中移行成分与传统疗效的相关性，有助于阐明中药及复方的作用机制[20]。朱艳芳等[21]对生脉散中 13 种血中移行成分进行靶标预测，发现人参的 4 个血中移行成分不但可以直接作用于实验证实的靶标，还能影响相关靶标，而五味子的 9 种血中移行成分只能通过影响相关靶标进而发挥间接的治疗作用。李圣耀等[22]对清心解瘀方中的 19 个入血成分进行网络药理学分析，预测得到的 60 个靶标基因在 27 条通路显著富集。

　　鉴于中药化学成分的复杂性，分析其进入体内过程、明确其入血成分及达靶成分，是将网络药理学应用于中药研究的前提。但是中药发挥疗效作用的物质基础不一定是单一化学成分，而是许多化学成分的总体作用，即中药的药效物质可能是一个由多种化学成分构成的药效组分群。因此，以化学药单靶点为方向的药效研究并不完全适用于中药药效的研究。一方面，中药多以复方入药，其功效是以单味药的功效为基础，但不是简单的单味药功效的总和。尹文萱等[23]通过对参附汤进行研究发现，人参与附子的合煎液的组分并不是各单煎液组分的简单加和，各单味药在合煎过程中存在着复杂的相互作用。另一方面，中药的药效也不是其所含化学成分的简单加和，而是其所含多种化学成分协调、综合作用的结果，即中药的药效不是其所含化学成分在孤立的状态下实现的，而是多种化学成分同时作用于生物网络上的相同或不同靶点后，网络交叉相互协调产生的整体效果。Wang 等[24]采用系统药理学方法研究了丹参、黄芪、葛根和麦冬组合用药，揭示了中药协同用药治疗心血管疾病的作用机制。Li 等[25]将网络靶标技术应用于传统中医药，并提出了以网络靶标为基础鉴别多成分协同作用的算法 NIMS（network target-based identification of multicomponent synergy），运用该算法预测得到的两对协同组分"青藤碱-苦参碱"与"青藤碱-厚朴酚"为中药方剂清络饮、透骨镇风丸的主要组成成分。Li 等[26]研究了丹参治疗心血管疾病的机制，基于化合物-靶点-疾病网络，揭示了多组分药物的协同作用机制。

（二）中药成分含量、浓度影响药效

中药网络药理学研究中通常忽略中药成分的含量，但含量、浓度对药效的影响不可忽视，只有达到一定量的药物抵达靶点位置才能发挥药效[27]。当前中药网络药理研究中一般以 OB 和 DL 作为筛选条件确定有效成分，只有口服后能被较好吸收的成分才能成为有效成分，这虽然可避免含量高但吸收差的成分作为有效成分，但却忽视了成分含量对药效的影响。成分的含量也是影响其药效的重要因素。中药多为复方，方剂中各药材的剂量会不同，剂量大的药材所含的化学成分浓度会较大，而药物的浓度会影响其药效，即中药用量不同会有不同功效，如当归在复方中，小剂量应用则补血，大剂量应用则活血。同时，一种药材含有多种化学成分，各成分所占比重也不同，因此将药材中所有单一成分同等对待是不合理的。另外，不同药材可能会含有相同的化学成分，这会导致该化学成分的浓度增大，也会影响其药效。药材中有效成分的含量多少、作用强弱会有主次之分，不能同等视之。有的成分含量虽低但可能是关键成分，有的成分含量虽高也可能不起作用。因此，不考虑药材剂量和成分含量，将所有成分同等对待，研究其可能的作用靶标和作用机制存在不合理性。在进行网络药理学研究时可以采用加权的方法对药材中成分含量和浓度进行考量，以中药成分的药动学参数作为参考，同时应对复方中药材含量不同导致功效不同的现象进行实验研究，确定含量与功效关系，在进行网络药理学研究时加以考虑。

（三）中药成分与靶点的作用类型多样

当前中药网络药理学研究多通过对中药成分进行靶点预测，得到中药可能的作用靶点、通路，进而与疾病相关联，这种成分-靶点-通路-疾病的研究方法适用于成分单一的化学药，但并不完全适用于多成分、多靶点协同作用的中药。目前疾病靶点数据库主要是针对西医疾病名称，而不是中医病证，因此需要深入理解病证之间的内在联系，构建病证结合的网络模型[28]。

作用靶点的确定在网络药理学研究中非常关键，常见的靶点来源包括基于文献的数据库、基于网络服务器、基于分子对接等。其中，从基于文献的数据库出发检索得到的作用靶点，数据真实性强，但不适用于新的作用靶点的发现。基于网络服务器进行靶点预测时，靶点预测准确性极大程度上依赖于网络服务器靶点预测工具的预测能力。如 PharmMapper 服务器[29]仅考虑待测分子与数据库中分子的相似度来打分，并不能体现化合物与潜在靶点的亲和力；HTDocking 服务器[30]采用分子对接方法筛选出结合效果最优的靶点作为待测分子的潜在靶点，但该方法所依赖的打分函数的精确度仍需进一步提高；BATMAN-TCM 服务器[31]则是利用药物-靶点相似性原理来预测药物的潜在靶点。对于采用分子对接软件进行靶点预测的方法，评价标准的制定是关键，即如何判断药物与靶标发生作用。有的研究仅以对接得分作为评价标准[32]，不同靶点活性位点的残基组成不同，而对接得分是基于能量的，所以不同靶点的对接得分是不能直接进行比较的；有的研究认为对接得分排名靠前的化合物能与靶点较好结合，但标准设定却过于主观，如取排名前 10%或20%[17,33]；还有的研究采用阳性药或晶体结构原配体的对接得分作为参照，由于能量具有加和性，当待测分子和阳性对照分子的原子个数差异较大时，直接以对接得分进行评价是不合理的。

除了预测药物与靶点能否作用外，能够对药物与靶点的作用类型进行预测是网络药理学亟须解决的一个问题。有的靶点可能会具有多种状态，如激活状态（active state）、失活状态（inactive state）等，药物也可能分为不同类型，如抑制剂、激动剂和拮抗剂等。分子对接仅是通过几何匹配和能量匹配的方法预测药物与靶点活性位点的结合情况，只能预测药物与靶点结合的可能性，不能判断二者结合的作用类型。这些情况下，就需要引入其他方法进行判断，如分子动力学模拟、主成分分析、结合自由能计算等。Li 等[26]在对 PharmMapper 预测得到的丹参治疗心血管疾病靶点进行确证时，综合采用了分子对接、分子动力学和 MM-PBSA 方法。

三、中药网络药理学研究的发展方向

从以上简单的梳理可以发现，当前中药网络药理学研究的最大问题是多数研究都将基于中医药理论的方剂，简单分解成各药材已知化学成分的加

和，再借助日益强大的计算力量，以"打电子游戏"的方式给出了所谓中药作用的"网络"。这不仅严重违背了中医药理论，也将对中医药治疗作用的基础研究产生误导。这类研究在成分选择、指标设定上不够严谨，不符合中药方剂构建的理论基础，不能充分体现中医药的理论特点。

对中药进行网络药理学研究时应充分考虑其特性，基于中药多成分、多靶点协同作用的特征，对传统网络药理学方法进行改进，开发适合中医药特点的网络药理学研究方法，从而更好地发挥网络药理学在中医药研究中的指导作用。例如，中药方剂中多个成分通过多靶标协同作用发挥疗效，这就需要发展相应的网络算法对药物如何通过这种协同作用、作用于多靶标所达成的终极治疗效果进行量化评价[34]。目前已有评价 2 个化合物之间协同作用的网络算法，如李梢课题组[25]提出的 NIMS 算法，就是以网络靶标为基础鉴别多成分协同作用的算法。但如何预测和评价多个化合物间的协同作用，仍然是目前面临的挑战。同时，方剂中各药材的比例、药材中各成分的含量，在进行药物-靶点作用预测时都需要通过合理的算法进行考虑。另外，药物对靶点的作用是激活、抑制还是拮抗？强度如何？这都需要通过构建合理的模型和算法以反映到药物-靶点网络上。

随着中药网络药理学研究中涉及的因素越来越多，数据必然越来越复杂，如何对海量数据进行处理分析获取有用信息是网络药理学面临的巨大挑战。人工智能已经渗透到药物研发的各个阶段，在数据处理方面显示出了强大优势。深度学习算法具有从数据集中提取关键特征的超强能力，可以将人工智能算法与网络药理学相结合，对网络药理学得到的大规模数据进行分析降维，得到关键信息。Zeng 等[35]基于网络的深度学习算法开发了deepDTnet，可用于识别已知药物分子的靶标。在网络药理学研究中加强人工智能的应用，除了有针对性地开发易解读的人工智能模型外，还需要建设高质量的数据库，因为网络药理学及人工智能技术均依赖于大量的高质量的真实数据[36]。网络药理学数据多来自实验，鉴于生物医学的发展，已经实验验证的药物-靶点作用数量有限，不能揭示其完整的药理作用。现有数据库各有所重，单个数据库的信息存在局限性，因此应加强数据库维护和共享，通过共享，加强各大数据库的关联。普通用户在数据审核通过后可将自有数据上传至公用数据库，也可对数据库中已有数据进行纠错，从而加大数据库的数据量，提高数据的准确性。

任何理论模型的构建都离不开实验验证，中药网络药理学研究也是如此。最近，Guo 等[37]建立了一种计算与实验相结合的生物分子网络研究方法，用于发现炎癌转化过程中的网络调控机制和协同作用，为揭示中药多成分协同作用提供了新的依据。只有将基于网络的计算预测和实验确证相结合，对网络药理学的预测结果进行生物学实验，才能验证预测结果的准确性和可靠度，当然，这离不开网络药理学研究团队间的协作和交流。

协同作用是生命活动的重要特征，也是现代药物治疗学的追求。中医药理论和实践的精华就在于"病-人"一体综合考虑的治疗理念。如何吸纳利用现代科学理论和技术，为中医药的作用基础进行解析是现代药物学者的共同职责。网络药理学是其中一个有力的手段。随着各种计算方法的丰富，计算速度的提高，相信网络药理学在中医药作用基础研究方面的作用将更加突出，但同时一定要认识到中药复方的特点。基于中医药理论的药材配伍，不能简单地进行化学成分的"加和"。这就要求中医药工作者与植物学、药物化学以及计算科学工作者密切配合，借鉴基于"分子结构"的网络药理学成果，开发出基于"药材"的网络药理学，也就是符合中药特点的网络药理学，以便更为科学有效地助力中药作用机制研究，为中药合理用药提供参考，进而为开发治疗"现代疾病"的中药新药提供有效的思路和方法。

中医药学产生于中华文明，有着几千年不间断临床应用和发展进步的历史。中药学与发生于西方现代科学技术条件下的现代药学具有完全不同的科学基础。现代药学是建立在现代科学实验室研究基础之上的药学体系，而中药学则是建立在数千年临床实践得来的知识经验基础之上的。所以西药必须要以现代科学技术条件下的实验室研究结论和成果为临床的指南和依据，然后在临床实践中进一步观察反馈、以确定其安全性和疗效的性价比，决定其存废。然而，中药学则远远早于近现代科学技术，是中华民族数千年来利用自然环境赋予人类天然物质条件与疾病作斗争的知识经验积累。

四、应关注的核心问题

（一）现代中药药理学不是中药学的全部

中药学本身应该是指在中医学理论体系指导下，应用中医临床模式和原则，指导传统中药研究和应用的有关传统中药的理论、方法和技术的学科。现代中药药理学研究是现代中药学研究的重要内容，但不能取代中药学研究的其他部分。所以，要正确认识中药学传统知识与现代研究新技术。

纵观中国古代药学著作，无不体现了中医与中药体用互存；病、证与方药互动相应；处方与药物相互为用的关系。在中医药学中，言药，必结合医；讨论药，往往置于具体的方剂配伍中进行；言方药，必联系相关的病和证以讨论，这与现代医药的单纯就药物的物质本身进行成分的分析为主是截然不同的。在过去大部分中医药学著作中，中药的传统研究常常从药物在方剂配伍应用中所发挥的疗效作用来进行研究，临床单独应用单味中药的情况非常有限，单味药药理研究在临床中药应用中的价值是有限的，不应该以单味药药理研究的结果来"以偏概全"作为该药在复方中临床应用的决定性因素。

与现代医药通常单独使用治疗某种疾病不同，中医药临床的使用，通常是或主或次，与其他药物配合使用，以充分发挥其临床疗效，或者降低其毒副反应而提高安全性能。纵观中国历代本草学著作和国家编修的中医药学药典，中药的剂量通常是随临床个体体质特性和疾病证候的寒热虚实情况，以及该药在方药配伍中的主次和作用来决定的。

（二）中药学标准要符合中医药自身规律

中医药临床剂量问题，值得我们反思。随着社会的发展，高血压、糖尿病、肿瘤、慢性疼痛、慢性疲劳综合征以及银屑病等疑难疾病有日渐增加的趋势，各国医疗卫生保健行业面临着共同的压力。对于疑难杂症，有时现代医药学已经无能为力，但是如果善于应用中医药，往往能够取得很好的临床疗效。中医药传承的关键在于临床疗效，临床疗效与方药剂量密切相关。现今《中国药典》关于中药剂量的规定，有脱离中医临床用药规律之处，也与近现代名中医临床用药经验相违背。中药剂量问题已经成为中医药生存和发展的"紧箍咒"。所以，建议高级中医临床专家和中药鉴定、炮制、制备专家共同参与对现存中国药典进行重修，确定《中国药典》中药相关内容，能够保证中医药的临床安全，并且保护中医药临床的有效应用，从而维护中医药的健康良性发展。建议参照《神农本草经》等中医古籍的用药规律，根据药物作用强度（包括毒性、不良反应、用药疑难复杂程度和风险），将中药分成不同等级，供初级、中级和高级临床中医师使用。这样，既能够充分发挥药物疗效，又能够避免因中医师经验不足，临床处理复杂问题能力有限而误用峻烈药品，造成临床隐患或风险。

在海外各国的执业过程中，我们也充分感受到中医药临床治疗的安全性和临床疗效的优势。同时，我们也共同看到中国的中医药政策和中医药行业标准及规范性、政策性文件对其他各国的中医药行业的管理有着借鉴和引导的作用。因此，欧洲经方中医学会建议我国集中医药临床专家和药学家，共同研究制定真正合乎中医药本身学科规律，并且有利于充分发挥中医药临床疗效，又有利于中医药安全和疗效发挥的用药标准。这对于促进中医药健康、长远发展具有重要意义。

参考文献

［1］HOPKINS A L. Network pharmacology：The next paradigm in drug discovery［J］. Nat Chem Biol, 2008, 4（11）：682-690.

［2］HOPKINS A L. Network pharmacology［J］. Nat Biotechnol, 2007, 25（10）：1110-1111.

［3］李梢. 网络靶标：中药方剂网络药理学研究的一个切入点［J］. 中国中药杂志, 2011, 36（15）：2017-2020.

［4］LI H Y, ZHAO L H, ZHANG B, et al. A network pharmacology approach to determine active compounds and action mechanisms of Ge-Gen-Qin-Lian decoction for treatment of type 2 diabetes［J］. Evid-Based ComplAlter Med, 2014, 2014: 495840.

［5］RU J L, LI P, WANG J N, et al. TCMSP: Adatabase of systems pharmacology for drug discovery from herbal medicines［J］. J Chem Informatics, 2014, 6 (1): 13.

［6］邢心睿, 吕狄亚, 柴逸峰, 等. 网络药理学在中药作用机制中的研究进展［J］. 药学实践杂志, 2018, 36 (2): 97-102.

［7］刘志强, 王博龙. 中药网络药理学药效成分筛选与靶标预测的研究进展［J］. 中成药, 2019, 41 (1): 171-178.

［8］刘艳飞, 孙明月, 赵莹科, 等. 网络药理学在中药药物重定位研究中的应用现状与思考［J］. 中国循证医学杂志, 2017, 17 (11): 1344-1349.

［9］解静, 高杉, 李琳, 等. 网络药理学在中药领域中的研究进展与应用策略［J］. 中草药, 2019, 50 (10): 2257-2265.

［10］石垚, 张巧艳, 青梅, 等. 网络药理学方法在中药研究领域的应用［J］. 医药导报, 2018, 37 (S1): 38-41.

［11］陈亚红, 刘传鑫, 何涛, 等. 丹参饮治疗糖尿病心肌病的网络药理学研究［J］. 中草药, 2019, 50 (5): 1164-1174.

［12］WANG L, LI Z, SHAO Q, et al. Dissecting active ingredients of Chinese medicine by content-weighted ingredienttarget network［J］. Mol Biosyst, 2014, 10 (7): 1905-1911.

［13］LUO F, GU J Y, ZHANG X Z, et al. Multiscale modeling of drug-induced effects of ReDuNing injection on human disease: From drug molecules to clinical symptoms of disease［J］. Sci Rep, 2015, 10064.

［14］TAO W, XU X, WANG X, et al. Network pharmacology-based prediction of the active ingredients and potential targets of Chinese herbal Radix Curcumae formula for application to cardiovascular disease［J］. J Ethnopharmacol, 2013, 145 (1): 1-10.

［15］田会东, 郭丽娜, 王单单, 等. 三七主要活性成分作用机制的网络

药理学研究 [J]. 药物评价研究, 2019, 42 (1): 70-75.

[16] 黄桂锋, 郑晓虹, 麦喆钘, 等. 基于网络药理学探究三七治疗冠心病的潜在作用机制 [J]. 中国药房, 2019, 30 (14): 1959-1965.

[17] 袁文峰, 涂铭扬, 陈超, 等. 基于分子对接及生物网络功能模块识别的复方丹参滴丸的网络药理学研究 [J]. 中国药学杂志, 2017, 52 (9): 743-749.

[18] 吴芳, 李克明, 隆毅, 等. 丹参治疗糖尿病肾病的网络药理学研究 [J]. 广州中医药大学学报, 2019, 36 (3): 402-409.

[19] YANG H, ZHANG W, HUANG C, et al. A novel systems pharmacology model for herbal medicine injection: A case using reduning injection [J]. BMC Alternat Med, 2014, 14: 430.

[20] 王喜军. 中药血清药物化学的研究动态及发展趋势 [J]. 中国中药杂志, 2006, 31 (10): 789-792.

[21] 朱艳芳, 朱伟. 生脉散血中移行成分分子靶标的计算机系统生物学预测 [J]. 中国实验方剂学杂志, 2012, 18 (4): 278-282.

[22] 李圣耀, 杨琳, 高铸烨, 等. 清心解瘀方组分中药入血成分的网络药理学分析 [J]. 中国实验方剂学杂志, 2018, 24 (5): 198-202.

[23] 尹文萱, 胡世红, 李赛君, 等. 中药复方参附汤方中有效成分间相互作用的 FTIR 研究 [J]. 光谱学与光谱分析, 2006, 26 (7): 85-86.

[24] WANG X, XU X, TAO W Y, et al. A systems biology approach to uncovering pharmacological synergy in herbalmedicines with applications to cardiovascular disease [J]. Evid-Based Compl Alter Med, 2012, 2012: 519031

[25] Li S, Zhang B, Zhang N B. Network target for screening synergistic drug combinations with application on traditional Chinese medicine [J]. BMC Syst Biol, 2011, 5: S10.

[26] LI X, XU X, WANG J, et al. A system-level investigation into the mechanisms of Chinese traditional medicine: Compound danshen formula for cardiovascular disease treatment [J]. PLoS One, 2012, 7 (9): e43918.

[27] 高丽. 网络药理学在中药研究中的思考 [J]. 中国药理学与毒理

学杂志, 2018, 32 (11): 849.

[28] 马清林, 杜丽东, 臧凯宏, 等. 网络药理学在复方中药研究中的应用及其存在的问题 [J]. 中国当代医药, 2018, 26 (26): 21-24.

[29] LIU X F, OUYANG S S, YU B, et al. PharmMapper server: A web server for potential drug target identification using pharmacophore mapping approach [J]. Nucleic Acids Res, 2010, 38 (S2): W609-W614.

[30] LIU H B, WANG L R, LV M L, et al. AlzPlatform: An Alzheimer's disease domain-specific chemogenomics knowledgebase for polypharmacology and target identification research [J]. J Chem Inf Model, 2014, 54 (4): 1050-1060.

[31] LIU Z Y, GUO F F, WANG Y, et al. BATMAN-TCM: A bioinformatics analysis tool for molecular mechanism of traditional Chinese medicine [J]. Sci Rep, 2016, 6: 21146

[32] 路丽, 关琴笑, 田元新, 等. 基于分子对接技术模拟预测大黄用于缺血性脑中风的物质基础 [J]. 中药材, 2015, 38 (4): 781-785.

[33] 刘永杰, 向慧龙, 陈浩, 等. 基于分子对接技术石菖蒲中抗抑郁活性成分的筛选 [J]. 中草药, 2019, 50 (11): 2612-2619.

[34] 赵静. 对中药网络药理学发展的思考 [J]. 中国药理学与毒理学杂志, 2018, 32 (11): 873-875.

[35] ZENG X, ZHU S, LU W, et al. Target identification among known drugs by deep learning from heterogeneousnetworks [J]. Chem Sci, 2020, 11 (7): 1775-1797.

[36] 韩露. 将人工智能引入网络药理学学科建设 [J]. 中国药理学与毒理学杂志, 2018, 32 (11): 852-854.

[37] GUO Y, BAO C, MA D, et al. Network-based combinatorial CRISPR-Cas9 screens identify synergistic modules in human cells [J]. ACS Synth Biol, 2019, 8 (3): 482-490.